# 养老护理学

主　编　王雪琴　汪　苗

副主编　王文栋　刘玉敏　车恒英

编　委（按姓氏笔画排序）

马小燕　马少勇　王文栋

王方方　王亚娟　王雪琴

车恒英　田云云　刘玉敏

刘耀辉　许连珠　许家珠

孙翔云　李源晖　杨正霞

汪　苗　张雨梦　张惠莉

周英霞　徐　雯　章秋辞

程　遥　童小梨

中国科学技术大学出版社

## 内 容 简 介

本书是安徽省高等学校省级质量工程项目"积极应对人口老龄化背景下《养老护理学》融入新医科课程建设与实践"研究的成果。共 13 章,内容紧紧围绕积极老龄化和积极应对人口老龄化的新理论、新策略、新思路,阐述了"积极老龄化"的三大支柱行动"健康""参与"和"保障",以及如何积极构建"居家社区机构相协调、医养康养相结合"的养老服务体系和敬老孝老的社会环境等。本书适合本科护理学专业、医学类高职高专护理学专业、健康管理与服务专业作为教材使用,也可作为养老护理机构的培训教材。

**图书在版编目(CIP)数据**

养老护理学/王雪琴,汪苗主编. —合肥:中国科学技术大学出版社,2023.1
ISBN 978-7-312-05572-0

Ⅰ. 养… Ⅱ. ① 王… ② 汪… Ⅲ. 老年医学—护理学 Ⅳ. R473

中国国家版本馆 CIP 数据核字(2023)第 008095 号

**养老护理学**
YANGLAO HULI XUE

| | |
|---|---|
| **出版** | 中国科学技术大学出版社 |
| | 安徽省合肥市金寨路 96 号,230026 |
| | http://press. ustc. edu. cn |
| | https://zgkxjsdxcbs. tmall. com |
| **印刷** | 合肥皖科印务有限公司 |
| **发行** | 中国科学技术大学出版社 |
| **开本** | 787 mm×1092 mm 1/16 |
| **印张** | 18.75 |
| **字数** | 480 千 |
| **版次** | 2023 年 1 月第 1 版 |
| **印次** | 2023 年 1 月第 1 次印刷 |
| **定价** | 48.00 元 |

# 前　言

我国已进入老龄化社会,积极应对人口老龄化已成为国家战略。护理学专业是养老服务建设和健康支持中不可或缺的重要专业,护士在养老护理服务中不断满足老年人的健康需求,提高老年人的生活质量,促进老年人的身心健康。

本书紧紧围绕积极应对人口老龄化的新理论、新策略、新思路,阐述了"积极老龄化"的三大支柱行动,即"健康""参与"和"保障",以及如何积极构建"居家社区机构相协调、医养康养相结合"的养老服务体系和爱老、敬老、孝老的社会环境等。

本书共13章:第一章至第三章为养老护理服务的基础理论;第四章至第六章介绍了老年人生活、安全、心理照护;第七章至第八章讲述了失能、失智老年人的照护;第九章讲述了老年人的康复护理;第十章至第十一章介绍了养老服务体系和机构养老;第十二章介绍了老年人社会保障;第十三章讲述了安宁疗护。

本书是安徽省高等学校省级质量工程项目——积极应对人口老龄化背景下《养老护理学》融入新医科课程建设与实践研究的成果,填补了安徽省各级医学院校护理学专业和养老机构培养养老护理人才教材的空白,发挥了各级医学院校在培养养老护理人才中的积极作用。编写团队来自皖南医学院护理学院、宣城职业技术学院、芜湖医药卫生学校、安徽中医药高等专科学校、安徽医学高等专科学校、芜湖市蕾娜范海螺颐养院等学校和单位。由于时间有限,本书难免存在不足之处,恳请各位老师、同学批评指正,以期不断提高我们的编写水平。

编　者
2022 年 8 月

# 目　　录

# 第一章 绪 论

 情境导入

  21世纪是全球人口老龄化的世纪。2002年世界卫生组织(WHO)在西班牙马德里召开的第二次老龄问题世界大会上提出"积极老龄化"理念,为全球应对人口老龄化提供了最新视角,是21世纪应对人口老龄化的新理论和新战略。

  2021年,国家发改委在新闻发布会上表示:预计"十四五"我国将进入中度老龄化阶段。作为一个老年人口大国,我国基于积极老龄化理念,提出了"积极应对人口老龄化"的重大战略决策,明确了"积极应对人口老龄化,加快建设居家社区机构相协调、医养康养相结合的养老服务体系建设"的方向和策略。

  1. 什么是人口老龄化? 人口老龄化带来哪些机遇与挑战?

  2. 怎样理解积极老龄化和积极应对人口老龄化?

  3. 护理学专业在我国养老服务体系建设中的作用如何体现?

  人口老龄化是一个全球性的问题,但每个国家老年人口的数量和人口老龄化的速度都有差异。2021年5月,国家统计局第七次全国人口普查数据显示:截至2020年11月1日,我国60岁及以上人口为26402万人,占18.70%,其中65岁及以上人口为19064万人,占13.50%,我国已进入老龄化社会。

  依据新时代中国人口老龄化发展态势和老年人需求特点,我国首次将积极应对人口老龄化上升到国家战略层面的新高度。积极应对人口老龄化是一项庞大的系统工程,需要加快建立社会保障、养老服务、健康支持、消费市场、宜居环境、精神关爱、社会参与和法律保障等应对人口老龄化的制度框架。

# 第一节　人口老龄化的发展

　　在人类社会发展的历史长河中,20 世纪是世界人口高速增长的世纪,而 21 世纪将以人类人口年龄结构的老龄化载入史册。

## 一、人口老龄化

### (一) 人口老龄化的概念

　　人口老龄化(ageing of population)是指因年轻人口数量减少、年长人口数量增加而导致的老年人口比例相应增长的动态。衡量人口老龄化程度的常用指标有老年人口占总人口的比重、老少比、年龄中位数和平均年龄等,其中老年人口占总人口的比重是主要的判断指标。

　　各国人口学家关于老龄化社会划分标准不完全统一,瑞典人口学家桑巴特将 50 岁及以上人口比例超过 30% 作为进入老龄化社会的标准,而波兰人口学家爱德华·罗赛特于 1977 年提出的标准是 60 岁及以上人口占比超过 12%。联合国确定的标准是 65 岁及以上人口占比超过 7% 或者 60 岁及以上人口占比超过 10%,这也是现在学界使用的主流标准。

　　人口老龄化是一种社会现象,是人类群体的老化,即老年比或老年系数的提高,并持续增长。出生率和死亡率的下降、平均预期寿命的延长是世界人口趋向老龄化的直接原因。

　　联合国对世界人口的预测,2012—2100 年,世界人口将由 70 亿人增加到 102 亿人,其中 60 岁及以上老年人口将由 8.1 亿人增加到 36.2 亿人,届时世界人口老龄化水平将由 11.5% 上升到 35.8%。其中发达国家的老年人口将从 2.79 亿人增加到 5.91 亿人,人口老龄化水平将由 22.4% 上升到 44.2%;欠发达地区的老年人口将从 5.30 亿人增加到 13.34 亿人,人口老龄化水平将由 9.1% 上升到 34.5%;最不发达地区的老年人口数量和人口老龄化水平也将到达 4.28 亿人和 24.9%(表 1-1)。

表 1-1　1950—2100 年世界各地区和中国 60 岁及以上老年人口占总人口比重预测

| 年份<br>范围 | 1950 | 1975 | 2000 | 2025 | 2050 | 2075 | 2100 |
|---|---|---|---|---|---|---|---|
| 世界平均 | 8.2% | 8.6% | 10.0% | 15.0% | 21.1% | 32.1% | 35.8% |
| 较发达地区 | 11.7% | 15.4% | 19.4% | 28.2% | 33.5% | 42.2% | 44.2% |
| 欠发达地区 | 6.4% | 6.2% | 7.7% | 12.6% | 19.3% | 30.5% | 34.5% |
| 最不发达地区 | 5.4% | 5.0% | 4.9% | 5.9% | 9.5% | 18.3% | 24.9% |
| 中国 | 7.5% | 6.9% | 10.1% | 19.5% | 29.9% | 48.3% | 45.5% |

资料来源:邬沧萍.全面建成小康社会积极应对人口老龄化[M].北京:中国人口出版社,2016.

### (二) 人的寿命

　　人类寿命的延长是人口老龄化形成的前提,衡量人类寿命主要有两种指标,即平均寿命和最高寿命。在卫生领域,评价居民健康状况的还有健康预期寿命。

　　1. 平均预期寿命　平均预期寿命(average life expectancy)是指通过回顾性死因统计和其他统计学方法,计算出特定人群能生存的平均年数,简称平均寿命或预期寿命。它代表一个国家或地区人口的平均存活率,可以概括地反映该国家或地区人群寿命的长短。随着社会经济的发展,现代科学文化、医疗卫生事业的进步,人类的生活水平不断提高,人口的平均预期寿命也不断增长。特别是第二次世界大战以后,全世界人口的预期寿命大大增加,发展中国家的人口寿命也大大增加。

20 世纪 40 年代,我国人口平均寿命只有 35 岁。随着社会制度的变革,人民群众的政治、经济地位迅速提高,环境、生活条件不断改善,到 2005 年我国人口预期寿命为 73 岁,2010 年为 74.8 岁,2018 年为 77.0 岁,2019 年为 77.3 岁,2021 年为 78.2 岁,这是新中国经济社会发展的重要成果,是新中国的巨大成就之一。

2. 最高寿命 最高寿命(maximum life-span of human)是指在没有外因干扰的条件下,从遗传学角度而言人类可能生存的最高年龄。现代科学家们用各种方法来推测人的最高寿命,例如按性成熟期(14~15 岁)的 810 倍,生长期(20~25 年)的 5~7 倍,细胞分裂次数(40~60 次)的 24 倍等方法推算,人的最高寿命应该是 110~175 岁。目前对人类究竟能够活多久还没有定论。

虽然人的正常寿命可以超过百岁,但并非可以无限延长。由于受到疾病和生存环境的影响,目前人类寿命与最高寿命的差距仍然较大。随着科学的发展,人类的平均寿命将逐渐接近或达到最高寿命。

3. 健康预期寿命 健康预期寿命(active life expectancy)是指去除残疾和残障后所得到的人类生存曲线,即个人在良好状态下的平均生存年数,也就是老年人能够维持良好的日常生活活动功能的年限。健康预期寿命是卫生领域评价居民健康状况的指标之一,体现了生命的质量。

2010 年联合国开发署公布的中国健康预期寿命为 66 岁,比美国、英国、日本、法国、德国、加拿大、澳大利亚等发达国家少了 10 年。2018 年,中国人均预期寿命为 77.0 岁,人均健康预期寿命仅为 68.7 岁。由此可见,我国人口健康状况不容乐观,面临着庞大的亚健康、带病存活,甚至半失能和失能的老人状况,这是我们需要面临的新的挑战和困难。

**(三)老年人的年龄划分**

"老年"是生命过程中组织器官走向老化、生理功能走向衰退的阶段。人体衰老是一个渐进的过程。影响衰老的因素很多,个体差异很大。因此,"老年"只能是个概括的含义,很难准确界定个体进入老年的时间。

目前由于世界各国人口平均寿命的不同,以及政治、经济情况的差异,对老年人的年龄划分规定尚无统一标准。世界卫生组织对老年人年龄的划分有两个标准:在发达国家将 65 岁以上人群定义为老年人,而在发展中国家(特别是亚太地区)则将 60 岁以上人群称为老年人。

2013 年,世界卫生组织根据现代人生理心理结构上的变化,将人的年龄界限又做了新的划分:18~44 岁为青年人;45~59 岁为中年人;60~74 岁为年轻老人(the young old);75~89 岁为年长老年人(the old old);90 岁以上为非常老的老年人(the very old)或长寿老年人(the longevous)。

1982 年中华医学会老年医学学会建议:我国 60 岁以上的人为老年人;其中,45~59 岁为老年前期(中老年人),60~89 岁为老年期(老年人),90 岁以上为长寿期(长寿老人)。

我国用不同的文字注释老年的不同阶段:耆(qí)指 60 岁以上老人;耊(dié)指七八十岁的老人;耄(mào)指八九十岁的老人;耇(gǒu)指高寿;期颐指百岁高寿。民间常以六十花甲、七十古来稀、八十为耋、九十为耄代表老年的不同时期,体现了中国传统文化对老年人的年龄划分。

## 二、我国人口老龄化发展过程

我国人口老龄化是随着国家社会经济发展和人口再生产类型转变而逐渐产生的。自20世纪70年代开始到21世纪末,我国的人口老龄化发展可以分为以下四个阶段。

**(一)第一阶段:1970—2000年,人口老龄化缓慢起步**

我国的人口老龄化始于20世纪70年代,随着生育水平的下降,平均预期寿命的提高,老年人口比重开始上升;1982年第三次全国人口普查,中国60岁及以上老年人口的比重攀升至7.6%;到1990年第四次全国人口普查时,老年人口比重已提高到8.6%;1990年以后,随着生育率进一步下降至更替水平,中国的人口老龄化进程继续发展,1990—2000年的10年间,老年人口比重以平均每年0.19个百分点的速度增长;到2000年第五次全国人口普查时上升为10.5%,标志着中国进入老龄社会。

**(二)第二阶段:2001—2020年,人口老龄化快速发展阶段**

这一阶段,中国60岁及以上老年人口以平均每年596万人的数量增长,3.28%的年平均增长率将大大超过全部人口年平均增长速度(全部人口年平均增长率为0.66);2011年4月,国家统计局公布第六次人口普查数据,我国60岁及以上人口为177648705人,占13.26%,其中65岁及以上人口为118831709人,占总人口的8.87%;国家统计局第七次全国人口普查数据显示,截至2020年11月1日,我国60岁及以上人口为26402万人,占总人口的18.70%,其中65岁及以上人口为19064万人,占13.50%。10年间,60岁及以上人口增加了8600万人,占总人口的比重从13.26%上升到18.7%,人口老龄化快速发展(表1-2)。

表1-2　中国老年人口数量变化状况

| 年份 | 60岁及以上人口占比 | 65岁及以上人口占比 | 80岁及以上人口占比 |
| --- | --- | --- | --- |
| 1953 | 7.3% | 4.4% | 0.3% |
| 1964 | 6.1% | 3.5% | 0.3% |
| 1982 | 7.6% | 4.9% | 0.5% |
| 1990 | 8.6% | 5.6% | 0.7% |
| 2000 | 10.3% | 7.0% | 1.0% |
| 2010 | 13.3% | 8.9% | 1.6% |
| 2015 | 16.1% | 10.5% | 1.9% |
| 2020 | 18.7% | 13.5% | 2.54% |

资料来源:孙鹃娟 杜鹏.中国人口老龄化和老龄事业发展报告[M].北京:中国人民大学出版社,2017.

**(三)第三阶段:2021—2050年,人口老龄化加速发展阶段**

这一阶段,中国人口老龄化加速发展主要有两方面的原因:一是新中国成立后至20世纪六七十年代第二次出生高峰人口步入老年,我国老年人口将以每年平均620万人的速度增长;二是生育水平持续下降,总生育率静止于或低于更替水平,人口增长率很小,接近于零增长,甚至负增长,老年人口占总人口的比重持续攀升。预计到2030年,中国老年人口数量将增加至2.7亿人,与0~14岁的少儿人口数量相当;到2050年,老年人口总量将超过4亿人,老龄化水平将推进到 30% 以上。

### （四）第四阶段：2051—2100 年，人口老龄化重度稳定阶段

基于最新数据预计,中国老年人口规模将于 2051 年前后达到峰值,为 4.5 亿人,约为少儿人口总量的 2 倍;此后,老年人口规模将稳定在 3 亿人~4 亿人,老龄化水平将保持在 31% 左右,标志着中国人口老龄化进入重度稳定的平台期。联合国人口司《世界人口展望：2012》中方案预测显示,中国人口老龄化将在 2075 年达到世界之最,为 48.3%,到 2100 年也将保持在 45.5% 左右。

## 三、我国人口老龄化的特征

人口老龄化作为社会经济发展的客观结果,是世界人口发展的普遍趋势,我国人口老龄化除了具备与世界各国的共性之外,还有自身的特殊性,主要表现为两个层面。

### （一）社会层面

1. 老年人口规模大　目前中国是世界上唯一一个老年人口总量超过 1 亿人的国家,随着生育水平的持续走低,中国将成为世界上人口最多和老年人口绝对数量最大的国家。

2. 人口老龄化速度快　按国际社会学术界约定俗成的做法,用老年人口（65 岁及以上）比例从 7% 提高到 14% 的翻番时间来衡量人口老龄化的发展速度。2011 年,我国 65 岁及以上人口占总人口的比重为 8.87%;2018 年末,我国 65 岁及以上人口占总人口的比重为 11.94%;2020 年,65 岁及以上人口占总人口的比重为 13.50%。老龄化水平从 7% 上升至 13.5%,法国用 1 个多世纪,中国只用了 20 年,远远快于其他发达国家。

3. 人口老龄化水平存在城乡和区域差异　中国幅员辽阔,人口老龄化在城乡和区域之间存在显著差异。首先,国家统计局第七次全国人口普查数据显示,截至 2020 年 11 月 1 日,全国乡村 60 岁、65 岁及以上老人的比重分别为 23.81%、17.72%,比城镇分别高出 7.99、6.61 个百分点。老龄化水平的城乡差异,除了社会、经济原因外,与人口流动也是有密切关系的。其次,东部地区人口老龄化的程度和速度都大大高于和快于中西部地区,但中西部地区后来居上。已有研究认为,中国各省区人口老龄化差异显著,东中西部人口老龄化程度呈梯度上升趋势,这主要是因为影响人口老龄化的主导因素由早期的生育因素转变为人口流动迁移因素,致使原本人口老龄化程度比较低的中西部地区逐渐与东部地区持平甚或赶超。

4. 现阶段人口老龄化从"未富先老"到"边富边老"　20 世纪 80 年代,邬沧萍教授在我国人口老龄化和经济发展水平同发达国家进行对比的基础上,提出"未富先老"是我国人口老龄化的重要特点。杜鹏等人通过比较几个国家在同等老龄化水平时的社会经济发展水平,也得出中国确实"未富先老"的结论。通过对比社会经济一些主要指标发现,在同等老龄化水平的条件下,我国的社会经济富裕发达程度与先行进入老龄社会的发达国家相比,如美国、日本、韩国,尚有差距。有学者认为,"边富边老"是现阶段我国人口老龄化的突出特征,而且近年来"富"与"老"的匹配度明显提高。

### （二）老年人个体及家庭层面

1. "活力老人"增多　随着老龄群体队列的变更,新进入老龄阶段的群体大部分为"活力老人",其具有良好的受教育程度、经济条件和健康水平,对社会老龄服务的内容、方式、组织等提出了差异化需求。国家统计局第七次全国人口普查数据显示,截至 2020 年 11 月 1 日,在我国 60 岁及以上人口中,60~69 岁的低龄老年人口占 55.83%。这些低龄老年人大

多具有知识、经验、技能的优势,身体状况良好,发挥余热和作用的潜力较大。

2. 高龄化趋势明显　高龄化是人口老龄化过程中的必然趋势,既受到人口队列的影响,也受人口预期寿命延长的影响,特别是老年人口死亡率下降、预期寿命延长对高龄化影响较大。国家统计局第七次全国人口普查数据显示,截至 2020 年 11 月 1 日,80 岁及以上人口有 3580 万人,占总人口的比重为 2.54%,比 2010 年增加了 1485 万人,比重提高了 0.98 个百分点。预计到 2030 年会提高至 15.83%,2050 年提高至 26.64%。可见,高龄老年人口比重越来越大且增速越来越快;同时,高龄老年人容易出现各类慢性病及失能、半失能状态,给家庭和社会带来了照护、费用支出等各类负担。

3. 老龄化与家庭小型化、空巢化相伴随　随着年轻人异地求学、工作,父母与子女异地居住,独居和空巢老人越来越多。国家统计局第七次全国人口普查数据显示,2020 年我国平均家庭户规模为 2.62 人,比 2010 年的 3.10 人减少了 0.48 人,已跌破“三口之家”的数量底线。由于 20 世纪 70 年代以来独生子女较多,“四二一”家庭结构比较普遍,即一对年轻夫妻要抚养一个子女,照顾四个老人。家庭小型化使家庭养老功能明显弱化,导致部分老年人对养老的场所、经济费用担忧,甚至可能出现严重的心理问题。

## 四、人口老龄化带来的机遇与挑战

人口老龄化产生的社会影响是多方面,包括劳动力、社会养老、医疗保障、金融市场、科学技术管理、社会代际关系等,它们相互制约、相互影响。正如前联合国秘书长潘基文曾指出:“老龄化现象对社会和经济方面的影响是深远的,老龄化以一种前所未有的方式,不仅会对老年人个人和其直系家庭产生影响,而且会触及更广泛的社会层面和国际社会。”

### (一)人口老龄化带来的机遇

1. 老年人作为生产力具有推动社会发展的价值　老年人并不完全是被供养的对象,他们是年长劳动力,具有一定优势,如工作经验一般要比青年劳动力丰富,在岗时间长且更能安心工作,对待工作或对单位的责任感更强且流动性小,有利于保证工作的连续性,有利于经济的稳定和持续发展。

2. 老年人的储蓄和消费促进发展老年产业　人口老龄化表现为老年比或老年系数的提高,为老年市场的形成提供了基本条件,而老年人经济状况的逐步改善使得老年人群体的消费能力逐渐提高,这将有利于形成一个成熟、繁荣的老年新兴产业。随着老龄群体队列的变更,“活力老人”群体有利于发展老年产业,如老年保健、金融理财及老年休闲文化娱乐产业等。

3. 人口老龄化加快老年相关学科的快速发展　人口老龄化推动了自然科学、技术科学和社会科学的发展。这主要表现在老年医学、护理康复和社会老年学等领域。在老年医学和康复领域,形成了老年医学、老年生物学、衰老学、老年康复医学和护理康复技术,衰老学的基础医学理论方面也取得了长足的进步。社会老年学研究和探讨人口群体老龄化、个体老龄化以及老龄问题产生和发展的规律及其对社会的影响。如我国学者在研究中提出了“健康老龄化”“积极应对人口老龄化”“未富先老”等概念和学说,结合我国实际,丰富和发展了我国的社会老年医学理论。

4. 人口老龄化推动老年群体发挥余热,志愿为社会服务　老年人参与志愿者活动,既丰富了老年人的精神生活,又满足了老年人实现人生价值的愿望,在一定程度上拓展了老年人社会参与的广度和深度。参与志愿者活动,既充分体现了老年人社会参与的积极性,也是老年人完整的社会参与的重要组成部分,具有很大的发展潜力(专栏1-1)。

**专栏1-1　第44届南丁格尔奖章获得者、2021年全国优秀共产党员邹德凤**

第44届南丁格尔奖章获得者、全国优秀共产党员、南昌大学第四附属医院医疗服务部主任、江西省巾帼志愿服务协会会长邹德凤,今年65岁,是一名有着33年党龄的老党员,也是一名累计做义工时长达6.6万小时的"超级义工"。

1992年,在南昌大学第四附属医院工作的"白衣天使"邹德凤创办民间公益组织——江西省邹德凤公益发展中心,并坚守在服务群众的第一线。多年来,该中心已累计服务200多万人次,年均开展专家义诊100多次,成为江西省红十字会志愿服务团队中发展速度最快、人员辐射面最广的团队。

2013年8月24日,在北京人民大会堂,邹德凤在万众瞩目中,从中共中央总书记、国家主席、中央军委主席习近平的手上接过了充满荣誉和责任的南丁格尔奖章。

几十年来,邹德凤经常自掏腰包购买食品、药品和慰问品,送给需要帮助的人;她的志愿服务团队从最初的50多人壮大到3万余人;她带领团队进行志愿服务的范围从义诊、宣传卫生知识,慢慢扩大到心理咨询、临终关怀、支教、健康扶贫等领域。

2021年,邹德凤荣获全国优秀共产党员,参加了在北京天安门广场举行的庆祝中国共产党成立100周年大会活动。邹德凤说:"建党百年之际,我获得全国优秀共产党员这一荣誉,这是对我最大的褒奖和鼓励,我要继续在志愿服务这条路上走下去。"

资料来源:宋恩嘉. 有一分热,就要发一分光:记全国优秀共产党员邹德凤[EB/OL]. (2021-07-05). http://gy. youth. cn/gyw2/202107/t20210705_13071123. html.

**(二) 人口老龄化带来的挑战**

1. 老年人工作性质和社会价值变化　老年人离开工作岗位、回归家庭之后,他们的生活需要和经济利益需要得到政府和社会的重视,并促进其实现。当退休的老年人数量增加到一定程度,老年人社会价值(包括经济价值和文化价值)和地位不能满足其自身需要时,社会性的老年问题将急剧增加,可能会给政府、社会带来一定的压力。

2. 代际关系的社会复杂性　代际关系主要是指老年人与青壮年和少年儿童群体之间的关系。社会复杂性主要表现在:第一,知识和技术更新速度加快,老一代人所掌握的知识很难完全适应下一代人的需要,老一代人传授知识的权威地位发生动摇。第二,青年一代的生活方式发生根本性的变化,他们不满足于传统的大家庭生活,而是追求独立的小家庭生活,其生活资料来源可以通过劳动获取,而不再完全依赖于从长辈那里继承财产。第三,人口老龄化条件下代际分配与效率优先原则的关系。从整个社会的发展来看,任何一个现代化的社会都应该通过有效的制度保证老年人的合理分配所得,保障老年人的生活所需,并与其他社会成员公平地共享社会经济发展成果。

3. 社会负担加重　抚养系数(bring upcoefficient)即社会负担系数,又称抚养比,是指非劳动力人口数与劳动力人口数之间的比率。抚养系数越大,表明劳动力人均承担的抚养人数就越多,即意味着劳动力的抚养负担越严重。随着老龄化加速,劳动年龄人口的比重下降,老年抚养系数不断增大,加重了劳动人口的经济负担。2006年我国老年抚养比(每100名劳动年龄人口负担老年人的比例)约为13%;2010年为19%,即大约5个劳动年龄人口负担1个老人。据有关数据显示,2020年约3个劳动年龄人口负担1个老人,而2030年约2.5个劳动年龄人口负担1个老人。

4. 社会保障费用增高 老年人口比重与社会保障水平之间存在着高度相关性。人口老龄化使国家用于老年社会保障的费用大量增加,医疗费用和养老金是社会对老年人主要的支出项目,加上各种涉老救助和福利,庞大的财政开支给各国政府带来沉重的负担。随着老年人口增加和寿命延长,因疾病、伤残、衰老而失去生活能力的老年人显著增加,老年人对医疗保健的需求加剧。老年人发病率高,且其多患有肿瘤、心脑血管病、糖尿病、老年精神障碍等疾病,病程长、花费大,消耗卫生资源多,不仅使家庭和社会的负担加重,同时也对医疗资源提出挑战,对医疗设施、医护人员和卫生费用的需求急剧增大。

5. 社会养老服务供需矛盾突出 随着人口老龄化、高龄化、家庭少子化,传统的家庭养老功能日趋削弱,养老负担越来越多地依赖于社会。由于我国社会服务的发展相对滞后,养老服务供需矛盾突出。截至 2020 年底,全国共有养老机构 3.8 万个,同比增长 10.4%,比2015 年底增长 37.2%;各类养老机构和社区养老床位共 823.8 万张,同比增长 7.3%,比2015 年底增长 22.5%,但仍然不能满足养老服务需求。

# 第二节 积极老龄化与积极应对人口老龄化

2002 年世界卫生组织在西班牙马德里召开第二次老龄问题世界大会,会议通过了《马德里老龄问题国际行动计划》,并提出积极老龄化(active ageing)的理念,为全球应对人口老龄化提供了最新视角。这一全新理念扭转了人类对老龄化的消极悲观认识,得到了全世界大多数老年专家和学者的认同。

积极应对人口老龄化是根据我国将长期是一个发展中的人口大国、老年人口大国,在接受国际积极老龄化理念的基础上,结合我国以经济发展为中心,社会和谐、社会公平、实现不分年龄共享经济社会发展成果而提出的国家战略。

## 一、积极老龄化

### (一)积极老龄化的概念

2002 年世界卫生组织发布了《积极老龄化:政策框架》报告,将积极老龄化定义为"为提升老年人生命质量,充分利用各种机会追求健康、参与、保障的过程"。"健康""参与"和"保障"成为积极老龄化的三大支柱行动。"健康"是指身心健康;"参与"强调的是老年人对政治、经济、文化、社会事务等活动的全面参与;"保障"则强调的是家庭和社会为老年人提供力所能及的支持。在这三者中,健康是前提和基础,参与是核心,保障是条件,老年个体的积极参与是其保持健康和获得更优质保障的重要途径。

1. 个体老年期的健康 "积极老龄化"的"健康"是一个动态的、全生命过程的概念。"健康"不仅包括身体健康,更指精神健康以及社会适应良好。世界卫生组织在《积极老龄化:政策框架》报告中指出,促进精神健康和社会接触的政策和机会,同那些促进身体健康的计划一样重要。因此,老年人精神状况良好、幸福感充分也是"健康"的重要表现。

2. 个体老年期的参与 社会参与是积极老龄化的核心内容。积极老龄化中老年人的社会参与不只是创造物质财富,也创造社会价值。老年人在家庭中的家务劳动、在社会中的志愿者活动的成果正是老年人社会参与的价值所在。在家庭和社区中,老年人所从事的很多活动,如照顾、教育孙辈、老年志愿服务活动等,能将不同代际的人联系起来,使老年人更加和谐地融入家庭和社区中,不仅有助于满足家庭和社会的实际需求,让年轻一代更好地投入到工作中，还能够通过代际合作把老年人的技能和潜力发挥出来。在社会文化传承方面，老年人通过"传帮带"和言传身教的方式，将优秀的文化积淀和实践经验传递给年轻一代，从而在知识文化传承中起到重要作用。

3. 个体老年期的保障　个体老年期的保障不仅包括经济保障，还包括医疗保障、贫困救助、照料护理等。除此之外，还应该涵盖更广泛的领域，如人身安全、食品安全、居住安全等，以此构成应对老年期疾病和失能风险的社会安全网。保障不仅意味着满足老年人的物质需求，更要维护老年人的尊严，确保其参与的权利，满足其受到照顾、实现价值以及个人全面发展的要求。在个体健康的保障上，要求个人在生命全程中尽量避免残疾、避免生活不能自理，把残疾和不能自理降到最低程度，不能等到生活不能自理、自立时才给予保障。

积极老龄化把老化过程看作一个正面的、有活力的过程，倡导老年人必须有健康的生活和贡献社会的机会。积极老龄化的过程是一个全社会参与的过程。对老年人个体而言，不仅要有健康的体魄，更要有参与社会活动的机会。对整个社会而言，积极老龄化不仅是一个老年人比重相对年轻人逐渐增大的过程，还是一个老年群体生存发展权益逐步得到保障的过程。

**（二）积极老龄化政策框架的前提条件**

积极老龄化政策是应对人口老龄化这样全球性问题的社会政策，要实现健康、参与和保障三个支柱达到最优的结合状态，还必须有三个基本的前提条件：一是生命全程视角，二是从需求转向权利，三是社会多部门和代际之间的通力合作。

1. 生命全程视角　生命历程的观点是指在人生各个阶段，对能够影响到老年期健康长寿和生活质量的有利因素和不利因素都要重视和采取措施干预，即防止和减轻危险因素，推进和增加保障因素。也就是说，老年人的健康不是到老年期才来应对，而是要从青少年、中壮年等各个人生阶段，甚至婴幼儿时期，就加以重视和应对。

2. 从需求转向权利　以需求为基础转为以权利为基础，是指老年人在各自的文化语境下均享有特定经济社会条件下赋予他们的各种权利。承认在增龄过程中的老年人有机会均等处理生活各方面的权利，并支持老年人去锻炼其在社区生活中的各方面的能力，让他们保持自己的尊严，提高生活质量。

3. 社会多部门和代际之间的通力合作　积极老龄化要求各部门都要认识和贯彻积极老龄化政策，许多重大社会政策，如教育、就业、社会保障、住宅、体育健身等政策，都直接关系到未来老年人的生活质量，尤其是带有战略性的投资，最大的受益者是未来的老年人，即当代的中青年，甚至是少年儿童。此外，也需要老年人及其家庭内外代际之间的相互支持。

**专栏 1-2　从成功老龄化、健康老龄化到积极老龄化**

积极老龄化概念的提出经历了一个从关注"身体"，到"经济"，再到"全方位"参与的积极发展过程。

成功老龄化理论的提出可以追溯到 20 世纪 60 年代，美国学者认为成功地应对人口老龄化，即是老年人在健康、体能、日常自理能力以及认知能力上呈现出较好的状态。1987 年，约翰和卡恩发表《人的老龄化：普通与成功》，认为成功老龄化是指生理健康，即不被老年疾病困扰。后来他们又进一步对"成功"的含义进行了扩展和丰富。1987 年，世界卫生大会首次提出"健康老龄化"的理念，以应对人口老龄化，强调的是老年人在生理、心理和社会交往能力上的健康。

　　20 世纪末，受后现代主义思潮与积极心理学运动的影响，以及老年人自身参与社会的觉醒，美国社会出现了积极老龄化的运动。1997 年，西方七国首脑会议首次提出"积极老龄化"的概念。2001 年，世界卫生组织发布《积极老龄化：从论证到行动》，明晰了积极老龄化的概念。2002 年，联合国第二届世界老龄大会通过《老龄化马德里政治宣言》《老龄问题国际行动计划》两个文件。这两个文件反映了 21 世纪初国际社会对人口老龄化的最新认识，特别对老年人社会价值的认识有了突破性进展。在这次会议后，世界卫生组织公布了《积极老龄化：政策框架》，进一步阐明了积极老龄化的概念、决定因素和政策等，从而为老年人参与社会发展和共享社会发展成果（包括参与教育和终身学习），老年人力资源潜能再开发提供了理论支撑。

资料来源：中国人口报（2018 年 2 月 26 日第 003 版）。

## 二、积极应对人口老龄化

　　积极应对人口老龄化是我国政府和学者总结近二三十年来，在认识和应对人口老龄化过程中，吸收古今中外应对人口老龄化的有用经验和科学研究成果。2006 年，在《中华人民共和国国民经济和社会发展第十一个五年规划》中提出"积极应对人口老龄化"。现在我国已经把积极应对人口老龄化上升为一项长期战略任务，并在新修订的老年法中获得法律承认。

　　有学者把积极应对人口老龄化国家战略界定为：党和政府合理配置和充分调动国家资源，积极应对人口老龄化带来的风险和挑战，挖掘老龄社会机遇，激发社会活力，从而维护人民群众根本利益，实现国家既定发展目标。积极应对人口老龄化国家战略具有从"治已病"到"治未病"的预防性、从只关注个体老年阶段到关注全生命周期的全面性、从只关注老年群体到关注全人群的系统性等三大原则。

　　积极应对人口老龄化是我国的一项基础性、全局性和长期性的发展战略，它在"健康""参与""保障"三大支柱下面还要加三块基石："发展""和谐""共享"。"发展"是指经济发展最优先，强调经济发展在于提高劳动生产率和社会文明进步等；"和谐"就是构建和谐社会，构建和谐社会是我国应对人口老龄化不可或缺的一块基石，也是我国建成小康社会的重要环节；"共享"主要是指构建"不分年龄，人人共享"的社会，"共享"原则倾向老年人，完全符合"以人为本"，人人共享社会发展成果的理念。

## 三、积极老龄化与积极应对人口老龄化的关系

　　"积极老龄化"与"积极应对人口老龄化"虽然只有四字之差，但后者体现出有中国特色社会主义理论、道路、制度和文化的智慧，主要表现在以下三个方面。

### （一）积极应对人口老龄化是积极老龄化的中国化升级版

　　积极老龄化的"三大支柱"（健康、参与、保障）、"三个前提"（生命全程的视角、以需求为基础转向以权力为基础、社会多部门和代际之间的通力合作）和我国宏观层面的三个基石（发展、和谐、共享）有效结合，从而构建一个和谐老龄社会，这既符合人类发展的客观规律，也符合我国建成一个富强、民主、文明、和谐社会的目标，是社会主义本质要求。因为我国"未富先老"和相当多的老年人长期处于相对和绝对贫困状态，要防止老年人被边缘化、贫困的代际传递，就需要"共融""共建""共享"。

**（二）积极应对人口老龄化把应对个体老龄化升华为应对群体老龄化，是对积极老龄化的理论创新**

尽管积极老龄化一再强调，既能应对个体老龄化，也适用于国家和地区，但其重点在于个体老龄化。个体老龄化始终是人口老龄化的基础。没有个体的长寿，就没有人口老龄化，但20世纪后半叶，许多国家人口老龄化是由于生育率快速下降而加速的，我国就是很突出的例子。在这种情况下应对人口老龄化，国家、社会层面的责任不仅要解决老年人健康问题和生活质量问题，还需要涉及更多的宏观政策和制度安排来应对抚养比的急剧变化。我国政府和社会的责任比现在已经老龄化的国家承担的责任更大。因此，我国积极应对人口老龄化，必须强调从宏观层面上加强党的领导、政府负责、着力生产发展、社会协调、群众积极参与的创新型社会建设和社会治理，同时突出社会分配向弱势老年群体倾斜。积极应对人口老龄化把应对个体老龄化升华为应对群体老龄化，是对积极老龄化的理论创新。

**（三）积极应对人口老龄化把"人口"凸显出来，在客观上体现了积极老龄化的"本土化"**

积极老龄化总结的人口老龄化的经验绝大多数是发达国家的，他们更多关心个体老龄化，而我国比发达国家更加关注人口问题。我国人口众多，老龄化速度快，人口数量和人口结构矛盾突出，这是积极老龄化未涉及的。因此，积极应对人口老龄化把"人口"问题凸显出来，在客观上体现了积极老龄化的"本土化"。

## 四、积极应对人口老龄化的顶层设计

中共中央、国务院印发的《国家积极应对人口老龄化中长期规划》（以下简称《规划》）是到21世纪中叶我国积极应对人口老龄化的战略性、综合性、指导性文件，其从六个方面阐述国家积极应对人口老龄化的顶层设计。

**（一）夯实财富储备是应对人口老龄化的重要基础**

一方面，增强应对人口老龄化的经济基础。一是通过保持经济持续稳定增长，优化经济发展结构，提高经济发展质量效益，促进经济发展与人口老龄化进程相适应。二是通过完善国民收入分配体系，加大财政支持力度，促进企业财富积累与合理分配，鼓励家庭、个人建立养老财富储备，稳步增加全社会的养老财富储备。另一方面，注重提高社会保障能力。一是加快建立覆盖全民、城乡统筹、权责清晰、保障适度、可持续的多层次养老保险制度。二是健全老有所医的医疗保障制度。三是建立多层次长期照护保障制度，实施兜底性长期照护服务保障行动计划。四是完善社会福利和社会救助体系。

**（二）健全多层次养老服务体系**

《规划》提出要加强社区养老服务设施布局，加快建设分布式、多功能、专业化的社区养老服务设施，制定和完善适老性住宅的建筑标准和规范。《规划》对养老机构的发展进行了定位。一方面，要强化公办养老机构的保障作用，进一步明确公办养老机构"兜底线、保基本"的职能定位。加快推进公办养老机构入住综合评估和轮候制度，公办养老机构优先向计划生育特殊家庭、做出特殊贡献的老年人以及经济困难的孤寡、失能、残疾、高龄老年人提供服务。另一方面，要大力发展民办养老机构，逐步形成以社会力量为主体的养老服务格局。全面放开养老服务市场，支持社会资本投资兴办养老机构，落实同等优惠政策。提高对护理型、连锁型民办养老机构的扶持力度。引导规范金融、地产企业进入养老市场，鼓励养老机构探索各类跨界养老商业模式。推动养老机构将服务逐步延伸至居家社区。扶持引导养老机构聚焦失能失智老年人长期照护。深化医养结合，对养老机构设置的医疗机构，符合条件的按规定纳入基本医疗保险定点范围。根据医保基金水平,积极探索将符合条件的家庭病床、安宁疗护等医疗费用纳入基本医疗保险支付范围。

**(三) 推动人口红利向人才红利转变,推进有意愿和有能力的大龄劳动者和老年人在农村就业创业**

人力资源开发利用是国家综合竞争力的根本源泉,要坚持向人才要红利,提高人力资源素质,推进人力资源开发利用,推动人口红利向人才红利转变。一方面,要全面提高人力资源素质。一是实施人口均衡发展国家战略。二是加快完善国民教育体系,着力培养具有国际竞争力的创新型、复合型、应用型、技能型人才和高素质劳动者,提升新增劳动力质量。三是构建老有所学的终身学习体系,推行终身职业技能培训制度,加快终身学习立法进程,建立健全社区教育办学网络,创新发展老年教育,实施发展老年大学行动计划,到 2022 年全国县级以上城市至少建有 1 所老年大学。另一方面,要推进人力资源开发利用。一是进一步完善统一开放、竞争有序的人力资源市场,深化户籍、社保、土地等制度改革,加大就业灵活性。二是创造老有所为的就业环境,充分调动大龄劳动者和老年人参与就业创业的积极性,推进有意愿和有能力的大龄劳动者和老年人在农村就业创业。三是构建为老服务的人力资源队伍,加快培养养老护理员队伍,加快推进老年医学等学科专业建设与发展,壮大老龄产业从业队伍,加快培养为老服务的社会工作者、志愿者队伍。四是有效运用两个市场和两种资源扩大劳动力供给,以全面开放扩大劳动力供给。

**(四) 建立健全健康服务体系,打造城镇社区 15 分钟健身圈,建设一批区域老年医疗中心**

《规划》提出,积极推进健康中国建设,打造高质量的健康服务体系,建立和完善包括健康教育、预防保健、疾病诊治、康复护理、长期照护、安宁疗护的综合、连续的老年健康服务体系。推进公共体育普及工程,加强足球场、社区健身中心、体育公园、健身步道等场地设施建设,打造城镇社区 15 分钟健身圈。将老年医院、康复医院、护理院、安宁疗护机构作为区域卫生规划的重点,加大建设力度。加快国家老年医学中心建设,建设一批区域老年医疗中心。

**(五) 强化科技创新能力,优先发展功能代偿增进等科技产品辅助、替代人力照护**

《规划》提出,把技术创新作为积极应对人口老龄化的第一动力和战略支撑,依靠科技创新化解人口老龄化给经济社会发展带来的挑战。一方面,推动以科技创新为核心的全面创新,转变经济增长的动力机制,切实把科技进步和创新作为加快转变经济发展方式和调整经济结构的重要支撑,增强科技进步对经济增长的贡献度。发挥创新引领作用,推动我国产业迈向全球价值链中高端,缓冲人口老龄化对经济增长的负面影响。同时发展劳动力替代及增强技术。另一方面,大力发展老年医学,优先发展老年人护理照料、生活辅助、功能代偿增进等老年辅助科技产品。优化老年辅助产品设计,提高实用性,为老年人功能退化缺损提供智能科技代偿,辅助、替代人力照护,以技术创新增进老龄群体的社会参与。

**(六) 建设老年友好型社会,健全老年人权益保障机制,逐步健全老年人社会优待制度体系**

《规划》明确提出,要建设老年友好型社会,聚焦全民意识提高和全社会自觉参与,形成老年人、家庭、社会、政府共同参与的良好氛围。一是健全老年人权益保障机制,加强老年人法律服务和法律援助。二是完善家庭支持体系。优化家庭发展环境,完善家庭支持政策,推动家政服务提质扩容。推进幸福家庭创建,营造良好家风,加大对生活困难家庭的帮扶支持力度。三是普及公共基础设施无障碍建设,完善老年精神关怀服务体系。逐步健全老年人社会优待制度体系。推动社会力量共同参与老年友好型社会建设。2010 年起,我国每年设立"敬老月",并有不同主题(专栏 1-3)。

**专栏 1-3 我国历年重阳节主题**

> 敬老月,是由中国全国老龄工作委员会组织开展的一项全国性爱老敬老社会活动,旨在大力宣传中国人口老龄化的严峻形势和应对策略,增强全社会的老龄意识和敬老意识;广泛组织和动员社会力量开展走访慰问、志愿服务、老年优待、文化体育、老龄宣传等活动,为老年人办实事、做好事、献爱心。
> 1. 关爱老人,构建和谐(2010 年)
> 2. 敬老助老,从我做起(2011 年)
> 3. 敬老爱老,共建共享(2012 年)
> 4. 贯彻老年法,造福老年人(2013 年)
> 5. 传承中华美德,弘扬敬老文化(2014 年)
> 6. 培育敬老家风,建设和睦家庭(2015 年)
> 7. 敬老爱老,全民行动(2016 年)
> 8. 关爱老年人,欢庆十九大(2017)
> 9. 营造敬老爱老社会氛围,纪念改革开放 40 周年(2018 年)
> 10. 孝老爱亲,向上向善(2019 年)
> 11. 弘扬养老孝老敬老传统,共建共享老年友好社会(2020 年)
> 12. 实施积极应对人口老龄化国家战略,乐享智慧老年生活(2021 年)
>
> 中国"敬老月"活动标识,以重阳节的"9.9"为设计元素,把圆点化作夕阳,寓意老年人如夕阳红。圆点与中间两弧线构成手舞足蹈快乐无比的老人,"99"二字的线条绕成心形,表示中国社会关爱老年人,明显体现出"敬老月"活动"关爱老人 构建和谐"的主题。标识造型充分体现了中国传统及现代文化内涵,表现出"敬老月"活动所蕴涵的公益、奉献的文化形象。

资料来源:根据互联网信息收集整理。

# 第三节 养老护理服务

养老护理服务是对老年人,尤其是年老体弱、不能自理或半自理的老年人提供日常生活照护、健康评估、心理疏导、精神慰藉和护理专业技术支持,从而提高老年人的生活和生命质量。随着我国人口老龄化的不断加剧,养老护理服务的内容也不断拓展。

## 一、养老护理服务理念

护理学专业是养老服务建设和健康支持中不可或缺的重要专业力量,护士在维护人类健康、提供健康服务中承担多种专业角色,为不断满足老年人的健康需求,提高老年人的生活质量,促进老年人的身心健康做出了巨大贡献。

养老护理服务理念包括积极老龄化和积极应对人口老龄化、健康管理与健康促进、幸福养老、传统孝道文化、文化养老等,这些新理念紧扣养老护理服务需求,关注老年人生活状态和生命质量,充分发挥护理学专业在养老护理服务中的作用。

幸福养老是指养老护理除了要关注老年人生活照料、满足其生理需求外,还包括以下5个方面拓展服务内容:① 维护环境的健康与安全。老年人需要适老化的居住环境,其安全包括家庭安全、人际安全、社会安全,以保障老年人生活在一个身心都有安全感的生活环境。② 尊重老年人的内心需求。理解老年人对于自身衰老的失落感,多支持并尊重老年人的决定,对老年人的需求做出全面评估。③ 用适当的方式与老年人沟通,了解与老年人沟通的意义。常与老年人保持沟通,及时处理他们内心的矛盾保持他们心态平和、减少争吵、多了解和满足他们需求。④ 关注老年人"还保留"的功能。养老服务除了关心那些已经退化的身体功能外,还要关注他们能"说"与会"写"的功能,发挥保留功能的作用,让老年人保持自信和愉悦,从而挖掘更多的生命潜力。⑤丰富老年人的精神世界。搭建让老年人活跃起来的平台,帮助他们融入群体活动,展现自己的价值,热爱生活,保持乐观积极的心态,让老年人在生命的每个时空点都能感受到归属感、成就感、获得感、幸福感。

**专栏 1-4　从幸福科学看国际老年照护的新趋势**

> 幸福科学作为 21 世纪初从心理学发展出来的新兴学科体系,即积极心理学的重点研究内容,其 20 年来的研究成果已经成为生命科学及幸福生命管理/幸福养老的理论依据。根据幸福科学理念,为了帮助老年人更成功地养老,老年护理学应由"护理"上升为"大照护"(grand care),包括新的高度(标准),即幸福养老;新的原则,即尊重老年人全生命周期多层次的需求和权益,深入挖掘老年人的优势和生命价值;新的使命,即成为符合老年人全人照护体系中具备综合服务技能的操盘手,构建幸福养老生态圈,确保老年人幸福养老。
>
> 要想幸福养老,先要实施幸福生命管理。老年幸福生命管理强调要从 5 个维度挖掘老年人的生命潜力:① 高度,是指观念、目标、梦想等;② 温度,是指生命的激情,对生活乐观的态度,亲和力,正能量;③ 深度,是指生命的功能,对社会的贡献;④ 广度,是指生命的影响力;⑤ 长度,是指人的健康品质和生命长寿。
>
> 养老照护是养老服务的核心。在现代幸福科学的影响下,老年"大照护"服务将在"幸福养老"的新观念指导下,遵循幸福养老的照护原则,真正承担起新时代幸福养老的新使命。

资料来源:宋志颖. 从幸福科学看国际老年照护的新趋势[J]. 中国护理管理,2019,19(2):178-181.

## 二、我国养老护理服务

### (一)养老护理服务模式

有学者提出中国推崇"9073"养老服务模式,主要内容是:90%的老年人居家养老,7%的老年人由社区提供养老服务,3%的老年人由养老机构提供养老服务。

1. 居家养老　居家养老符合老年人对家庭的亲近需求感,同时这类服务的费用也明显低于机构养老服务。由于中国老年人从心理上更倾向于家庭归属感,再加上成本的考虑,从长远的养老和护理发展需求来看,家庭养老将成为中国养老服务的重要载体。随着"十四五"规划纲要提出的"支持家庭承担养老功能","家庭养老床位"会越来越被社会所重视,对有失能老人的家庭进行适老化改造、提供专业护理、远程监测等养老服务,极大地缓解了家庭养老的难处,这是在养老服务发展改革中出现的符合"支持家庭承担养老功能"的创新举措。

2. 社区养老 社区将成为养老的另一个重要载体,未来社区将成为一个重要的养老服务渠道。针对健康或有一部分疾病风险的老年人的日间服务中心适合依托社区,这样有助于老年人的社交和学习,增进社区交流。而针对有一定疾病风险但风险不高的老年人的日间服务则可以作为衔接居家和社区服务的桥梁,比如对于身体功能相对正常的老年痴呆症患者,如果风险性不高的话,可以依托社区提供相应的日间记忆管理和康复训练服务,减少老年人独自在家或外出造成的风险。

3. 养老机构 养老机构是指为老年人提供饮食起居、清洁卫生、生活护理、健康管理和文体娱乐活动等综合性服务的机构。依据老龄人的不同需求,分类设置专业性养老服务机构,如医护服务型养老机构、生活服务型养老机构、康乐服务型养老机构以及临终关怀型养老机构,以满足不同的老年人养老需求。

**(二) 养老护理服务内容**

1. 个人生活照料服务 满足老年人基本生活需要,如生活护理、助餐、助浴、助洁、助行、康复辅助、代办、助医等。

2. 个人精神照料服务 心理疏导、精神关怀、医疗保健、文体活动、信息服务、法律咨询等。

3. 健康管理和专业护理 养老护理管理、生命体征监护、用药指导、鼻饲护理、排泄护理、压力性损伤护理、失智失能评估及康复指导、训练等。

## 三、国外养老护理服务

从 19 世纪中后期开始,发达国家就陆续进入了老龄化。目前,发达国家 60 岁及以上人口占总人口的比例已达 22%。在长期应对老龄化的实践中,许多国家形成了一定的养老模式,本书将介绍法国、荷兰、美国和日本这 4 个国家的养老护理服务,以期对我国养老护理服务起到借鉴和启示作用。

**(一) 法国**

1850 年法国进入了老龄化社会,成为世界上第一个进入老龄化社会的国家。

1. 居家服务 法国老年人的居家服务内容包括居家协助服务、送餐服务、紧急通报、住宅改善服务、休闲服务、照顾与护理服务等,其中大部分服务费由政府补助。有些地区或其他社会福利相关团体会提供的一些志愿服务,如资讯与预防服务、休闲活动服务、生活援助服务、保健服务及餐饮服务等。

2. 机构照护 法国老年人多喜欢住在家中,对照护机构接受度不高,但仍有近 6.5% 老年人入住照护机构。目前老年人照护机构主要分为两大类:第一类为高龄者住宅,以自理能力强的老年人入住为主,生活自理,供应餐饮、长期照护服务、医疗服务及老年人休闲等。第二类为老年之家,有公立机构和私立机构两种,提供长期照护服务,但不提供医疗服务。

**(二) 荷兰**

荷兰生命科学研究院的调查表明,最有可持续性的养老模式是让老年人尽可能长地保持健康和积极地自理生活(包括部分失能、失智老年人),直到高龄、身体功能衰竭,然后没有痛苦地过世。因此,照护机构注重的是如何平衡老年人的运动和营养,积极训练老年人的自

理能力,增加其社交活动,而不是让老年人长期卧床,让人照顾。荷兰的养老产业可细分为以下 7 种方式:

1. 居家护理 居家护理的常见方式是每天上门服务 0.5～2.5 小时。服务内容主要有家政服务、护理服务和辅助医疗服务(如康复等),由于无管理人员监督,故对从业人员的专业素质和道德水准要求很高。

2. 失智症老年人日托中心 日托中心的主要对象是有一定活动能力的失智症老年人,这些老年人白天在日托中心活动和吃饭,晚上回家睡觉。这种方式非常受人们欢迎,即使不被保险覆盖,老年人也愿意自费前来。日托中心对场地要求小,一个 400 平方米的场地足够 30 个老年人使用,场地只需在离社区较近但停车及交通方便的地方即可。日托中心的主要服务内容是引导老年人自理生活,同时安排了很多活力训练,因此人员配比小。在荷兰,一般由 1～2 个专业人照顾 10～12 个老年人。

3. 失智症老年人住宅 此类老年人住宅针对各个阶段的失智症老年人。每个老年人在这里都有自己的卧室,8～9 个老年人共用一个大起居室。老年人在专业人员的引导下过集体生活,一起做力所能及的家务,如洗衣、做饭等。有规律的集体生活可以大大减缓失智症进程,保证老年人的生活质量,减轻家人负担。

4. 康复中心 康复中心的对象主要是 60 岁以上老年人。康复中心对建筑、设备和人的要求高。康复中心的流程控制非常严格,管理也必须非常紧凑,只有这样才能保证高水平的服务质量和较高的康复效率。

5. 传统护理院 传统护理院主要针对低收入阶层,属于"托底"的机构,由保险覆盖、国家政策扶持。因此收费低廉,仅能够为老年人提供基本的护理服务。

6. 高端私立养老院 高端私立养老院专门为有身份地位、财力雄厚的老年人打造,对软硬件的投资都很高,因此收费也很高,每人每月为 2500～5500 欧元。

7. 适老性住宅 适老性住宅主要为还能自理的中产阶级老年人打造。全部住宅均可出租。除含粗装修(地板,墙体刷白,整体厨卫)外,全部采用无障碍设计,配备完整的监控和警报系统。和医院、居家护理机构联系紧密,如果老年人突然患病,可以很快将老年人送至医院,或者让居家护理机构上门服务。因为是住宅,因此没有医疗服务,只有物业服务(如警报、监控、洗衣、收发快递、送餐等,均为额外收费服务,或包含在每月租金中)。

### (三)美国

美国老年人的居住设施大致分为 5 类:独立式住宅、老年公寓、养老院、护理院、老年养生社区。每一类居住设施辅以相应的服务管理体制。在美国,以家庭养老为主,真正进入机构养老院的老年人只有 20%。很多美国老年人都拿着退休金到风景优美、适宜养老的国度、地区养老,如佛罗里达、夏威夷、墨西哥海滨等。目前在美国一些地方,"以房养老"已被许多美国人认为是一种最有效的养老方式,他们在退休前 10 年左右就为自己日后养老而购买房子,然后把富余的房间出租给年轻人使用,利用年轻人支付的房租来维持自己的退休后生活。

美国的养老模式有营利和非营利之分。前者大多为私人公司举办,其养老社区建筑规模大,有各种各样的俱乐部,开设的课程和组织的活动超过 80 种,包括木匠活、缝纫坊、中国画等。太阳城就是其典型代表楼盘。太阳城中心始建于 1961 年,坐落在佛罗里达海岸,是美国较大的老年社区之一,现有来自全美以及世界各地的住户 1.6 万户,并一直处于持续增长的态势。美国太阳城的整个社区包括"太阳城中心"(独立家庭别墅)、"国王之殿"(连体别墅）、"湖中之塔"（辅助照料式住宅和家庭护理机构）、"庭院"和"阿斯顿花园"（出租的独立居住公寓）以及"自由广场"（辅助照料式住宅和家庭护理机构）六大居住社区。以上各社区共同享用一个邮局、超市、医疗机构、银行和教堂。

### （四）日本

日本的养老服务又称介护服务。"介护"一词最早出现于 1963 年的日本老年福利法中，作为概念用以阐明特别养老院的功能。介护是指以对人（老年人、身心残障者）进行专业性援助为基础，满足被介护者身体、精神、社会各方面需求，最终使被介护者能够达到满意的自立的生活状态。日本介护已经在长期的实践中逐步走向成熟，它的核心理念主要是：独立生活支援，获得正常的生活，对尊严和基本人权的尊重，自我价值的实现。

介护服务主要是对需要援助的失能或半失能的人给予特别的帮助，因此介护工作者应该具备"3H"功能，分别为 hand（手/技术）、head（头/知识）、heart（爱心）。日本的介护内容区分得非常详细，如居家服务，根据老年人身体的实际状况分为 6 个等级，每月费用从 16.58 万～35.83 万日元不等。在实施方法上，采用个人申请，社区介护中心派出介护保险小组进行审查、评估，然后确定介护等级（类别）内容，明确申请人可以享受的介护保险等级额度，一旦确定下来就开始支付相关费用。老年人可以自由选择介护服务方式，如在宅支援（上门服务）、特别养老设施（老年护理院）、敬老院（日托或夜托服务），时间上有临时、短期和长期等之分。

日本的介护服务工作主要由介护人员执行。介护人员是指掌握专门知识和技术，帮助因为身体或精神障碍而失能或半失能者完成入浴、排泄、进食等生活内容，并对其他照护人员和被照护者进行相关知识和技术指导的专业人员。因此，介护士是处于临床护理和传统的家庭照护之间、医学与养护之间，接受过专业理论、技术培训并取得国家资格考试注册证书的一类护理人员，主要在社会福利部门就职。以工作职能为依据，一般将日本介护士分为 3 级：高级介护士，主要为护理管理者，其职能是负责安排管理范围内介护士工作，参与为老龄者提供的护理服务；中级介护士，其职能是辅助高级介护士管理，并承担初级介护士的培训工作；初级介护士，其职能是从事简单的家政服务和一般性护理工作。

## 四、养老护理人才培养

我国的养老服务体系已逐步完善，但发展养老服务业，提升养老服务质量，养老护理人才是关键。由于我国的人口老龄化起源于 20 世纪初，时间短、进展快，护理院校尚未做好系统的人才培养应对规划，养老服务相关护理专业设置与教育层次发展相对滞后，因此当前要积极构建养老服务业的护理人才培养体系，尽早尽快培养适应新时代养老服务业需求的护理人才。

### （一）完善养老护理人才的培养层次

建立包括中专（养老护理员）、专科、本科、硕士、博士的养老服务业护理人才培养体系，形成多层次的养老护理人才梯队，其中养老服务的护理本科人才在促进养老服务业的发展过程中起着承上启下的关键作用，应重点扶持和加大培养，以尽快适应养老服务业对护理人才的现实需要。

### （二）制定养老护理人才的质量要求

养老服务业护理职业岗位职责主要是养老照护、康复护理、健康教育、精神慰藉、法律服务等，因此养老服务业护理人才的质量要求体现在应用型、复合型和创新型三个方面。他们必须具备良好的职业道德和人文素质、拥有多学科的专业知识、掌握娴熟全面的专业技能。职业道德突出爱心、责任心、奉献精神；人文素养包括人文关爱、孝道为先、文艺体育、临终关怀等；多学科专业知识包含护理学、心理学、社会学、管理学、教育学、法学等；专业技术包含基础护理技术、临床护理技术、心理护理与治疗技能、急救技术、康复技能、法律咨询等；专业能力包含健康评估能力、人际交往与沟通能力、组织与管理能力、健康教育能力、心理干预心理咨询能力、独立解决问题能力、科研能力、音乐舞蹈表现能力、计算机应用能力等。良好的职业道德和人文素质是做好养老服务的前提和保证，拥有多学科的专业知识和掌握娴熟全面的专业技能是做好养老服务的基础和根本。

### （三）拓宽多学科融合的课程内容

课程内容突出以马斯洛需要层次理论满足老年人需求为目的，围绕养老服务业护理人才的质量要求，在基础课程中融入"爱心教育及孝道教育""生命伦理与临终关怀""敬爱生命与护卫生命"等人文素质内容；在专业基础课程中增加社会学、心理学、管理学、教育学等交叉学科课程；在专业课程中设置老年心理护理、老年膳食营养、养老机构经营与管理等符合老年护理的特色课程；在专业实训实践课程中重点操练专业技术和培育专业能力；在素质拓展课程中延伸美术、音乐、舞蹈、体育等方面的知识，突出活动组织，引导和教育老年人改变传统的被动的养老思维，树立积极养老和健康养老的观念，丰富老年人的精神文化生活，提高老年人的生活质量，积极应对人口老龄化。

### （四）参与多类型的实践合作平台

参与多类型的实践合作平台，尽早接触老年人和养老服务模式，如以"专业志愿者活动-爱心实践模式"的居家养老；以"校企合作基地-交流实践模式"的社区和机构；以"产教融合-建立养老与老年健康协调创新中心"的医养康养院。通过志愿服务、校企合作、产教融合，实现"专业与产业对接、学校与企业对接、课程内容与职业标准对接、教学过程与生产过程对接"，发挥资源共享、优势互补作用，培养应用型、复合型和创新型养老服务业的护理人才。

### （五）借鉴国际先进的养老护理人才培养

发达国家在老龄化进程中进行了比较科学的教育准备，美国最具有代表性，有本科和研究生阶段课程。澳大利亚、德国、日本、英国、美国等均采取养老护理员分级培训的模式，如澳大利亚推行由低到高的养老护理助手、登记护士、注册护士、老年专科护士或临床护理专家四级培养模式。其他发达国家的分级培训模式与之大同小异，以系统性和规范化为主要特征，体现了学科发展的可持续性，有利于不同层次养老护理人员的分工合作，为老年人的不同需要提供全方位、高质量、多元化的护理服务。

（王雪琴　许家珠）

 **思考题**

1. 简述我国人口老龄化的发展过程和特征。
2. 积极应对人口老龄化的顶层设计对当今养老服务行业有哪些指导作用？
3. 如何结合实际情况贯彻养老护理服务的新理念？
4. 养老服务护理人才的质量要求有哪些？

# 第二章　健康管理与健康促进

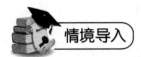 **情境导入**

　　李大爷,70 岁,常年吸烟、喝酒、饮食不规律,患有胃溃疡、糖尿病等疾病,经常胃部不适,反酸、嗳气,血糖控制不佳,偶尔有失眠症状。其老伴已去世 5 年,育有一子一女,均在外地工作,不能经常回来探望他,他也不愿和子女同住,遇事报喜不报忧,对子女的关心比较冷漠,对自己的身体情况也不够重视,对社区医生的话半信半疑。近日,他的身体状况大不如前,最终还是走进了社区卫生保健中心。

　　1. 如何评估李大爷的身体和心理状况?

　　2. 作为护理工作者应如何开展健康管理?

　　3. 怎样应用"知信行"理论为老人进行健康教育?

## 第一节　健康管理与健康促进概论

　　健康管理在我国是一个全新的行业,近 20 年才逐步被社会广泛关注。当前健康管理行业领域存在专业人士缺乏、理论体系尚不成熟、行业发展不规范等问题。因此,掌握健康管理与健康促进的相关理论,对促进社会全面建立健康理念尤为关键。

### 一、健康管理的内涵

#### (一) 健康管理的定义

　　我国自古便有"上医治未病,中医治欲病,下医治已病"的说法。随着医学技术的高速发展,临床尖端治疗成为关注的焦点,反而忽视了健康管理。近年来,临床治疗费用增长、人口老年化和慢性病发病率的上升,尤其是公民素质的不断提高、社会财富的不断积累、健康观念的不断转变,人们对健康管理需求不断增长。

当前,公共卫生领域认为健康管理是发现可能引发疾病的危险因素,通过有效地随访进行有效检测,从而形成有效控制。从疾病管理角度,健康管理便是积极主动地进行健康筛查并对疾病隐患进行诊治;从预防保健角度,健康管理便是通过体检早发现、早诊断、早治疗。

英国的学者亨特布朗(2007)提出健康管理师用主动、积极的健康生活模式取代过去的被动的健康生活模式,为需求者提供科学的、健康的、有效的健康生活方式。在我国,由中国科学技术大学出版社出版的《健康医学》一书,首次将健康管理作为完整章节进行系统阐述,指出健康管理是运用管理科学的理论和方法,通过有目的、有计划、有组织的管理手段,调动全社会各组织和每个成员的积极性,对群体和个体健康进行有效干预,达到维护、巩固和促进群体个体健康的目的。

具体地说,健康管理就是对健康、亚健康、患病人群的健康危险因素进行全面系统的监测、预防和维护的过程,是发现健康问题、认知健康问题和解决健康问题的过程,是周而复始、反复循环的过程;其中解决健康问题是核心关键。

健康管理在类型上也有较多分类,根据管理对象的区别,可以分为个体健康管理、团队或群体健康管理;按管理内容的区别,可以分为健康管理、心理管理、生活方式管理等。

**(二) 健康管理的特点**

1. 健康管理的理论基础涉及医学、心理学、管理学、护理学、社会学等众多学科的理论　在健康信息管理基础上,针对不同人群、不同对象的不同特点,开展健康教育与健康促进、健康咨询与指导,使人群或个体达到最佳健康状况,从而实现延年益寿、提高生活质量的目的。

2. 健康管理是实现三级预防的必要前提　通过健康教育和健康促进来有效提高人群的健康状况,降低疾病尤其是慢性病的发病率;通过早发现、早诊断、早治疗来促进疾病更好、更快地康复,从而降低病死率;通过有效的、规范的、科学的治疗和护理手段有效预防并发症的发生,提高患者生存质量,降低伤残率。

3. 健康管理是全民参与的战略行为　通过有效调动社会中的个体和群体健康管理的认同感,综合利用社会有限资源实现预防疾病、促进健康的效果。健康管理的具体做法就是为个体、群体及政府提供有针对性的健康信息并创造条件采取行动来改善并增进健康。

## 二、健康促进的内涵

健康促进概念的提出,最初是以公共卫生观念、策略干预方法等为主要特征。最初认为健康促进便是组织社区、乡镇医疗卫生机构,通过针对生活中危害集体健康的行为进行健康宣教,完善基层医疗卫生机构,从而实现维持和促进健康的目的。

1986 年召开的第一届国际健康促进大会,让健康促进的观点逐步被社会尤其是主流媒体和相关学者所广泛关注和重视,会议发表了对健康领域有重要指导的《渥太华宪章》,提出"健康促进是促使人们提高、维护和改善他们自身健康的过程,是协调人类与所居住环境之间关系的战略,规定个人与社会对健康各自所负的责任"。

《渥太华宪章》中明确健康促进有倡导(advocacy)、赋权(empower)和协调(mediation)三大基本策略。

(1) 倡导。倡导是一种有组织地将个体和社会联合的健康促进行为方式,为健康理念的传播创造良好的社会、经济、文化氛围。倡导政府的政策支持;倡导社会舆论对健康举措的宣传,激发人民群众的参与意识;倡导国家各级卫生主管部门及相关部门提供全方位支持,最大限度地满足群众对健康的愿望和需求。

(2) 赋权。赋权与行政权利和政治规划密切相连。保证在实施健康促进时的公平性,尽可能缩小资源分配和健康状况的差异,给群众普及科学、有效的健康知识和技能,让群众可以将影响和改变自己身体健康的决策牢牢掌握在自己手中,实现卫生医疗服务和医疗资源分配的平等性、合理性的基础。

(3) 协调。健康促进涉及卫生部门、教育部门、经济部门、非政府组织、各行各业各界人士,还包括社区工作者、家庭及个人,因此在开展健康促进活动时,需要所有涉及个体和组织能够协调一致,形成强大的联盟体系和社会支持体系,通力合作,最终实现健康目标。

同时,《渥太华宪章》还阐述了五项尽快实现健康促进成功的基本要素:

(1) 确立健康管理与促进的公共政策。在涉及健康管理政策制定的相关部门中,决策者们相互沟通并高度重视,从而制定出科学的、有益健康的相关政策。

(2) 创造良好的支持环境。如人人平等、安全的社会环境,民主的政治生活,丰富的文体活动,健康的食物等,从而助力于健康生活的构建。

(3) 发展个人技能,提高健康素养。人们通过各种渠道学习科学的健康知识,提高个人选择健康生活方式和控制健康生活的能力,有效解决个人出现的健康问题。

(4) 强化社区行动。提高社区居民生活质量,需要动员社区健康资源,建立组织框架,制订健康促进计划,并定期开展各种健康管理和健康促进活动。

(5) 调整卫生服务方向。转化传统医院为医疗体系核心的服务观念,强化社区医疗卫生建设,构建和谐、稳定、高效的社区卫生服务体系,使人人平等享受医疗保健资源。

1995 年,世界卫生组织对健康促进的概念进行了扩展,认为其对象不仅是个人还应该是其所处的家庭、社会环境,以及当时的国家政策,通过鼓励开展和关注健康行为,从而提升人们对自身健康问题的关注和应对健康促进问题的能力。

健康促进的实质是健康观念的普及和理念的发展,促使人们能够自觉主动加强自身的健康管理并有效改善自身健康行为的过程,最终达到身体、心理、社会的一种完全良好的状态。健康促进不仅是卫生部门的职责所在,更是需要社会整体的参与,从而最大限度地降低非健康行为,促进环境改善,优化生活方式,有效控制影响健康生活的危险因素,最终实现身心健康和生活质量提升的良好健康状态。综合来看,健康促进主要包括健康教育和环境支持两个方面,既强调个人、家庭以及社会对健康的关注和参与,也包含环境治理、政府决策、社会工作、理论研究等复杂的综合性系统工程(图 2-1)。

## 三、健康管理与健康促进相关理论

健康管理与健康促进相关理论包括全生命周期理论、健康信念理论、知信行理论、计划行为理论、阶段变化理论、自我效能理论等六种理论,本书仅介绍全生命周期理论、知信行理论、计划行为理论、自我效能理论四种。

### (一) 全生命周期理论

生命周期是生命体在形态或功能上生命演化过程所经历的系列过程,是生命体从出生、发育、成长,到衰老、死亡所经历的各个阶段与过程,也可以理解为"从摇篮到坟墓"的整个过程。最初,生命周期仅存在于生物学领域,但随着研究的深入和扩展,该理念也运用于经济

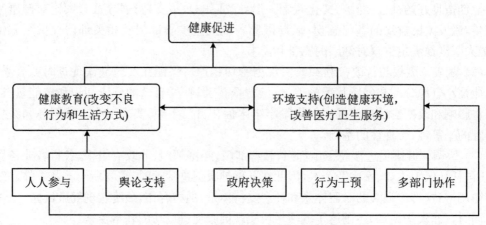

**图 2-1　健康促进的基本内涵**

学和管理学等相关领域,转变成为一种重要的研究方法。生物学认为生命周期是从受精卵的形成到生命的终止的过程,依次分为胎儿期、婴儿期、儿童期、青年期、成年期、衰老期,涉及食药监管、健康体检、疾病防控、疫苗接种、文化宣传、体育锻炼、心理咨询、疾病治疗、术后康复、健康养老等健康服务。

　　国务院发布的《关于促进健康服务业发展的若干建议》中明确指出:"健康服务业体系首先要覆盖全生命周期,不仅仅是针对生命周期中的某阶段,而是需要使全体公民从出生到死亡整个生命周期都能够享受健康服务业带来的阳光雨露。"分析生命周期各阶段的相互关系和发展规律,预测健康服务行业未来发展趋势,为促进健康发展、预判健康风险提供思路和方法,努力达到"以治疗患病为主"逐步过渡为"预防为主,防治结合,注重康复"的全生命周期医疗服务的目标。

**(二) 知信行理论**

　　知信行理论,又称 KAP 理论,是用来解释个人知识和信念是如何影响健康行为改变的最常用模式,是认知理论在健康教育中的延续。该理论将人类行为的改变分为获取知识(knowledge)、产生信念(attitude)和形成行为(practice)三个连续过程。健康知识和信息是促使建立积极、正确的信念与态度,进而改变健康相关行为的基础,而信念和态度是健康行为改变的动力。在研究中发现,患者在从获取知识到转变为行为需要经历一系列过程,在发展过程中又会有很多因素影响知识向行为的转变以及行为的维持,主要包括患者对知识的重视度、投入度和兴趣度、是否存在经济环境的负担和压力、是否能够意识到或认同行为转变可以带来某些效应等。患者只有对健康知识进行了主动的、积极的思考和认知后,才能够形成有效的信念,才能够以积极的态度去形成有益于健康的行为。而在传统的健康教育过程中,教育者往往只注重信息传递的过程,而对患者信念的建立以及行为的形成并非绝对关注。只有充分让患者意识到健康知识的重要性和必要性,帮助他们树立积极的态度和正确的信念,主动形成和建立健康的行为,才可能彻底改变危害健康的行为。换言之,该理论提出了知识、信念和行为之间的递进关系,意味着只有当患者获取了健康知识,并对知识进行了思考,形成了强烈的、稳定的责任感和使命感,并逐步转化为信念,才可能采取积极的态度尝试改变行为。

　　知信行理论模型广泛运用于健康行为上。例如,对戒烟行为的形成,首先对吸烟者来说,吸烟本身是学习所获得的社会性行为,需要戒烟便是需要改变和否定这种行为,必须通过教育者、医务工作者以及社会给予吸烟者吸烟弊端的知识，如通过宣传片、实验体验、肺癌患者走访等形式将烟草对神经和呼吸系统的损伤、含有的有害成分、戒烟对个人和家庭的优势、如何开展有效戒烟等知识传递给吸烟者，当吸烟者接收到这些知识，并进行有效整合且开展独立思考后，便可形成拒绝吸烟的积极信念，一旦信念得以形成便可以支配个人的行为。一旦当吸烟者在教育后意识到吸烟是危害健康的，会对社会中他人健康造成危害，从而形成积极的戒烟态度，最终使得戒烟目标得以实现。但研究中也发现，人从接受转变到最后的行为改变是一个非常复杂过程，信念的确立和态度的改变是其中关键的两个环节。

从"知"到"信"再到"行"，三者之间存在着因果关系，受社会文化、风俗习惯、舆论报道、道德规范、法律法规等多因素的影响，是一个既艰巨又复杂的过程。知信行理论是用于解释知识和信念如何影响健康行为改变的最常见的模型，其在社区慢性病的防治和管理中效果显著，在教育、管理等方面也具有可行性和有效性。它要求健康教育工作者不断积累并强化健康知识，针对不同人群进行知识宣讲，帮助患者转变健康信念，并树立正确的健康信念，从而达到预防疾病、促进健康的目的。

### （三）计划行为理论

计划行为理论（theory of planned behavior，TPB）是社会心理学中发展较成熟且有影响力的理论，是解释行为态度、主观规范、知觉行为控制和行为意向，从而进一步影响实际行为的过程。计划行为理论的理论基础是理性行为理论，理性行为理论认为人的行为是合乎常理的，其认为人的行为态度和主观规范决定着行为意向，而行为意向最终决定着其行为。1985 年，美国心理学家 Icek Ajzen 以理性行为理论为基础，融入了知觉行为控制体系，提出计划行为理论，阐述个体的行为受行为态度、主观规范、知觉行为控制以及行为意向所综合决定。个人的行为意向和主观意志以及金钱、社会地位、时间等共同综合作用于个人的行为，当个体在足够充分的条件下，行为意向才可单独地决定行为。知觉行为控制变量可直接反映个体承受的制约条件，从而进一步预测个体行为，预测的准确度受个体知觉行为控制的真实度所决定。与此同时，知觉行为控制也会对个体行为意向产生影响，进而影响个体行为。

计划行为理论受个人行为态度（behavioral beliefs）、主观性规范（normative beliefs）和行为控制认知（control beliefs）三项指标共同影响。当个体身处具体的环境或计划中，需要对行为做出改变时，上述三个指标至关重要。个人行为态度是个人对于行为可能出现结果预判的认知，主观性规范是对他人标准化行为的主观性认知，行为控制认知是指对促进或阻碍行为效果的相关因素认知。Ajzen 提出的计划行为理论包含五个要素（图 2-2）：态度（attitude）是个人对行为的正面或负面的感觉，态度的组成成分则被认为个体对行为产生的结果显著信念的函数；主观规范（subjective norm）是指个人在开展行为的过程中，会考虑重要他人或者团体的认知，从而决定开展行动的心理压力；知觉行为控制（perceived behavioral control）是综合反映过去的经验、获取的二手信息以及预期的阻碍；行为意图（behavior intention）是个人对采取某行为的主观概率的判定；行为（behavior）指个体采取的行动。

计划行为理论具有良好的解释力和预测力，是许多研究的理论基础。避免咖啡因的饮食行为、戒烟和药物的成瘾行为、癌症筛查的临床筛检行为、投票选举的社会行为、学习深造的学习行为、慢跑登山的运动行为等都适用于计划行为理论。相关研究发现，计划行为理论可以建立相关行为的结果模型，从模型中可以提取如制度规范、环境因素、知觉行为等影响因素。大量的研究证实，计划行为理论在解释行动的影响过程中是有效的，而在目前健康管理研究中,相对难度较大的便是健康行为干预,因此可以通过对计划行为理论研究应用在行为干预活动中。

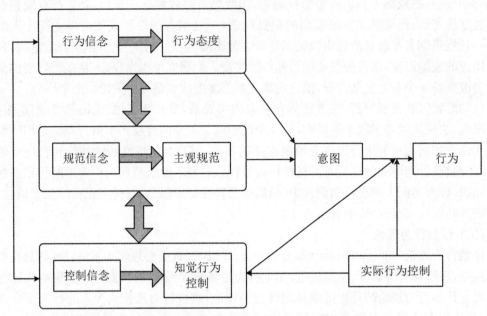

图 2-2　修正后的计划行为理论的结构模型图(Ajzen,2006)

### (四) 自我效能理论

自我效能是指人们对于自身完成某项任务、行为、工作的信念,涉及的并非技能本身,而是考虑利用自身的技能去完成工作的自信程度。自我效能是由美国学者 Bandura 于 1977 年在其著作中首次提出的,他认为在过往的研究中主要侧重知识的获取及行为的类型,往往会忽视知识和行为彼此之间的相互关系。他通过大量的研究和试验,最终得出结论——主体性因素的自我效能现象不仅仅影响人的行为和情感,同时对个体的心理和行为的改变都需要通过个体把握感,而把握感是建立在个体对自身充分的认知之上,是一种与个体能力有关的概念。

自我效能理论是基于社会学习认知理论发展起来的,经过近 50 年的发展,已形成较为完善的理论体系。该理论认为人既是社会和周边环境因素的产物,也是社会和周边环境的创造者,人们对自己的认知和信念是自我控制和发展的关键因素。自我效能是个体对组织开展行为并达到预期结果的一种主观判断,是社会认知理论的核心所在。自我效能则是行为动机、健康和预期结果的基础,只有当个体充分相信和认同行为所带来的预期结果,个体才会付出努力、尝试和行为;反之,当遇到较大困难和阻碍时,就很难保持强烈动机去坚持。

自我效能感的主体作用主要体现在以下三个方面:① 决定着个体付出努力的程度以及遇到困难障碍时坚持的时间。一般而言,个体自我效能感越强,付出的努力就会越多,投入的精力就会越多,坚持的时间就会越持久。② 影响个体对环境以及行为方式的选择。个体往往倾向于主观认知能应付的环境,而排斥无法胜任、无法融入和完成任务的环境。不同的行为会对个人的知识和技能储备提出要求,个体最终选择什么样的行为也取决于个人效能。③ 影响人的思维和心理情感选择。具有较低自我效能感的人遇到行为情景时,会产生消极的情绪,放大个体的不足,而过于放大行为执行过程中困难,会造成的不利的结果;而自我效能感较高的人则会看重行为所带来的效益和收获,专注点在行为的努力和情景的要求上,并可以被困难和障碍激发个人潜能,付出更多努力。

近年来,自我效能理论已经广泛应用于各个领域,多项数据研究表明,自我效能水平是行为转变的强预测因子。自我效能理论的意义在于可以有效地决定患者的动机方向、治疗疗效以及行为改变。自我效能的有效应用,可以让个体获得自我管理的获得感,有效引导患者借鉴他人成功的行为经验,传递医疗救治和护理信息,从而使得患者收获更多的信息和心理自我认同感,实现提高对疾病治疗的自我效能。

## 四、健康管理与健康促进的意义

### (一) 健康管理与健康促进的关系

健康管理与健康促进是以关注健康为核心,通过管理和促进两种手段有效整合健康资源,对社会上各类人群的健康(包括心理、生理和生活习惯等)进行个性化、个体性咨询、评估、分析、干预和指导;通过对社会、社区、家庭及个人开展健康激励和促进,从而降低产生疾病风险,最终维护和提高人的生存质量和生命价值。健康管理与健康促进,相辅相成。

从广义上讲,健康管理与健康促进涉及社会的方方面面,既包含宏观层面,即各行政部门为促进和建成良好的健康环境所制定的法规政策和健康标准、舆论宣传、健康监督等相关内容;也包含微观层面,包括维护和促进个体和群体健康,针对疾病和健康管理所开展的系列活动;同时还包含为维护和提升人们生活质量和健康水平的支撑与辅助产业。

从狭义上讲,健康管理与健康促进涵盖了人生命周期全过程,包括健康保健、疾病预防、疾病诊治、康复训练以及临终关怀。两者通过运用科学健康方法,实现早预防、少生病、快愈后的效果,最终提高个人的生活质量。

### (二) 开展健康管理与健康促进的必要性

1. 提高个体和群体健康水平　　伴随着经济社会的不断发展,人们的物质生活也得到了极大的改善,如交通更加便捷、食物种类更加丰富,人们在享受现代文明带来的极大便捷的同时,威胁健康的因素也随之而来。当前生活节奏的不断加快、生活模式的不断转变、生活方式的不断丰富,工作压力的日益增大,快餐外卖的普遍存在,人们进行运动的时间越来越少。由于不科学、不合理、不健康的生活方式,造成"亚健康""现代职业病""生活方式病",如高血压、糖尿病、冠心病、电脑病等,并呈现出年轻化趋势。经流行病学调研发现,多数疾病与工作学习压力大、吸烟饮酒不节制、生活作息不规律、运动健身不参与等不良生活习惯有着直接关系。

2. 减少慢性病患病率　　随着经济的不断发展,城镇化建设的不断升级,老龄化的不断加剧,快餐化生活方式的转变,慢性病对于居民健康威胁程度逐年增大,已成为造成我国城乡居民死亡的主要原因。世界卫生组织研究表明,超过 70% 的慢性病是可预防、可控制的。通过有效的健康管理进行干预,转变生活中的不良习惯,树立防病于未然的观念,加强体育活动锻炼,保持心情愉悦,增加健康管理知识储备,加强家庭和社会的健康监督,充分调动健康需求和认知的主观能动性,从而有效降低慢性病的患病率和死亡率。

3. 降低高昂的医疗费用支出　　当前,医疗卫生支出占国家财政支出比重较大,医疗费用的支出数额庞大。伴随着医疗费用的高速增长,给家庭和社会带来了巨大的经济负担,使得看病难、看病贵以及医患矛盾成为社会关注焦点。如何有效降低居民的医疗支出是解决上述问题的关键,最直接、最有效的方法便是防病于未然,即通过有效的健康管理和健康促进来改变个人不良生活习惯,以预防疾病的发生,从而降低患病的风险,提升居民自身健康水平和素养,最终实现减少医疗费用支出的目的。

# 第二节　健康管理与健康促进实践路径

健康管理与健康促进的宗旨是充分调动社会资源,从而实现健康管理效果最大化。健康管理与健康促进的实践路径是依托生物-心理-社会医学模式,充分认识个体的健康不仅受遗传、生理的生物学因素影响,同时也受生活环境、医疗环境、社会环境的影响,因此需要加强对非生物性因素的有效干预和控制,从而显著提升个体和群体的健康水平。

## 一、打造健康城市生活平台

"健康城市"相关概念是起源于世界卫生组织关于21世纪城市化问题带给人们的健康挑战的新行为战略,健康城市是将健康人群、环境、服务和社会进行有机整合,从而不断改善和创造自然和社会环境,不断扩大社会资源,使得城市居民相互支持,充分发挥城市潜能。传统城市发展模式往往是"高消耗、高污染、低效能",易产生环境污染、交通拥堵、水源匮乏等"城市病",同时高负荷的工作负担和压力以及不良的生活作息和饮食习惯,加剧城市居民身体健康的恶化。为应对城市高速发展带来的健康挑战,我国政府制定了相应的法律法规,在原有的爱国卫生运动基础上进行了深化和提升。从2016年北京、上海、马鞍山等首批全国健康城市建设试点城市的确定,到2021年杨浦区等第四批全国健康促进区项目的开展,我国的健康城市建设和发展也进入高速发展和逐步成熟阶段。

### (一)营造健康城市环境

营造健康环境是健康城市中最需攻克也是最难攻克的领域,首先需要合理布局城市的规划,在推行清洁生产和循环经济的同时,加强对大气、水、土壤等环境的综合治理;其次,城市道路交通倡导绿色出行、低碳出行,构建城市绿色交通体系;最后,加强垃圾分类管理,做好城市垃圾的综合整治,从而改善公共空间,营造更舒适、更健康的环境。

城市的合理规划是健康城市和舒适环境的必要前提,是健康城市未来发展的重要保证,依托国家各级各项行政法规以及城市建设管理的相关法律规定,对城市经济发展、环境建设以及交通规划等公共事业建设进行统筹规划,是科学规划和政府行为的结合。只有将城市规划管理工作做好、做全、做细致、做完善,才能形成科学的、合理的规划,才能实现改善公共空间、构建健康城市的目标。

城市的垃圾治理关系群众的切身利益,是生态文明建设和城市管理的重要内容,是社会文明程度的重要体现。开展城市垃圾综合整治,进行垃圾的分类管理,需要覆盖从源头到末端全过程,覆盖垃圾的产生、投放、收集、运输、处理、处置的各环节,运用行政、法律、经济、技术等手段,实现垃圾的减量、无害、资源化,保障城市健康可持续发展。

### (二)呼吁社会共同参与

健康社会是健康城市发展的目标,健康城市是健康社会实现的重要组成部分,健康社会的建设包含多方面内容:一是保障城乡居民的基本医疗健康需求;二是建立更加合理、更加公平、更加可持续性的社会保障体系;三是构建形成基本公共卫生服务体系;四是统筹城乡资源,构建全方位、多层次的健康养老服务体系;五是健全完善的、全过程的食品药品监督管理制度;六是健全完善的社会救助体系。构建形成健康社会,不能够仅仅依靠政府"单打独斗",需要呼吁和动员社会各级组织和成员参与进来,形成多主体合作机制。

为构建健康社会,我国采取多部门联合的方式,并取得初步成效。例如,北京市将爱国卫生工作委员会和健康促进工作委员会统筹结合,实现"一个机构、两块牌子",由主管卫生工作副市长任组长,市政府下属卫生局、市疾病预防控制中心等卫生部门,以及市体育局、市人社局、市教育局、市文明办、市社保局、市民政局、市建委等共 42 个部门作为成员,建立形成政府主导、部门协作、社会动员、群众参与的健康北京工作机制,共同推进健康北京建设。我国为构建健康社会不懈努力,社会保障覆盖面不断扩大,城乡居民在教育、安全、医疗等方面保障力度不断增强,政策支持不断健全,居民的养老问题得到重视,智慧养老、医养结合等惠民工程不断推进,食品药品监管强度不断提升,监管成效日益显著。

优化健康服务是创建健康城市的基础,健康城市包含多项内容:一是加强疾病预防控制体系建设;二是应对突发卫生事件的应急处理机制,提高卫生应急能力;三是建立健全基本医疗卫生服务体系,深化医药卫生体制改革;四是加强口岸卫生检疫工作,严防外来传染病源传入;五是发挥中医专长,发展中医养生保健服务。基本医疗卫生服务体系建设是保障健康城市平稳、高效、有序发展的必要前提,建立健全基本医疗卫生服务体系,实现人人享有基本医疗卫生服务,是优化健康服务,打造健康城市的关键。

### (三)强化基础医疗建设

我国健康城市建设的基础便是完成基础健康"细胞建设",以建设健康社区、健康单位、健康家庭为主要体现,贯穿环境、社会、服务、人群和文化五个方面。国外的健康社区建设已经具有一定的规模,最初的健康社区运动于 1985 年起源于加拿大。加拿大政府高度重视并进行了积极引导,在 1988 年就形成了健康社区网络,并有效覆盖该国 200 多个社区。随后世界卫生组织将此做法和经验向全球推广。英国从医疗、卫生、保健三个层面开展规范化、体系化、制度化的社区卫生健康服务,从而有效缓解医院就诊压力,英国的社区诊疗和保健体系有效缓解医院 70%～80% 的负担,使老年保健、术后康复、妇幼保健、疫苗接种、心理咨询、慢性病防治等均可在社区卫生体系内完成,对孕产妇、婴幼儿、老年人、慢性病及伤残人士提供诊疗和保健服务。我国健康社区建设正在起步阶段,还有待于不断探索。

健康的城市必然有健康的人群,健康人群的培育是健康城市发展的目标,城市健康人群的规模化培养包括:一是强化妇幼保健、"二孩"及"三孩"政策服务工作,积极倡导男女平等;二是积极开展全民健身活动,全民健身设施实现区域全覆盖,提高群众身体素质;三是强化健康管理与健康促进理念,加强健康教育,引导健康的生活方式,促进群众自觉维护身体健康。为加快培育健康人群,我国各城市结合自身特点积极出台相关政策,有效提高群众健康体魄和身体素质。慢性病的防治工作是当前居民面临的重大健康隐患和风险,多城市进行有效探索。例如,重庆市由政府牵头,组织全市 17 家综合型三甲医院形成"慢病防治公益联盟",与国民体质监测中心、市老龄委、各体检中心、健康相关科研院所等单位合作,联合进行体质监测以及慢性病的流行病学调研,积极在城市内开展慢性病防治和管理的宣传和公益讲座,定期发布适合不同年龄段、不同疾病需求人群的营养食谱。

## 二、传播健康行为管理模式

### (一)身心健康的自然健康管理模式

以健康理念观念为指导,通过理念干预、运动干预和营养干预为主要的干预手段,积极倡导和传播好理念、好水、好空气、好营养、好心情的"五好"健康生活理念,从理念、运动、饮食、心理调节等多方面对居民进行健康管理与促进服务,从而转变居民原有的传统观念,帮助他们树立正确的健康观念和良好的生活习惯。该模式还为老年人提供个性化的健康管理服务,构建了健康管理师团队,对老年人建立一对一的健康咨询服务,为老年人建立个人健康管理档案。通过个人的主观能动和健康管理师的外部监督,双管齐下,为老年人提供健康的生活方式。

### (二)"治未病"健康保健管理模式

"治未病"强调关注疾病的全过程,健康管理必须从生命的源头做起,不可仅关注疾病发生后的治疗过程,还需要有效整合当前社会学、环境学、教育学、运动学、心理学、营养学、职业卫生、养生保健学等多学科健康保健的相关内容,以细胞、血管与血液为切入点,制定针对性和有效性的干预措施,并研发健康保健食品、药品和用品,形成整体干预模式。

### (三)以营养干预为抓手的社区慢病管理模式

该模式以社区为载体,从营养角度入手,开展健康教育和促进,从而提升社区居民营养知识水平,改善膳食营养结构。针对社区当前慢病患者等重点人群开展膳食指导和健康管理,从而提升社区居民身体健康,不断提高社区居民的生活质量。社区健康管理需要以营养学为抓手,综合运用营养学的理论、技术手段及社会性措施,对营养摄取、饮食习惯、膳食搭配、体格维系、疾病预防等社区营养问题进行研究,深入一线了解社区居民饮食习惯,在社区内有效传播膳食营养知识。当前较为成熟的便是对社区慢病患者进行营养干预的 ABC 闭环理论。A 代表着"1+1+4"营养干预慢病模式,即对患者在社区营养工作室配置 1 名专业的营养师,拥有 1 套专属的个性化定制健康管理方案,提供营养研究室、个人健康管理中心、社区营养工作室以及 VIP 接待室等 4 个服务场所,享受专人专项的健康管理服务。B 代表着营养干预慢病的树形模型(图 2-3),通过在专业的医学体检中心进行全面医学检测评估,以全营养为基础,以个体一日膳食的管理为核心,开展运动理疗、心灵关怀、同伴互助、环境优化、入户指导等有效途径展开个性化健康管理。C 代表着 NCPM 标准营养诊疗流程,包含营养评定、营养诊断、营养干预、营养监测和效果评价四个步骤(专栏 2-1)。

**专栏 2-1 NCPM 营养诊疗流程**

> NCPM 营养诊疗流程是美国饮食与营养协会于 2003 年开发的一套系统方法,该流程包括四个不同但互相关联的步骤,即营养评定、营养诊断、营养干预、营养监测和效果评价。
>
> 营养评定是一种获得、核实和解释所需数据的系统方法,目的是确定营养问题及其原因与意义(收集会员身体情况,并进行数据分析)。
>
> 营养诊断是确定与标记特定营养问题的过程,由营养专业人士独立负责治疗(确定会员慢病、病因及危险因素)。
>
> 营养干预的目的是根据患者的需求制定干预计划,并实施适当的干预行动,解决或改善已确定的营养问题(制订并实施针对会员的营养干预计划)。
>
> 营养监测与效果评价就是评价患者是否达到营养干预的目标或理想结局(监测会员结果指标并评估结果)。

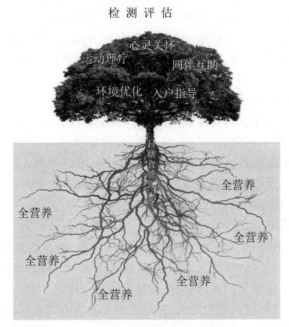

检测评估

心灵关怀

运动理疗　　　同伴互助

环境优化　入户指导

日膳食营养

全营养

全营养

全营养

全营养

全营养

全营养

**图 2-3　营养干预慢病树形模型**

## 三、科技推动"天地人"产业发展

### (一) 信息化技术联通"天地人"网

信息技术的高速发展,已经成为人们生活中不可或缺的重要组成,成为国家社会建设、经济发展的重要保障,信息技术在社会各行业、各领域广泛应用,其中在医疗健康领域的应用极大地促进了卫生系统的发展。"天"便是"天网",就是运用信息技术进行云计算,不仅对健康数据进行采集、存储和归类,同时可以对数据进行深入挖掘和分析,为卫生规章制度的制定提供依据。"地"便是"地网",是包含提供医务工作者、健康保健服务人员、服务机构、政府以及保障经费等有形的人或者物质资源共同构成,其中医务工作者和健康服务管理者是重要的核心环节,他们不仅需要采集健康数据,还需要运用云计算方法为服务对象提供最优化的健康服务方案,并将方案结果有效反馈给云计算终端,使得云计算能力进一步提升。"人"则是健康管理的对象,是"天网"和"地网"的核心,为天网提供公民全生命周期的健康数据来源,为地网提供服务和研究的对象。通过借助信息化技术的云计算,将天网和地网有机融合,实现"天地人"的互通,从而确保每一个健康管理服务对象能够享受高质量、高效率、高性价比的健康管理服务,通过利用现有的有效医疗卫生资源,发挥出最大的社会效益和经济效益,有效保障广大人民群众的健康安全。

通过运用信息化技术,开展线上、线下相结合的医疗卫生服务,探索"互联网＋慢病管理"的精准医疗健康管理模式。加强与综合型三甲医院的合作,构建互联网医院模式,构建精准化慢病防治管理模式,覆盖患者院前预防、院中治疗、院后康复的全过程,为人们提供全面的、系统的慢病防治服务,缓解医疗卫生不平衡、不充分发展的矛盾。同时也将优质的医疗卫生资源进行了有效的延伸,从院内覆盖到院外,为群众们提供高标准、高品质的健康管理服务,缓解大医院"看病难"的问题。同时探索"互联网＋医保"模式,与大型保险公司合作,引入健康保险机制保障医疗保险报销,可以涵盖预防保健、健康管理及康复治疗等相关内容,有效缓解医疗费用压力,同时打通健康管理、医疗服务、保险报销等全健康服务产业链。利用信息化技术实现生命体征的采集、存储、分析、传输以及监护的医疗服务平台,通过随访、健康监测数据反馈对门诊、住院及体检人群进行全过程跟踪,引导人群养成定期体检、注重预防的理念,形成规范、有序的就医格局。

### (二) 搭建社区健康管理和健康促进平台

社区的健康管理和健康促进要体现理念、文化、人才、技术、服务、产品的融合。伴随着人口老龄化的日趋严重,老龄化人口比重越来越大,需要有庞大的社区与之相匹配。同时还需要结合家庭健康需要配置社区医疗卫生人员和设施,使得老龄人群的健康服务工作从医院转移到社区和家庭。受中国传统文化的影响,绝大多数的老年人习惯将家庭作为最后的港湾,将社区作为主要晚年生活和活动场所。

从当前养老模式来看,社区和家庭必将成为医疗和健康管理服务的主阵地。可以通过在社区建立"医疗馆""养生馆",为老年人提供医养结合服务,从而实现身体健康、疾病预防的目的,享受晚年的幸福生活,缓解子女压力,提高幸福指数。通过运用现代互联网技术,将老年人身体状况建立社会健康档案;构建家庭健康信息一体化平台,定期和不定期地为老年人提供体检项目,阶段性地进行健康评估,并将老年人的身体健康状况及时反馈给本人及其家人,做到信息共享;建立社区阅读茶吧和多功能活动室,供老年人聚会聊天、下棋写字、读书看报、唱歌看戏、跳舞练操、健身娱乐等,让老年人既陶冶情操又锻炼身体;将线下的就诊和保健宣传与线上的健康教育和咨询相结合,形成完善的健康管理体系,有效利用家庭开展健康干预,并在线上的平台进行有效监督,将健康教育与促进有效结合,形成完善的、系统的老年人健康管理体系。

## 四、弘扬中医药传统特色

### (一) 弘扬中医文化,牢固树立健康管理理念

中医的传统文化经过了几千年的传承和发展,博大精深、源远流长,不仅有汤剂、药方、针灸、推拿等治疗手段,同时在修身养性、天人合一、药食同源、气功锻炼等领域广泛应用,因为其很多来源于生活,且简便易行,深受群众喜爱。在社区开设中医养生馆,不仅可以依托平台进行中医养生讲座,既可以每周邀请知名中医专家学者进社区,传播中医保健、急救、骨伤等健康必备知识,传播中医养生保健知识,并配合节气开展三伏贴等养生技能,也可以为老人的生活方式提供健康指导和建议,还可以进行五禽戏、八段锦、气功、太极拳等健身锻炼教学,并对老年人的饮食、睡眠、运动进行指导,使老年人养成健康的运动、饮食和生活习惯,保持愉快的心情,安享晚年生活。

### (二) 以中医特色健康管理开启居民慢病养生之路

慢性病是当前中国威胁健康的头号敌人,严重影响着老年人及其家庭幸福指数。当前中医特色健康管理在慢性病管理中应用广泛,以"治未病"理论为指导,强调预防、治疗和教育有机结合,引导患者进行有效健康管理,改善生活习惯,强化病情控制,防止病情恶化,从而有效控制医疗成本。例如,构建形成动脉粥样硬化健康管理模式,降低疾病及其并发症的发生,最大限度地保障生命健康;通过对抑郁症伴发高血压患者进行心理干预和生活指导的中医疗法,发现中医健康管理疗法不仅可以改善患者的生活习惯,同时对抑郁症和高血压有一定的 缓解作用;通过找出失眠病因、调整目标值和睡眠期望、纠正睡眠认知误区、药物与

非药物相结合等四种中医健康管理方法对失眠患者进行有效健康管理;提出中医减肥法,针对单纯性肥胖患者进行中医健康管理,控制群体健康危险因素,有效改善健康状况,降低由肥胖所引发的并发症,使该类人群的体质健康得到明显改善。不难发现,中医特色的健康管理模式是维护居民健康的科学有效方法。

## 五、推动健体旅游养生产业发展

### (一) 体育健身产业为全民健康注入活力

体育锻炼是保持健康的重要方式和手段,在维系人类健康上发挥着重要作用。体育锻炼是一种非医疗的健康干预手段,通常以人们主动参与为主;体育锻炼属于普适性活动,大多数人都可以参与其中,具有很强的社会属性,性价比较高;人在进行体育锻炼后往往会有收获感和满足感,从而保持心情愉悦,这与养生保健的功效异曲同工。

通常来说,体育健身是指身体训练为主要手段,重点关注身体发育和体能提升,通过健身类别和运动项目的选择,培养个体体育锻炼的爱好和专长,选择科学健身方法,养成健康生活方式,并具备在不同环境坚持体育锻炼的能力,实现通过科学的体育锻炼达到健身的目的。健身运动是以参与性、互动性、体验性等为主要特点,促进群众身心健康的活动,在"健康中国"的宏观背景下,国家关注健身,重视全民运动,提倡全民健身,将健康行业与体育行业有机融合,大力发展"健体融合"。通过体育健身,可以对心血管疾病、糖尿病等多发病和常见病有显著改善效果。通过体育健身,可以让居民的身心得到舒缓、压力得到释放。健康管理专家学者可以根据实际情况对不同年龄、不同性别、不同职业的人群推荐适宜的锻炼方式。因此,推行"健体融合"的健康管理与健康促进活动是大势所趋,势在必行。

### (二) 养生旅游促群众身心健康

养生旅游是一种建立在自然生态环境、人文环境以及社会环境上,综合了休闲、娱乐、健身、游乐等形式,从而达到强身健体、修身养性、延年益寿等目的的大众休闲旅游。旅游景观的美感给人带来心灵上美感的享受和满足,旅游过程中还可以锻炼身体、开拓视野、平静内心、陶冶情操、愉悦心情,从而达到调节心理状态、净化情感世界的作用。将旅游与中医药、锻炼、饮食等养生活动有机结合,让参与者可以得到身心的满足与释放,舒缓工作生活压力,有效地缓解和消除亚健康状态。

养生旅游不仅可满足人们对健康的追求,同时还可开发成适合度假的旅游项目,充分发挥民族性、地域性、文化性的特色和亮点,市场开发的潜力巨大,具有良好的发展前景。我国当前生态旅游的形式大体为:① 饮食养生旅游。食疗在养生文化中的地位举足轻重,在旅游过程中可将饮食养生与休闲观光活动结合在一起,通过学习饮食文化,培养饮食养生意识,从而达到食疗养生、医食同源、陶冶情操的目的,② 锻炼养生旅游。结合气功、太极、易筋经、八段锦、五禽戏等中国传统的锻炼形式,将武术与健身融合一体,结合武术发源地等开展融入式旅游,引导人们学习传统文化精髓,了解武术强身健体的意义,指导更多的人加入锻炼的行列。③ 环境养生旅游。绿色环境、原始森林、海洋湖泊往往是旅游的理想环境,它们充分彰显人与自然的和谐相处。中国幅员辽阔,自然环境优美,让人流连忘返的山川河流、海岸沙滩、文化古村、温泉疗养等胜地,蕴含着丰富的养生价值,也衍生出了避暑游、乡村游、山川游、避寒游、温泉游等众多类型的养生旅游项目。④ 中医药保健养生旅游。在旅游中融入中医养生项目,例如,可以进行针灸、按摩、刮痧等中医理疗体验以及独特的药膳饮食,还可以在中医药种植基地开展辨别、采摘药材等活动,以及参观游览中医博物馆、中医养生中心等。养生旅游参与者有明确的健康养生的目的性,通常会主动参与到各种体验式的养生活动中,注重旅游过程中的休闲与养生,通过一段较长时间的放松的养生旅游,能缓解怒、哀、悲、愁等情绪,从而达到强身健体、强健体魄的目的。

# 第三节　老年人健康管理与健康促进

随着年龄的增长,老年人身体各系统、各脏器发生变化,循环系统、呼吸系统、内分泌系统等功能减退,基础代谢率下降,免疫力下降,易患高血压、糖尿病、冠心病等各种慢性病。慢性病极大地影响着老年人的生活质量,开展老年人健康管理服务工作,采取定期体检,控制慢性病进程,做到早预防、早发现、早诊断、早治疗,通过预防疾病的发生、发展和早期介入治疗等措施,为老年人提供可用、可及、可接受和优质的健康服务,以促进社会的和谐与稳定。

## 一、老年人健康管理与健康促进的意义

### (一)提高老年人健康素养和自我健康管理能力

老年慢性病起病隐匿,发展缓慢。健康管理最重要的功能就是传播健康理念,帮助健康、亚健康和有慢性病的老年人建立良好的疾病因果观和健康信念模式,对老年人进行动态监测和强化干预,促使老年人形成良好的生活习惯,改正不良嗜好,如抽烟、酗酒、熬夜等,进而从根本上改善老年人的整体健康状况和生活质量,提高老年人群的整体健康水平,拥有高质量老年生活。其家庭也是预防和管理慢性病的主要责任承担者,通过有效监督,共同维护老年健康,全面提升疾病预防和生活保健能力。

### (二)提高老年人精神文化生活

我国社会的主要矛盾已经转化为人民日益增长的美好生活需要和不平衡不充分的发展之间的矛盾。老年人的精神文化生活渐渐成为人们追逐的目标,部分老年人已经转变思想,在退休后选择继续学习、工作,发挥余热。例如,他们到老年大学参加各类培训班,参加旅游活动等。他们努力追求自我价值,提升幸福感和获得感。

### (三)降低老年人群慢性病和失能、失智发生率

改善老年人的健康状况、心理状态和生活质量,确保所有老年人都能享有保健服务,以维持或重新获得最佳的生理、心理与情绪健康水平,预防或推迟疾病的发生。加强老年人群重点慢性病的早期筛查、早期干预及分类管理,积极开展阿尔茨海默病等神经退行性疾病的早期筛查和健康指导。实施失能预防项目,宣传失能预防核心信息,降低老年人失能发生率。加强适老环境建设和改造,减少老年人意外伤害。重视老年人心理健康,完善精神障碍类疾病的早期预防及干预机制,针对抑郁、焦虑等常见精神障碍和心理行为问题,开展心理健康状况评估和随访管理,为老年人特别是有特殊困难的老年人提供心理辅导、情绪疏解、悲伤抚慰等心理关怀服务等。

### (四)推进医疗卫生体制的改革

促进医防协同,实现全流程健康管理。一是加强慢性病防治机构和队伍能力建设。二

是构建慢性病防治结合工作机制。疾病预防控制机构、医院和基层医疗卫生机构要建立健全分工协作、优势互补的合作机制。疾病预防控制机构负责开展慢性病及其危险因素监测和流行病学调查、综合防控干预策略与措施实施指导和防控效果考核评价；医院承担慢性病病例登记报告、危重急症病人诊疗工作，并为基层医疗卫生机构提供技术支持；基层医疗卫生机构具体实施人群健康促进、高危人群发现和指导、患者干预和随访管理等基本医疗卫生服务。加强医防合作，推进慢性病防、治、管整体融合发展。三是建立健康管理长效工作机制。明确政府、医疗卫生机构和家庭、个人等各方在健康管理方面的责任，完善健康管理服务内容和服务流程。逐步将符合条件的癌症、脑卒中等重大慢性病早诊早治适宜技术按规定纳入常规诊疗范围。探索通过政府购买服务等方式，鼓励企业、公益慈善组织、商业保险机构等参与慢性病高危人群风险评估、健康咨询和健康管理，培育以个性化服务、会员制经营、整体式推进为特色的健康管理服务产业。

## 二、老年人健康管理与健康促进的主要任务

### （一）加强健康教育

采用多种方式，如新闻媒体、报纸杂志，向全社会老年人及其照护者开展全面的健康教育活动，内容包括膳食营养、运动锻炼、心理健康、疾病预防、伤害预防、合理用药、康复护理、生命教育和中医养生保健等，提高老年人对健康教育的重视程度，促进老年人形成健康的生活方式，进而提升老年人的健康素养。老年大学和老年教育机构要将健康教育纳入课程体系和教学内容。

### （二）加强预防保健

建立健全老年健康危险因素干预、疾病早发现早诊断早治疗、失能预防三级预防体系。推进国家基本公共卫生服务项目落地，优化老年人健康管理，提供各类健康指导服务，以社区为单位建立健康管理档案，开展健康状况评估、体格检查、辅助检查等基础服务工作，把老年人健康管理作为基本公共卫生服务项目绩效评价的重要组成部分，将老年人满意度作为重要评价指标，各级卫生健康行政部门做好绩效评价工作，定期组织开展绩效评价。以老年人为重点，构建家庭医生签约服务体系。开展老年人健康监测行动，通过健康评价，制订健康促进计划，改善老年人营养状况。加强老年人群重点慢性病的早期筛查、早期干预及分类管理等。

### （三）加强疾病诊治

老年人基础疾病多，病程较复杂。以疾病为中心的单病种模式已经不能适应当前老龄化社会发展的需求，重视老年人综合评估和老年综合征诊治，推动老年医疗服务从以疾病为中心的单病种模式向以患者为中心的多病共治模式转变，是目前加强老年疾病诊治的关键步骤。药品监督管理部门要做好老年人用药保障工作，确保老年人用药安全。临床诊疗机构负责开展老年人用药使用监测，加强老年人用药指导，建立老年慢性疾病长期处方制度。社区健康服务中心提供药物使用等相关知识解答服务。建立老年人挂号、就医绿色通道，优化老年人就医流程，为老年人看病就医提供便利服务。

### （四）加强康复和护理服务

充分发挥康复医疗在老年医疗服务中的重要作用，为老年患者提供专业、系统的康复医疗服务。大力发展老年康复护理服务，以社区为单位建立康复护理中心，构建老年服务网络

站点,让居家养老的老年人能够近距离享受康复和护理服务。实行医养结合的养老照顾模式,将养老机构和诊疗机构功能相结合,把康复护理和日常照料融为一体,促进残疾人、慢性病患者包括精神障碍者的康复及重新回归社会;鼓励社区和单位更多地参与卫生保健,尤其要发挥慢性病患者、残疾人及其赡养者在康复和保健方面的潜力。

### (五) 加强长期照护服务

探索建立从居家、社区到专业机构的失能老年人长期照护服务模式。拓展公共卫生服务项目,为失能老年人上门开展健康评估和健康服务。依托社区健康服务中心、乡镇卫生院等医疗卫生机构以及具备提供长期照护服务能力的社区日间照料中心、乡镇敬老院、养老院等养老机构,为失能老年人提供长期照护服务。各地通过公建民营、政府购买服务、发放运营补贴等方式,支持各类医养结合机构接收经济困难的高龄失能老年人。对专职、兼职的保健人员和社会志愿者进行老年人保健方面的培训和继续教育,举办培训班,鼓励家庭成员参加,培养养老保健的实践能力。增加从事失能老年人护理工作的护士数量,鼓励退休护士从事失能老年人护理指导、培训和服务等工作。进一步开展职业技能培训和就业指导服务,充实长期照护服务队伍。面向居家失能老年人照护者开展应急救护和照护技能培训,提高家庭照护者的照护能力和水平。

## 三、老年人健康管理与健康促进的服务内容

### (一) 健康体检

老年人健康体检由问诊、体格检查、辅助检查和健康评价指导四个部分组成,老年人健康体检表见表 2-1。

1. 问诊　问诊包括症状、健康状态自评、生活自理能力、生活方式、现存主要健康问题、治疗及目前用药、免疫接种情况,其中还包括老年人生活自理能力评估表。

2. 体格检查　体格检查包括体温、脉搏、呼吸、血压、身高、体重、腰围、皮肤、浅表淋巴结、肺部、心脏、腹部等常规体格检查,并对口腔、视力、听力和运动功能等进行粗测判断。

3. 辅助检查　辅助检查包括血常规、尿常规、空腹血糖、血脂 4 项、肝功能 3 项、肾功能 2 项、心电图、腹部 B 超(肝胆胰脾)。

4. 健康评价和指导　健康评价和指导包括告知体检结果并给予针对性指导和建议。

**表 2-1　老年人健康体检表**

姓　名:　　　　　　　　　　　　　编号□□□—□□□□□

| 体检日期 | 年　　月　　日 | | 责任医生 | |
|---|---|---|---|---|
| 内容 | 检　查　项　目 | | | |
| 症状 | 1 无症状　2 头痛　3 头晕　4 心悸　5 胸闷　6 胸痛　7 慢性咳嗽　8 咳痰　9 呼吸困难<br>10 多饮　11 多尿　12 体重下降　13 乏力　14 关节肿痛　15 视力模糊　16 手脚麻木<br>17 尿急　18 尿痛　19 便秘　20 腹泻　21 恶心呕吐　22 眼花　23 耳鸣　24 乳房胀痛<br>25 其他 _____<br>　　　　　　　　　　　　　　　　　　　　　　　　□/□/□/□/□/□/□/□/□ | | | |

| | | 体　温 | | ℃ | 脉　率 | | | | 次/min |
|---|---|---|---|---|---|---|---|---|---|
| 一般状况 | | 呼吸频率 | | 次/min | 血　压 | | 左侧 | / | mmHg |
| | | | | | | | 右侧 | / | mmHg |
| | | 身　高 | | cm | 体　重 | | | | kg |
| | | 腰　围 | | cm | 体质指数(BMI) | | | | kg/m² |
| | | 老年人健康状态自我评估* | 1满意　2基本满意　3说不清楚　4不太满意　5不满意 | | | | | | □ |
| | | 老年人生活自理能力自我评估* | 1可自理(0～3分)　　　　2轻度依赖(4～8分)<br>3中度依赖(9～18分)　　　4不能自理(≥19分) | | | | | | □ |
| | | 老年人认知功能* | 1粗筛阴性<br>2粗筛阳性,简易智力状态检查,总分_____ | | | | | | □ |
| | | 老年人情感状态* | 1粗筛阴性<br>2粗筛阳性,老年人抑郁评分检查,总分_____ | | | | | | □ |
| 生活方式 | | 体育锻炼 | 锻炼频率 | 1每天　2每周一次以上　3偶尔　4不锻炼 | | | | | □ |
| | | | 每次锻炼时间 | | min | 坚持锻炼时间 | | | 年 |
| | | | 锻炼方式 | | | | | | |
| | | 饮食习惯 | 1荤素均衡　2荤食为主　3素食为主　4嗜盐　5嗜油　6嗜糖 | | | | | | □/□/□ |
| | | 吸烟情况 | 吸烟状况 | 1从不吸烟　2已戒烟　3吸烟 | | | | | □ |
| | | | 日吸烟量 | 平均_____支 | | | | | |
| | | | 开始吸烟年龄 | _____岁 | | 戒烟年龄 | | | _____岁 |
| | | 饮酒情况 | 饮酒频率 | 1从不　2偶尔　3经常　4每天 | | | | | □ |
| | | | 日饮酒量 | 平均_____两 | | | | | |
| | | | 是否戒酒 | 1未戒酒　2已戒酒,戒酒年龄:_____岁 | | | | | □ |
| | | | 开始饮酒年龄 | _____岁 | | 近一年内是否曾醉酒 | 1是　2否 | | □ |
| | | | 饮酒种类 | 1白酒　2啤酒　3红酒　4黄酒　5其他 | | | | | □/□/□/□ |
| | | 职业病危害因素接触史 | 1无　2有(工种_____从业时间___年) | | | | | | □ |
| | | | 毒物种类　粉尘_____防护措施1无2有_____ | | | | | | □ |
| | | | 　　　　　放射物质_____防护措施1无2有_____ | | | | | | □ |
| | | | 　　　　　物理因素_____防护措施1无2有_____ | | | | | | □ |
| | | | 　　　　　化学物质_____防护措施1无2有_____ | | | | | | □ |
| | | | 　　　　　其他_____防护措施1无2有_____ | | | | | | □ |
| 脏器功能 | | 口　腔 | 口唇　1红润　2苍白　3发绀　4皲裂　5疱疹 | | | | | | □ |
| | | | 齿列　1正常　2缺齿　3龋齿　4义齿(假牙) | | | | | | □/□/□/□ |
| | | | 咽部　1无充血　2充血　3淋巴滤泡增生 | | | | | | □ |
| | | 视　力 | 左眼_____右眼_____(矫正视力:左眼_____右眼_____) | | | | | | |
| | | 听　力 | 1听见　2听不清或无法听见 | | | | | | □ |
| | | 运动功能 | 1可顺利完成　2无法独立完成任何一个动作 | | | | | | □ |

| 查体 | 眼　底* | 1正常　2异常＿＿＿＿＿＿＿＿ | ☐ |
|---|---|---|---|
| | 皮　肤 | 1正常 2潮红 3苍白 4发绀 5黄染 6色素沉着 7其他＿＿＿ | ☐ |
| | 巩　膜 | 1正常 2黄染 3充血 4其他＿＿＿＿＿ | ☐ |
| | 淋巴结 | 1未触及 2锁骨上 3腋窝 4其他＿＿＿＿ | ☐ |
| | 肺 | 桶状胸:1否　2是 | ☐ |
| | | 呼吸音:1正常　2异常＿＿＿＿＿ | ☐ |
| | | 啰音:1无　2干罗音　3湿罗音　4其他＿＿＿＿＿ | ☐ |
| | 心　脏 | 心率:＿＿＿＿＿次/分钟　心律:1齐　2不齐　3绝对不齐 | ☐ |
| | | 杂音:1无　2有＿＿＿＿＿＿ | ☐ |
| | 腹　部 | 压痛:1无　2有＿＿＿＿＿＿ | ☐ |
| | | 包块:1无　2有＿＿＿＿＿＿ | ☐ |
| | | 肝大:1无　2有＿＿＿＿＿＿ | ☐ |
| | | 脾大:1无　2有＿＿＿＿＿＿ | ☐ |
| | | 移动性浊音:1无　2有＿＿＿＿＿＿ | ☐ |
| | 下肢水肿 | 1无　2单侧　3双侧不对称　4双侧对称 | ☐ |
| | 足背动脉搏动* | 1未触及 2触及双侧对称 3触及左侧弱或消失<br>4触及右侧弱或消失 | ☐ |
| | 肛门指诊* | 1未及异常 2触痛 3包块 4前列腺异常 5其他＿＿＿＿＿ | ☐ |
| | 乳　腺* | 1未见异常 2乳房切除 3异常泌乳 4乳腺包块 5其他 | ☐/☐/☐/☐ |
| | 妇　科* | 外阴 | 1未见异常　2异常＿＿＿＿＿＿＿＿＿＿＿＿＿＿＿ | ☐ |
| | | 阴道 | 1未见异常　2异常＿＿＿＿＿＿＿＿＿＿＿＿＿＿＿ | ☐ |
| | | 宫颈 | 1未见异常　2异常＿＿＿＿＿＿＿＿＿＿＿＿＿＿＿ | ☐ |
| | | 宫体 | 1未见异常　2异常＿＿＿＿＿＿＿＿＿＿＿＿＿＿＿ | ☐ |
| | | 附件 | 1未见异常　2异常＿＿＿＿＿＿＿＿＿＿＿＿＿＿＿ | ☐ |
| | 其　他* | | |

| | | |
|---|---|---|
| 辅助检查 | 血常规 * | 血红蛋白_____g/L　白细胞_____×10⁹/L　血小板_____×10⁹/L<br>其他_____ |
| | 尿常规 * | 尿蛋白_____　尿糖_____　尿酮体_____　尿潜血_____<br>其他_____ |
| | 空腹血糖 * | _____mmol/L 或_____mg/dL |
| | 心电图 * | 1 正常　2 异常_____　□ |
| | 尿微量白蛋白 * | _____mg/dL |
| | 大便潜血 * | 1 阴性　2 阳性　□ |
| | 糖化血红蛋白 * | _____% |
| | 乙型肝炎表面抗原 * | 1 阴性　2 阳性　□ |
| | 肝功能 * | 血清谷丙转氨酶_____U/L　　　血清谷草转氨酶_____U/L<br>白蛋白_____g/L　　　　　　　总胆红素_____μmol/L<br>结合胆红素_____μmol/L |
| | 肾功能 * | 血清肌酐_____μmol/L　血尿素_____mmol/L<br>血钾浓度_____mmol/L　血钠浓度_____mmol/L |
| | 血脂 * | 总胆固醇_____mmol/L　甘油三酯_____mmol/L<br>血清低密度脂蛋白胆固醇_____mmol/L<br>血清高密度脂蛋白胆固醇_____mmol/L |
| | 胸部 X 线片 * | 1 正常　2 异常_____　□ |
| | B 超 * | 腹部 B 超　1 正常　2 异常_____　□ |
| | | 其他　　　1 正常　2 异常_____　□ |
| | 宫颈涂片 * | 1 正常　2 异常_____　□ |
| | 其他 * | |
| 现存主要健康问题 | 脑血管疾病 | 1 未发现　2 缺血性卒中　3 脑出血　4 蛛网膜下腔出血<br>5 短暂性脑缺血发作　6 其他_____　□/□/□/□/□ |
| | 肾脏疾病 | 1 未发现　2 糖尿病肾病　3 肾功能衰竭　4 急性肾炎<br>5 慢性肾炎　6 其他_____　□/□/□/□/□ |
| | 心脏疾病 | 1 未发现　2 心肌梗死　3 心绞痛　4 冠状动脉血运重建<br>5 充血性心力衰竭　6 心前区疼痛　7 其他_____　□/□/□/□/□ |
| | 血管疾病 | 1 未发现　2 夹层动脉瘤　3 动脉闭塞性疾病　4 其他　□/□/□ |
| | 眼部疾病 | 1 未发现　2 视网膜出血或渗出　3 视乳头水肿　4 白内障<br>5 其他_____　□/□/□/□ |
| | 神经系统疾病 | 1 未发现　2 有_____　□ |
| | 其他系统疾病 | 1 未发现　2 有_____　□ |

| 住院<br>治疗<br>情况 | 住院史 | 入/出院日期 | 原 因 | 医疗机构名称 | 病案号 |
| --- | --- | --- | --- | --- | --- |
| | | / | | | |
| | | / | | | |
| | 家庭<br>病床史 | 建/撤床日期 | 原 因 | 医疗机构名称 | 病案号 |
| | | / | | | |
| | | / | | | |

| 主要<br>用药<br>情况 | 药物名称 | 用法 | 用量 | 用药时间 | 服药依从性<br>1规律　2间断　3不服药 |
| --- | --- | --- | --- | --- | --- |
| | 1 | | | | |
| | 2 | | | | |
| | 3 | | | | |
| | 4 | | | | |
| | 5 | | | | |
| | 6 | | | | |

| 非免疫<br>规划预防<br>接种史 | 名称 | 接种日期 | 接种机构 |
| --- | --- | --- | --- |
| | 1 | | |
| | 2 | | |
| | 3 | | |

| 健康<br>评价 | 1 体检无异常　　　　　　　　　　　　　　　　　　　□<br>2 有异常<br>异常 1 _____<br>异常 2 _____<br>异常 3 _____<br>异常 4 _____ |
| --- | --- |

| 健康<br>指导 | 1 纳入慢性病患者健康管理<br>2 建议复查<br>3 建议转诊<br><br>　　　　　　　　　　□/□/□ | 危险因素控制：　　　□/□/□/□/□/<br>□/□<br>1 戒烟　2 健康饮酒　3 饮食　4 锻炼<br>5 减体重(目标_____kg)<br>6 建议接种疫苗_____<br>7 其他_____ |
| --- | --- | --- |

　　资料来源：html 国家基本公共卫生老年人健康体检表(全套)。

**(二) 健康评价**

　　健康评价分为无异常和有异常。无异常是指无新发疾病,原有疾病控制良好无加重或进展,否则为有异常。有异常时,需填写具体异常情况,包括高血压、糖尿病、心脏病、生活自理能力,情感筛查等身体和心理的异常情况。

　　1. 疾病评价　　疾病评价分为新发疾病、原有疾病控制不佳和体检发现的异常结果。新发疾病是指从上次建档或体检到本次体检,发现明确诊断的新发疾病,并要与"现存主要健康问题"和个人基本信息表中的"既往史"描述一致。原有疾病控制不佳包括血压/血糖控制不满意、出现新的并发症或原有并发症加重等,并与同时进行随访所填写的随访表内容一致。生活自理能力评估有轻度、中度依赖或不能自理。

2. 健康评价　健康评价通过体检时询问、体格检查、实验室检查及功能评估来评价,评价依据来源就是本次体检结果,不包括对上一年度内管理过程中的血压监测情况。例如,患者已经是纳入管理的高血压患者,如果体检血压正常,不评价异常只是表示体检时患者控制良好。由于器官功能的衰退,老年患者的一些检查结果常出现不正常的改变,因此在评估检查结果时既要考虑到疾病的改变,也要想到衰老的变化。

**(三) 健康指导**

对患有慢性病和新发现的明确诊断的老年人应纳入慢性病患者健康管理,对体检发现的初次异常检查结果,视具体情况,考虑建议复查或建议转诊,如首次发现血压高、血糖高等应建议复查,因未确诊,不应纳入管理。若某人未患有高血压、糖尿病、严重精神障碍疾病,也未发现异常的检查结果,则健康指导可以空项。但是老年人的健康指导不能空项,因为老年人还存在骨质疏松、营养、跌倒、疼痛等问题,需要给予健康教育等健康指导。针对危险因素的健康指导在"危险因素控制"中,健康危险因素控制主要是针对超重肥胖(中心型肥胖)、不良生活方式等提出控制建议。

1. 精神指导　通过与病人的交流,观察病人的言谈举止,发现病人的兴趣爱好,因人而异,避免课堂式教育。如对遇事洒脱、宽容温和的老年人应给予肯定和赞许,鼓励他们一直保持良好的心态。让老人介绍自己待人处世的经验,从而带动周围的病友共同面对疾病。又如积极帮助性格内向孤僻的老年人与周围事物熟识,通过转换角色,让他们更快地适应新的环境等。

2. 饮食指导　一般以低盐、低糖、少油的清淡饮食为宜,少量多餐,不宜过饱,避免胃胀蠕动缓慢,影响消化吸收。日常饮食限制动物脂肪的摄入,可食用适量的鱼、虾等优质蛋白,多食新鲜蔬果,保证营养均衡。忌烟酒,避免辛辣刺激食物,保持排便的通畅。餐后适当散步,避免剧烈运动。

3. 运动指导　预防衰老的首要问题是改善循环。老年人要根据自身的情况,进行适当锻炼,运动量以每天活动后精神饱满,情绪稳定,无疲倦感为宜。一般开始每周可 1～2 次,每次时间 15～20 分钟,后可逐渐增加至每日 1～2 次,时间可达半小时以上。运动方式可以根据自己的喜好选择,如散步、打太极拳、做操、慢跑等,但应注意以下几点:① 避免饱餐后、饥饿时活动;② 不进行剧烈活动;③ 活动时间不宜过长;④ 户外活动注意天气变化,适当增减衣物或暂停活动;⑤ 活动过程中注意有无胸闷、心悸、呼吸困难、大汗淋漓等不适;⑥ 应随身携带急救药盒及健康卡,在出现上述不适反应时及时停止活动,采取适当急救措施,必要时及时就医。

4. 睡眠指导　老年人的睡眠时间多在 6 小时左右,午休不超过半小时,右侧卧位为佳。避免各种不良的紧张刺激,持续紧张易造成失眠。睡前保持环境安静,用温水浸泡双足,可舒缓一天的疲劳。老年人起床一定要"慢"。因为老年人多少伴有心脑血管疾病,深夜熟睡、代谢低、活动低下,血流相对缓慢,如果突然起身,容易引起大脑供血不足,或发生体位性低血压,轻者眩晕、头昏、摇晃不稳;重者摔倒在地,增加脑外伤风险。老年人醒后起床"三部曲":平躺 30 秒、坐 30 秒、站 30 秒,无不适方可行走。

5. 家属指导　要使老年病人的健康指导最终达到切实有效的目的,对其家属的指导也是举足轻重的。因此,必须和家庭成员取得密切配合,给予病人必要的干预,改变其不良的生活方式。

（李源晖　田云云）

**思考题**

1. 简述健康管理和健康促进的意义。

2. 全生命周期理论、知信行理论、计划行为理论、自我效能理论对做好健康管理和健康促进有什么指导作用?

3. 在传播健康行为的过程中有哪三种管理模式?

4. 老年人健康管理和健康促进的主要任务有哪些?

# 第三章　老化相关理论

 情境导入

　　张大爷,61岁,去年正式退休,退休前是某街道工作人员。张大爷坚持退休不退岗,他家住在杨家村社区,对杨家村的精神文明建设、社区容貌、绿化改造等公益事业十分关心。他组织多名退休老党员组成社区义务监督小组,自任小组长,特别是在社区环境更新改造过程中,他和老党员们每天坚持在社区巡查,监督工程质量,对易发生质量问题的作业环节及时提出监督小组的意见,促使社区环境更新改造工程得以圆满竣工,得到了施工方的认可和社区群众的好评。

　　1. 怎样理解张大爷"退休不退岗"的行为?

　　2. 试用老化社会学和心理学理论解释张大爷的"退休不退岗"?

　　3. 如何应用老化护理学理论促进老年人的健康?

　　老化是指成年生物体的形态、结构和功能随着时间的推移而逐渐衰退,最终导致生物体死亡的现象。衰老可分为生理性衰老和病理性衰老,前者指机体成熟期后逐渐出现的生理性退化过程,后者是由于各种内外因素(如各种疾病、生活应激、环境变化等)所导致的老年性变化,两者往往同时存在、互相促进,很难完全区分开。总之,衰老是一个动态过程,是机

体在生理因素、心理因素和社会因素综合作用下的必然结果,是个体生长发育到最后阶段的生物学和心理学过程。理解并掌握有关衰老的理论,可以帮助照护人员全面评估老年人的身心健康状态,了解其健康需求,制订适合老年人状况的个性化护理计划和措施,进而提高老年人生活质量。

# 第一节　老化生物学理论

衰老的生物学机制并未完全明确,我国传统医学《皇帝内经》认为,衰老是由于先天精气自然衰竭引起的,如《灵枢·天年》将"肾气"作为人体生命过程的主导性因素;此外,《素问·上古天真论》认为人体生长、发育、衰老的过程与先天肾气的自然盛衰规律有关。随着分子生物学、遗传学、蛋白质化学、免疫学的飞速发展和检测手段的现代化,研究者们试图从不同角度来解释衰老过程,截至目前,尚没有一种理论可以全面阐释衰老的机制。

## 一、自由基学说

自由基是指有一个以上不成对电子的分子或原子,具有高度活性的物质,在体内很不稳定,易与体内蛋白质、脂肪等发生反应。生理情况下,自由基产生很少,且人体内自身存在自由基清除系统,如低分子化合物(维生素 A、维生素 C、胡萝卜素 β)和超氧化物歧化酶(SOD)、谷胱甘肽过氧化酶(GSH-PX)、过氧化氢酶(CTA)等酶类,它们可以清除体内过剩的自由基,以维持自由基的动态平衡。随着年龄的增加,清除系统功能减退,同时受生活方式,如饮食习惯、环境污染等因素的影响,会使自由基的产生逐渐增加,加速了机体的衰老性变化。

自由基学说(free radical theory)是美国内布拉斯加大学的哈曼教授(Denham Harman)于 1956 年提出的。该学说认为,衰老过程中的退行性变化是由于细胞在正常代谢过程中产生的自由基的有害作用造成的。人体细胞膜及细胞内亚细胞结构成分的膜(如线粒体膜、微粒体膜、溶酶体膜等)是由脂质双分子层组成,其主要成分为磷脂。过多的自由基可直接或间接地发挥强氧化剂作用,氧化生物膜脂蛋白分子中的脂肪酸,产生过氧化脂质。过氧化脂质不仅能对生物膜、小动脉和中枢神经系统产生损伤作用,还能使生物膜的通透性加强、脆性增加,造成破裂,若溶酶体膜受损即释出大量溶酶体,造成细胞的破坏。此外,过氧化脂质可使血小板在血管壁凝集,使血管通透性增加,加重血管壁损伤,使动脉硬化加重。过氧化脂质在代谢时可形成一种老年色素即脂褐质。除与脂类发生反应外,自由基还可引起核酸变性、蛋白质变性,影响其正常功能。

## 二、蛋白质差错成灾学说

遗传信息的传递过程包括 DNA 的复制、RNA 的转录和蛋白质的翻译。DNA 复制是以母链 DNA 为模板,根据碱基互补配对原则(A-T、G-C)合成子链 DNA。整个过程需要 DNA 聚合酶、DNA 螺旋酶、DNA 连接酶等多种酶类催化以及单链 DNA 结合蛋白参与。DNA 在复制过程中可能会出现错误的核苷酸配对,但 DNA 聚合酶具有校对作用,能切除错误核苷酸,并重新匹配正确核苷酸,从而提高 DNA 复制的准确性。RNA 转录是以双螺旋 DNA 分子中的一条链为模板,根据碱基互补配对原则(A-U、G-C),经 RNA 聚合酶催化合成 RNA 的过程。RNA 包括信息 RNA(mRNA)、核蛋白体 RNA(rRNA)和转运 RNA(tRNA)。除

RNA 聚合酶外,转录因子和调节蛋白也参与 RNA 的转录过程。转录完成后,初级 RNA 还需经历加工、修饰、剪接过程,才能成为成熟 RNA。转录作用没有校正机制,mRNA 合成的准确性低于 DNA 复制,但是由于 RNA 不能自我复制,故即使偶有差错亦不会遗传给子代细胞。蛋白质的翻译即蛋白质生物合成过程,是以 mRNA 为模板,以 tRNA 为载体,在核蛋白体上将 A、G、C、T/U 核酸序列解读为氨基酸排列顺序的过程。翻译过程需要众多蛋白因子和催化酶参加,包括起始因子、延长因子、释放因子以及氨基酰- tRNA 合成酶、转肽酶、转位酶等。生物合成的蛋白质是一级结构,还需经过翻译后加工才可成为具有生物活性的成熟蛋白。

蛋白质差错成灾学说(protein error catastrophe theory),又称差错灾难学说、差误成灾学说、差误学说、错误成灾学说,由 1963 年英国生物学家奥格尔(Orgel)最早提出。Orgel 认为细胞合成的蛋白大体上分为两类:第一类是结构蛋白和参与中间代谢的蛋白,这类蛋白出现错误不存在累积效应,一旦错误蛋白或其 mRNA 降解,差误会随之消失;第二类是在 DNA 复制、转录、翻译过程中的各种酶类和调节蛋白,它们与遗传信息传递有关。细胞在蛋白合成过程的 DNA 复制、转录等环节都可能因为各种因素的影响而出现差错,如掺入氨基酸的种类、数量或排列位置等出现失误,正常情况下这些差错可由修复机制(外切酶)来修复受损 DNA。但在老年个体中细胞修复酶功能降低或消失,错误信息得不到及时修正,每经过一次信息传递,错误按指数增加,导致错误蛋白质的逐渐增多,当误差频率增加到一定程度时,就会损害细胞,破坏正常的生理功能,促进机体衰老与死亡,即所谓"差错灾难"。随着年龄的增加,蛋白质差错的发生率也随之增加。

## 三、生物分子自然交联学说

交联学说(cross linkage theory)是我国科技工作者张先凡于 1997 年提出的,该学说认为生物体是一个不稳定的化学体系,属于耗散结构,体系内各种生物分子具有大量的活泼基团,它们必然相互作用发生化学反应,使生物分子缓慢交联以趋向化学活性的稳定,体内甲醛、自由基等物质也可以引起体内 DNA 分子双链间、蛋白胶原纤维间等大分子间的交联。随着时间的推移,交联程度不断增加,生物分子的活泼基团不断消耗减少,原有的分子结构逐渐改变,这些变化的积累会使生物组织逐渐出现衰老现象。例如,DNA 双链的交联可在 DNA 解链时形成"Y"形结构,这种变化一方面可能会表达出不同活性作用甚至彻底改变的基因产物,另一方面还会影响 RNA 聚合酶的识别结合,从而影响转录活性,表现为基因的转录活性有次序地逐渐丧失,促使细胞、组织发生进行性和规律性的表型变化乃至衰老死亡;胶原纤维间的交联可使纤维结缔组织在正常交联的基础上过度交联,从而降低小分子物质的通透性,这可能与结缔组织变性有关,从而影响了结缔组织的张力及韧性。

生物分子自然交联说的基本论点可归纳如下:第一,各种生物分子不是一成不变的,而是随着时间推移按一定自然模式发生进行性自然交联;第二,进行性自然交联使生物分子缓慢联结,分子间键能不断增加,逐渐高分子化,溶解度和膨润能力逐渐降低和丧失,其表型特征是细胞和组织出现老态;第三,进行性自然交联导致基因的有序失活,使细胞按特定模式生长分化,使生物体表现出程序化和模式化生长、发育、衰老以至死亡的动态变化历程。

## 四、体细胞突变理论

突变则是指物种遗传基因在某些物理、化学、生物因素作用下,短期内发生的某些基因序列的变化。突变可以分为三大类型:点突变(point mutation)、染色体突变(chromosomal mutation)和基因组突变(genomic mutation)。其中以点突变最为常见和重要,包括转换、颠换、插入和缺失四种类型,前两种属于碱基置换,后两种属于移码突变。

该学说认为在生物体的一生中,诱发(包括物理因素,如电离辐射、X射线,化学因素及生物学因素等)和自发的突变破坏了细胞的基因和染色体,并逐渐增加它的突变负荷。这种突变的增加和功能基因的丧失减少了功能性蛋白质的产生。当细胞内的突变负荷超过临界值时,细胞发生衰老死亡。支持该学说的证据有:X射线照射能够加速小鼠的老化,短命小鼠的染色体畸变率比长命小鼠较高,老年人染色体畸变率较高;有人研究了转基因动物在衰老过程中出现的自发突变的频率和类型,也为该学说提供了一定的依据。

然而,该学说也有解释不了的事实,如无法解释衰老究竟是损伤增加还是染色体修复能力降低。另外,现代生物学证明基因的突变率较低,不会造成细胞的全群死亡,而按该学说要求细胞应有异常高的突变率;还有,该学说认为衰老是突变造成的,转化细胞在体外能持续生长,就此而言,转化细胞应不发生突变,事实却并非如此。

## 五、免疫学说

免疫系统是人体主要的调节系统之一,主要由胸腺、骨髓、脾脏和分布全身的淋巴结组成。胸腺分泌胸腺素,制造T淋巴细胞,负责细胞免疫、骨髓分泌B淋巴细胞,从而形成抗体,引起有效的免疫反应。免疫系统主要通过固有免疫和特异性免疫两种机制,发挥免疫监视、免疫自稳和免疫防御的功能。固有免疫(innate immunity)是机体在长期种系发育和进化过程中形成的天然免疫防御功能,即出生后就已具备的非特异性防御功能,也称为非特异性免疫(non-specific immunity)。特异性免疫(specific immunity),又称获得性免疫或适应性免疫,是经后天感染(病愈或无症状的感染)或人工预防接种(菌苗、疫苗、类毒素、免疫球蛋白等)而使机体获得抵抗感染能力。一般是在微生物等抗原物质受刺激后才形成的(免疫球蛋白、免疫淋巴细胞),并能与该抗原起特异性反应。和大多数的生物过程一样,衰老同时影响获得性和固有性免疫系统。

衰老的免疫学说认为,免疫功能的衰退是造成机体衰老的重要因素,随着年龄的增长,免疫器官老化,免疫细胞及亚细胞因子降低,机体的免疫保护功能逐渐减弱,同时慢性炎症状态增加了自身免疫性疾病的风险。衰老的免疫学说有两种观点。第一种观点认为,免疫功能的衰老是造成机体衰老的原因。在衰老的过程中,机体免疫功能呈现出诸多改变:在个体水平上,伴随衰老机体对外源性抗原的免疫应答降低,而对自身抗原免疫应答增强。在器官、组织方面,免疫系统的衰老是一个多因素的级联事件,不同类型的免疫细胞表现出不同的敏感性。其中,胸腺功能的衰退最为明显,人类的胸腺出生后随着年龄的增长逐渐变大,13~14岁时达到顶峰,之后开始萎缩,功能退化,25岁以后明显缩小。胸腺退化会引起初始T细胞产生减少,记忆性T细胞增加,T细胞受体多样性消失。伴随着T细胞功能活性下降,会导致肿瘤易感性增加,传染病易感性增加,恢复缓慢以及组织移植排斥减少等。同时,伴有免疫耐受的缺陷,自身免疫疾病发病率增加。在细胞、分子水平上,随着年龄的增长,机体对有丝分裂原刀豆蛋白A、植物血凝素(PHA)及抗CD3抗体的增殖反应能力下降,在T细胞的增殖中发挥重要作用的白细胞介素-2的生成或出现亦随之减少。第二种观点认为,与自身抗体有关的自身免疫在导致衰老的过程中起着决定性的作用。自身免疫观点认为免疫系统任何水平上的失控都可以导致自身免疫反应的过高表达,也从而表现出许多衰老加速的证据。

## 六、神经内分泌理论

神经系统(nervous system)是机体内对生理功能活动的调节起主导作用的系统,主要由神经组织组成,分为中枢神经系统和周围神经系统两大部分。内分泌系统是神经系统以外的另一重要机能调节系统。可分为两大类:一是在形态结构上独立存在的肉眼可见器官,即内分泌器官,如垂体、松果体、甲状腺等;二为分散存在于其他器官组织中的内分泌细胞团,即内分泌组织,如胰腺内的胰岛,睾丸内的间质细胞,卵巢内的卵泡细胞及黄体细胞。两个系统互相协调,对以下几个方面均很重要:① 协调所有身体系统与外部环境的沟通和响应;② 在满足环境要求的同时,保持最佳的生殖和生存状态;③ 控制生理对外部环境刺激的响应。

神经内分泌理论认为神经元及其相关激素的功能减退是衰老过程的关键。其中最重要的是下丘脑—垂体—肾上腺(HPA)调节轴的功能。下丘脑能够调节:① 几种重要的神经功能(如交感神经和副交感神经内脏功能);② 行为和情绪反应(如饮食行为、愤怒、恐惧);③ 内分泌功能(如产生和分泌促进或抑制垂体释放的激素)。在响应下丘脑信号时,垂体产生并分泌几种激素(如生长激素、催产素、血管加压素)或刺激周围内分泌腺(如肾上腺皮质、甲状腺或性腺)发挥作用。周围内分泌腺,如肾上腺的主要激素是肾上腺素和去甲肾上腺素,它们作为自主神经系统交感神经系统的神经递质,通过循环(血压升高)迅速对任何外部或内部压力做出反应以及代谢(促进碳水化合物和能量的脂质利用)调整。通过 HPA 轴的作用,机体可尽可能地保持"稳态"的平衡。

一方面,随着年龄的增加,脑萎缩、脑细胞数量减少,感觉和运动神经元传导速度减慢。酶合成功能减退等,HPA 主调节轴功能逐渐下降,影响糖皮质激素、盐皮质激素、性激素等激素的分泌,造成人体新陈代谢和机能的下降,加速人体的衰老。另一方面,也有研究者认为衰老不是激素本身所致,而是靶细胞上的受体缺陷导致,例如,有些激素调控细胞对营养物的吸收与代谢,它们的受体在衰老时明显减少,以致老年人对营养的利用能力下降。

## 七、端粒-端粒酶假说

端粒(telomere)位于真核细胞染色体末端,是末端 DNA 和蛋白质的复合体,具有维持染色体结构完整性和解决其末端复制难题的作用。端粒随细胞的分裂而缩短,同时,细胞衰老也开始了。端粒酶(telomerase)是一种逆转录酶,由 RNA 和蛋白质组成,是以自身 RNA 为模板,合成端粒重复序列,加到新合成 DNA 链末端,可以延长端粒区,以抵消由于细胞分裂而导致的 DNA 片段的缩短,间接地延缓了细胞衰老现象。

端粒-端粒酶假说认为,由于端粒酶的存在,生殖细胞的端粒相当稳定,不会衰老。高度分化的体细胞由于端粒酶活性处于抑制状态,细胞分裂时 DNA 不完全复制而引起端粒 DNA 的少量丢失,不能靠端粒酶补偿,所以随着细胞分裂次数的增加,端粒不断缩短。由于端粒的缩短,靠近染色体两端的基因就有可能随端粒的缩短而缺失,引发染色体畸变,使突变发生。当端粒缩短到一定程度(临界长度)时,会引发 Hayflick 极限,则细胞不再分裂,人体开始衰老甚至死亡。研究表明,老年人的端粒与青年人的端粒相比明显缩短,可见端粒长度与细胞寿命存在着一定的相关性。少数细胞由于端粒酶被激活,端粒获得修复,从而越过临危点成为永生化细胞。

## 八、基因程控理论

基因程控理论于 20 世纪 60 年代由美国学者海弗利克（Hayflick）提出。该理论认为，生物体的老化如计算机编码的程序控制一样，是在基因控制下，按照预定的程序进行的。生物的最高寿命呈现种属特异性，表明存在着影响基础衰老速率和长寿的种属特异性基因。该理论常用来解释不同种类的生物有不同的寿命。海弗利克发现，一个成年人由 50 万～60 万亿个细胞组成。这些细胞从受精卵开始分裂 46～50 次后，就停止了正常分裂，然后死亡。根据这个细胞分裂的次数推算，人类的寿命应该是 120 年。这与长寿调查和其他方法推论的人类最高年龄是相符的。尽管人类的衰老与各种病理情况的逐渐积累有关，但是他们至少部分地受到遗传的控制，如家族性高胆固醇血症。

## 九、衰老色素学说

脂褐素（lipofuscin）又称老年素，是广泛沉积于神经、心肌、肝脏等组织衰老细胞中的黄褐色不规则小体，内容物为电子密度不等的物质、脂滴、小泡等，是溶酶体作用后剩下不再能被消化的物质而形成的残余体。

游离放射物质、X 射线、自由基、新陈代谢废物、环境污染（臭氧、杀虫剂）、电磁波等会导致脂褐素沉积增多。随着年龄的增长，机体的防御功能逐渐减弱，抗氧化物减少，导致脂褐素沉积，使胞质 RNA 持续减少，当 RNA 不能维持代谢需要时，细胞萎缩或死亡，老化现象随之出现，因而有人将其称之为"衰老色素"，并认为是衰老的原因。

以上这些衰老的生物学理论主要研究和解释了机体老化过程的原因和机制，尽管目前人体老化的机制尚未完全清楚，但已形成以下共识：① 所有有生命的生物体都会发生老化过程；② 生物老化是随着年龄的增长而自然发生的，是不可避免的、不可逆的渐进变化过程；③ 机体内不同器官和组织的老化速度各不相同；④ 生物老化过程不同于病理过程，但可增加个体对疾病的易感性，且受非生物因素影响。

衰老的生物学理论可帮助照护人员正确认识人类的老化机制，照护人员可借助各种生物老化理论，结合不同个体的生理心理表现、生活经历及文化程度，让老年人了解到老化与死亡是不可避免的，指导老年人正确面对老化甚至死亡。此外，在疾病护理及健康宣教的过程中，照护人员也可以借助这些理论，向老年人解释一些生理改变及疾病发生的原因。

# 第二节　老化社会学理论

老年人衰老相关社会学理论从社会学的角度解释了个体如何去适应衰老过程的方法，总结了个体适应老龄化的社会学规律。

## 一、撤离理论

撤离理论最早由美国学者库明（Blaine Cumming）和亨利（Wiliam E. Hery）于 1961 年在《变老》一书中提出，后经其他社会学家、老年学家发展完善，现成为一种比较完整的老年社会学理论。该理论强调从社会制度的视角出发，认为人的能力不可避免地随年龄的增长而下降，老年人因活动能力的逐渐下降和生活中各种角色的丧失，希望摆脱要求他们具有生产能力和竞争能力的社会期待，他们愿意扮演比较次要的社会角色，自愿地退出社会。依据社会撤离理论,减少老年人的活动水平和社会交往频率,更多关注他们内心的生命体验,会让其过上平静安宁的晚年生活。

该理论建立在人类生物学的基础上,主要观点有:① 老年人身体逐渐衰弱,各种能力会逐渐下降,形成了脱离社会的生理基础;② 老年人脱离社会可能由老年人启动(劳碌一辈子,希望能安享晚年),也可能由社会启动(社会的歧视、排挤);③ 老年人脱离社会具有积极性,有利于老年人自身的晚年生活,同时也能使社会权力井然有序地实现交接,社会也不会因老年人的死亡而功能受损,有利于社会继承;④ 老年人的脱离过程有普遍性和不可避免性。

社会撤离理论有其合理之处,但其假设所有老年人都愿意脱离社会的理论前提是值得商榷的。首先,社会撤离理论忽视了老年人的个性差异。许多老年人是愿意保持较高活动水平的生活方式的。研究证实,那些社会交往频繁、积极参与社会生活的老年人比那些独处的老年人更倾向于身心健康。随着物质生活水平和医疗水平的提高,老年人预期寿命普遍延长,现代社会中许多老年人活到老,学到老,工作到老。如何保持他们退休后的活动水平已成为老年工作领域关注的问题。其次,无法证明老年人退出有用的社会角色必定对社会有利。在科、教、文、卫等领域,60岁以上的老年人依然发挥着重要的积极作用。照护人员应注意评估正在经历减少参与社会活动的老年人,为他们提供足够的支持与指导,以维持其平衡。

## 二、活动理论

活动理论与社会撤离理论的观点相反,认为老年期是中年期的延长,老年人仍可以从事社会工作、参与社会活动,老年人的生活满足感与活动存在积极的正相关性。活动理论指出,与活动水平低的老年人相比,希望能够保持活力、力争不从社会生活中退出的、活动水平高的老年人更容易感到生活满意和更能适应社会。老年人如果能尽可能延长并保持中年时的活动,就能很好地调整和适应晚年生活,并对晚年生活感到满意。活动理论主张老年人应该尽可能长久地保持中年人的生活方式,通过新的参与、新的角色来改善老年人由于社会角色中断而引发的情绪低落,用新的角色取代因丧偶或退休而失去的角色,从而将自身与社会的距离缩小到最小。

活动理论的基本观点为大多数学者所肯定。从医学角度看,积极的社会交往和体育活动,可以有效提高老年人的生活质量,预防疾病。随着核心家庭和双职工家庭的增多,快速的生活节奏和巨大的竞争压力使子女很难抽出足够的时间陪伴老年人。因此,照护人员不仅要在态度上应鼓励老年积极参与他们力所能及的各种社会活动,还要努力为老年人参与各种社会活动提供条件,评估其身心能力是否可以从事某项活动,帮助老年人选择力所能及且感兴趣的活动。当然,也不能仅以活动水平的高低来判断老年人对生活的满意程度,事实上,老年人的经济收入、生活方式、人际关系等方面都是构成老年人是否幸福的重要因素。

## 三、连续性理论

连续性理论强调了个性在适应个体衰老过程中的重要作用,认为每个人都有自己的个性和独特的生活方式,而个性在人的老年生活中起着重要作用。"如果一个人在老年时仍能保持中年时代的个性和生活方式,那么他便会拥有一个幸福的晚年。"一般说来,一贯消极或退缩的人不大可能在进入老年期后变成积极分子;同样,一贯活跃、自信和参与社会的人在老年时也不可能一直安静地待在家里。因此,个体应该根据自己的个性来规定标准,而不是去适应共同规范,这是老年人对生活感到满意的基础。

连续性理论注意到了个性因素在人适应衰老的过程中所发挥的重要作用,但忽略了外部社会因素对老年人适应衰老过程的影响。过分地强调连续性,可能会对老年人产生误导。例如,当老年人因疾病或经济收入等原因,不能保持以前的生活方式时,过分地强调连续性,可能会降低老年人的自尊和生活满意度。因而,照护人员应全面评价老年人的身心状态和社会文化背景,指导老年人在保持其个性化生活方式的同时,可根据外界各种因素的变化,做出及时调整。

## 四、社会支持网络理论

社会支持网络理论是指由个人接触所构成的关系网,个人可以通过这些关系网维持社会身份并获得来自外界的情绪支持、物质援助、服务和信息,以及新的社会接触。社会支持既包括物质、金钱、人力上的援助,也包括心理、精神上的无形支持,如鼓励、安慰、关爱等。社会支持理论认为个体所拥有的社会支持网络越强大,就越能够自如地应对各种来自环境的挑战。

老年人在适应衰老的过程中,生理、心理和社会适应方面的功能上都会出现不同程度的衰退,需要各方面给予支持。例如,伴随着身体机能的衰退,需要医务人员来治疗疾病、恢复健康,预防疾病、促进健康;在衰老的过程中,可能会出现焦虑、抑郁、烦躁等负面情绪,需要心理卫生从业人员的指导;伴随着身心机能的衰退,自理能力、社会交往和参与活动受到影响,需要社会工作者的积极帮助。对那些社会网络资源不足或者利用社会网络的能力不足的老年人,应给予他们必要的帮助,帮助他们扩大社会网络资源,提高其利用社会网络的能力。

## 五、社会损害理论

社会损害理论认为老年人对晚年生活的不适应主要是由于社会给他们加上不良的标签所造成的。社会对成人的期望是所有成人必须具有生产力,否则就是不合格的。随着年龄的增加,一方面老年人会被年轻人贴上缺乏生产力的不良标签,另一方面当老年人一旦接受了这个标签,就会认为自己能力不行,一蹶不振。有时老年人一些正常的情绪反应也会被他人视为能力不足的表现,对老年人的自我认知带来损害,即接受社会所给予的消极标志的老年人会产生消极或错误认知,认为自己是无用的,逐渐丧失原有的独立自主能力。

依据这个理论,现在有些所谓的老年人问题大多是被社会不良标签标定的结果,也是老年人接受外界消极暗示所产生的反应。因此,照护人员在帮助老年人适应衰老的过程中,不仅要切实帮助老年人解决实际问题,同时老年人自己也要不断保持学习和积极参与态度,维持自信心。

## 六、社会重建理论

社会重建理论认为,人的生存环境及其自我概念之间的消极互动,形成了很多老年人问题,因此改变老年人生存的客观环境,帮助老年人重建自信心,必须打破社会给予老年人的不良标签与老年人自我概念认知之间的恶性循环。社会重建理论的基本模式包括三个阶段:第一,让老年人认识到社会现有的针对老年人的偏见及错误观念;第二,通过提倡由政府或其他公益组织资助的服务来解决老年人住房、医疗、贫困等问题,改善老年人的客观环境;第三,鼓励老年人的自我计划、自我决定,直观地加强老年人自我解决问题的能力。

良好的社会环境对老年人的身心健康有重要影响。同时,社会重建理论认为向老年人提供条件,让他们生活在一个不受社会总价值观念影响和结构适当的环境中,可以增加其自信心和独立意识,从而达到干预并阻断由于社会损害所形成的消极反馈循环。

## 七、社会交换理论

社会交换理论认为,社会互动是一种双方基于自身利益考虑的资源交换行为,人们根据自身在某些方面的利益来选择社会交往,希望以最小的成本换取最大的报酬,当互动双方利益交换不能相互满足时,社会互动就会趋向停止。个体通过掌握物质财富、能力、成就、健康、美丽等社会认可的权力资源来确定自己的社会地位。依据社会交换理论,多数老年人缺乏可供交换的资源,掌握的权力资源比年轻人少,他们的社会地位便相应下降。因而,多数老年人在社会中是服从者和依赖者的角色。

基于此理论,应该让老年人拥有可供交换的资源,让他们感到自己有用,仍能给下一代提供帮助和支持。此外,应帮助老年人意识到他们曾经被尊敬、被需要以及对社会做出过巨大贡献。

## 八、年龄阶层理论

年龄阶层理论认为,年龄不是单纯的个体性特征,而是社会中的动态构成。老年人的人格与行为特点是群体相互影响的社会化结果。该理论认为,社会根据年龄及其所扮演的不同角色将人们分为不同阶层。同一年代的人不仅具有相近的年龄,而且拥有相似的身心特点和社会经历。新的年龄层群体所处的社会环境不同,对历史的感受也不同。随着人从一个年龄阶层进入另一个阶层,自身的能力随之发生变化,社会所赋予角色、地位与期望也发生着相应变化。因而,人的衰老过程与社会变化之间的相互作用是动态的、相互影响的。但是,年龄阶层理论注重个体动态的发展过程及社会的历史变化,解释了不同年龄层之间的差异,却很少关注个体性和差异性,不能很好地解释同一年龄层不同个体所表现的个体间的差异。

年龄阶层理论可以解释不同时期人群老龄化过程中存在的各种差异,不同年龄阶层的老年人经历、观念、能力、社会作用和角色期待都有所不同。在护理过程中,照护人员可以对老年人进行年龄分层,充分考虑不同年龄层老年人的能力特征、服务需求、兴趣爱好、价值观念,精准做好相关工作。

## 九、亚文化群理论

亚文化群体是指社会中与主体文化有所差异或区别,并能被辨认出的社会集团,受阶级地位、种族背景、居住地区、宗教信仰等社会情境因素影响。亚文化群理论认为,老年人会因为具备共同的特征而结为一个群体,形成一个亚文化群。老年人由于身心社交等各方面功能的衰退,与年轻人相比,其环境适应能力较差,他们聚集在老年活动中心等场所,通过彼此间的交往与互动,认识到属于老年人群的共同利益,发展形成了一种独特的亚文化。在老年人亚文化团体中,老年人之间的相互支持和认同能促进成功老化。

亚文化群是老年人重新融入社会的最好方式,相似的社会文化背景和物质、精神、照护方面的需求可以使亚文化群内老年人的交往多于其他社会成员的交往,老年人也可以找到共同语言,较少感受到歧视,并通过在亚文化群中的身份来维持自身价值观念和社会认同感。老年人应走出家门,参与到各种社会文化活动中(如体育锻炼、棋类游戏、桥牌、书画等),积极融入到符合自身特点的亚文化群体。照护人员应充分认识到老年人拥有自己特有的生活信念、习俗、价值观及道德规范等文化特征,其护理措施可能有别于青年人或中年人。

# 第三节　老化心理学理论

衰老的心理学理论主要研究和解释衰老过程对老年人的认知、精神、行为模式、性格特征和学习动机的影响。较多应用于老年护理实践与研究的心理学理论有老年人格类型理论、心理社会发展八阶段理论、人生后半期七阶段发展论等。理解和掌握这些理论可以帮助照护人员更好、更全面地理解老年人的心理状态及其对健康的影响,从而制订出更为合理的整体护理计划。

## 一、老年人格类型理论

美国心理学家莱卡德(Recichard)、利夫森(Livson)和彼得森(Reterson)按照人格的调适状况,将老年人分为五种类型:① 成熟型。这类老年人成长环境顺遂,能平稳地进入老年,对于退休和衰老能够较为理智地接受,不悲观、不退缩,既不过于进取也不过于自我防卫。② 摇椅型。这类老年人属于依赖型的人,把退休看成解除责任的机会,可以安享晚年而不用再忙碌,对于衰老并不恐惧。③ 防卫型。这类老年人防卫心很强,通常在年轻时工作勤勉,重视事业发展,退休后往往不能适应退休后的晚年生活,依然想寻找工作,期望通过忙碌的工作来保持活力和消除对衰老的恐惧。④ 愤怒型。这种老年人年轻时多无所作为,甚至遭受过重大挫折,进入晚年后十分悲愤。这类老年人将失败归咎于外界客观因素或他人,多牢骚满腹,容易和别人发生冲突。⑤ 自怨自艾型。这种老年人年轻时也是事事不顺或不得志,但与愤怒型老年人不同的是,自怨自艾型的老年人认为都是自身不努力或没能力才导致虚度终生,因而心里郁闷消沉,常有消极、悲观的厌世思想。

在护理过程中,照护人员应注意到不同人格类型老年人的心理和物质需求会有所不同。成熟型老年人能够自主积极适应老龄化过程;摇椅型老年人可积极参与各种老年文化群体;防卫型老年人在健康状况允许的情况下,可以继续从事一些力所能及的工作,以保持活力感和安全感;对于愤怒型和自怨自艾型老年人,则需要多一些倾听、陪伴、支持和理解。但也要注意避免因刻意关注人格类型而给老年人贴上人为标签,从而给老年人带来伤害。

## 二、心理社会发展八阶段理论

美国心理学家埃里克森(Erikson)认为人的自我意识发展持续一生,他将自我意识的形成和发展过程划分为八个相互联系又相互区别的发展阶段,即婴儿期(0~1.5岁)、儿童期(1.5~3岁)、学龄初期(3~5岁)、学龄期(6~12岁)、青春期(12~18岁)、成年早期(19~25岁)、成年期(26~65岁)、成熟期(65岁以上),每个阶段都有人格发展任务,分别是:① 基本信任感对不信任感;② 自主感对羞愧感和怀疑感;③ 主动感对内疚感;④ 勤奋感对自卑感;⑤ 自我同一性对角色混乱;⑥ 亲密感对孤独感;⑦ 繁殖感对停滞感;⑧ 自我调整对绝望。个体若能成功解决危机,则个性发展顺利,形成积极的人格特征;反之,解决失败则个性发就存有缺陷,形成消极品质。这八个阶段的顺序是由遗传决定的,但是能否顺利度过每一阶段却是由环境决定的。

老年人处于成熟期,面临的是自我调整与绝望的冲突。在衰老过程中,老年人的体力、精力和健康状况逐渐减退,对此他们的照护必须做出相应的调整和适应。在此时期老年人会回顾自己过去的经历,寻找生命价值,以便接受渐进死亡的事实。如果老年人能完成自我调整,接受自我、承认现实,那么当老年人们回顾过去时,可能怀着完善感与世告别。自我调整即是对生命的接纳,是前七个阶段的成熟期,表示能以成熟的心灵和威严,以不畏惧死亡的心态来接纳自己,对自我肯定,对过去所发生的事件,不心存懊悔,且对未来生活充满乐观和进取的心态,学会面对死亡。反之,老年人则会陷入绝望,觉得其一生过得不如意,但时间又太匆促,感叹自己再也没有机会和时间重新选择可以接受的生活,以后也不会有什么值得追求的,最终可能心怀绝望和无力感地走向死亡。艾里克森认为,绝望之所以发生,是由于心智不够成熟,而成熟的心智是建立在生命各个发展阶段心理危机任务顺利完成的基础上。因此,老年人能否成功整合和其人生早期发展任务的成功与否有关。老年人的发展危机,常常也是其个人所经历的许多心理社会危机的顶峰。

1963 年,美国学者 Butler 扩展了艾里克森的理论,认为应以分析和评价的角度回顾过去,从而实现自我完善,并在此基础上提出了怀旧治疗的设想。怀旧治疗,又称回忆疗法(reminiscence therapy),是指运用对过去事件、感受和想法的回忆,以促进人们改善情绪、提高生活质量或适应目前环境,现已作为一种有效的护理干预措施被美国护理措施分类系统(nursing intervention classification,NIC)收录,成为老年护理专科领域的核心措施之一。怀旧疗法是一种回顾生命过程的方法过程,通过快乐的回忆让老年人不会随着时间的逝去而淡忘幸福,引导其回顾过去痛苦的经历或者一直未能解决的冲突,让老年人通过接受专业辅导,重整对这些事的看法,接纳过去,或者采取行动与自己的局限和失败取得和解,实现"自我完整"。怀旧疗法的侧重点不是事件,而是在怀旧时是否能持开放、和谐、接纳自我的态度与观点,去正视生命中的阴影,体验走出阴影的力量,进而重整并接纳自己生命的历程。

怀旧治疗可分为基本层次和深入层次的怀旧治疗。基本层次的怀旧治疗主要着重于鼓励老年人重温过去的事件和经验,重新感受该事件带给他们的喜怒哀乐,以及鼓励老年人与他人分享这些经验,以增进彼此了解,强化相互关系。深入层次的怀旧即"人生回顾"(life review),主要通过帮助老年人回忆过去的人生困难或挫折,协助他们接纳自己的过去,确认自己一生的价值,从而能坦然面对将来的死亡。Butle 认为,怀旧是老年人人生回顾的正常方式,通过不断地回溯过去的人生体验,重新回忆过去尚未解决的矛盾冲突。如果老年人成功地将这些矛盾、冲突、恐惧等重新整合起来,将会对其人生具有很重要的意义。回忆疗法通过分析和评价的观点来回顾过去,帮助老年人达到自我的整合,并将过去的生活视为有意义的经验,从中获得人生的满足感及自我肯定。照护人员可以通过列出一些老年人较为敏感且愿意回答的问题帮助老年人回顾过去,让他们坦然接受过去的经历,肯定自己的生命历程的价值,促进老年人的心理健康发展,提高老年人的生活质量。

## 三、人生后半期七阶段发展论

美国老年心理学家皮克(Peake)对老年人的人格与社会性发展的阶段性特征进行相关研究,在此基础上,提出"人生后半期七阶段发展论",根据人的社会心理特征将人的后半生划分为七个阶段:第一阶段:尊重智慧胜过尊重体力,中老年人更加重视并充分利用自己的经验与智慧来适应社会的需求;第二阶段:社会的人际关系胜过两性的人际关系,中老年人会更看重朋友的价值,并努力发展新的、更具深度的人际关系;第三阶段:情绪的淡漠胜过情绪的丰富,中老年人对于社会的热门话题、人物、活动开始缺乏兴趣,把注意力更多地转向自己内心世界;第四阶段:心理上的刻板胜过随和性,老年人在心理上开始有闭锁的倾向,逐渐形成对事物、对自身比较固定的看法和态度,以及模式化的行为方式;第五阶段:关心自己胜过工作,进入退休生活后,老年人的关注点由工作转为自身,更加关心自己并对自己形成新的评价标准;第六阶段:关心身体健康胜过关心心理健康,此阶段老年人由于体力衰退,开始出现各种健康问题,往往十分关注生理健康而忽视心理健康;第七阶段:以自我超脱来战胜对死亡的恐惧,随年龄进一步增长,老年人逐渐感到死亡逼近,特别容易产生恐惧感。

　　该理论为老年人保持平和的心态,安度晚年提供了重要启示。在人的一生中必然会在各个阶段遇到各种机遇、矛盾与挑战,一方面,老年人可能拥有丰富的人生阅历和经验、相对牢固的人际关系、优良的行为习惯、沉稳谨慎的作风;另一方面,他们也容易为陈腐的框框束缚,变得求稳怕乱、内向被动、顽固保守。照护人员应指导老年人做好充分的物质和心理准备,通过帮助他人、加强社会交往与活动、坚持学习与发展等方式让自己拥有一个充实的晚年,以自我超脱的态度来对待死亡,从而战胜对衰老和死亡的恐惧。

## 四、自我效能理论

　　自我效能感是个人对自己完成某方面工作能力的主观评估。评估的结果如何,将直接影响到一个人的行为动机。社会学习理论的创始人班杜拉(Albert Bandura)从社会学习的观点出发,在1977年提出了自我效能理论,用以解释在特殊情景下动机产生的原因。班杜拉认为,人类的行为不仅受行为结果的影响,而且受人对自我行为能力与行为结果的期望的影响,即使个体知道某种行为会导致何种结果,也不一定会去从事这种行为或开展某项活动,而是首先要推测一下自己行不行,有没有实施这一行为的能力与信心。这种推测和估计的过程,实际上就是自我效能的表现。所以,人的行为既受结果期望的影响,更受自我效能期望的左右。

　　通过区别效能期望和结果期望,班杜拉创造了自我效能概念。结果期望,属于传统期望的概念范畴,是人们对自己的某一行为会导致什么样结果的推测;而效能期望则是个体对自己实施某一行为的能力的主观判断,即对自身行为能力的推测。自我效能对行为的调控主要表现在以下方面:① 影响人们对行为的选择与行为坚持性;② 影响人们的努力程度和对困难的态度;③ 影响人们的思维方式和行为效率;④ 影响人们的归因方式。班杜拉通过大量的研究发现,自我效能感的形成与变化受以下四种信息源的影响:① 直接经验,如行为成败经验和来自个人的亲身体验,对自我效能影响力度最大;② 替代性经验,是人们通过观察他人的行为而获得的间接经验;③ 言语劝说,指凭借说服性的建议、劝告、解释、引导,通过改变人们的知识与态度来改变人们自我效能的一种方法;④ 其他因素,如心理状态、个人性格、自控能力与类型等。

　　老年人由于年龄增长及生理性老化现象的出现,与年轻人相比,其自我效能感显著下降,特别表现在记忆和学习等方面,会直接或间接影响老年人的健康行为习惯或疾病康复的信心。照护人员可通过评估老年人的自我效能水平,分析影响自我效能的因素,并有针对性地提出提高老年人自我效能水平的干预措施。例如,有些老年人因为对自己的体能耐力缺乏信心,不愿意参加户外活动;另一些老年人可能因为记忆下降、反应力减弱,不愿与他人交往,刻意减少外出活动。照护人员可以自我效能理论为指导,分析影响老年人有效活动的原因,并有针对性地设计促进老年人活动的干预项目。

## 五、需求层次理论

1943年,美国心理学家马斯洛(Maslow)在《人类激励理论》中提出需求层次理论。该理论将需求分为五种:① 生理的需要,包括衣、食、住、行等方面的要求,是人类维持自身生存的最基本要求,这些需要如果得不到满足,人就很难生存。② 安全的需要,这是人类要求保障自身安全、摆脱事业和丧失财产威胁、避免职业病的侵袭、接触严酷的监督等方面的需要。③ 爱与归属的需要,人希望成为群体中的一员,相互关心照顾,能够去爱别人,并接受别人的爱。爱与归属的需要和个人的生理特性、经历、教育、宗教信仰等有关系。④ 尊重的需要,包括自尊和来自于他人的尊重,个体希望在不同情境能充满信心、独立自主,并且受到别人的尊重、信赖和高度评价。⑤ 自我实现的需要,这是最高层次的需要,指能将自身才干充分发挥,实现个人理想和抱负的需要。

这五种需要是最基本的、与生俱来的,构成不同的等级或水平,并成为激励和指引个体行为的力量。低级需要直接关系个体的生存,当这种需要得不到满足时直接危及生命;高级需要不是维持个体生存所绝对必须的,但是满足这种需要使人健康、长寿、精力旺盛,所以叫做生长需要。需要层次越低,力量越大,潜力越大。随着需要层次的上升,需要的力量相应减弱。高级需要出现得比较晚,如婴儿有生理需要和安全需要,但自我实现需要在成人后出现。高级需要出现之前,必须先满足低级需要。但在人的高级需要产生以后,低级需要只要部分地满足就可以了,如为实现理想,不惜牺牲生命,不考虑生理需要和安全需要。高级需要比低级需要复杂,满足高级需要必须具备良好的外部条件,如社会条件、经济条件、政治条件等。个体对需要的追求有所不同,如有的人对自尊的需要超过对爱和归属的需要。每个人一生中的需要在各层次中也是不断变化的,总是向更高层次的需要努力。

我国绝大多数老年人的各项需求均能够得到保证,但是随着老龄化程度的加剧和老年人人口的增多,保障水平相对不高。政府应该增大对老年人尤其是贫困老年人的经济援助,逐步建立完善的老年社会福利制度。子女在满足老年人物质需求的同时,要加强对老年人精神赡养,充分满足老年人爱与归属的需要。而老年人自身应树立积极的生活态度,以乐观的心态对待生活,做到“老有所为,老有所用”。在护理工作中,需要层次论可以帮助照护人员分清护理问题轻重缓急,有利于收集、评估资料、解决健康问题,同时也可指导照护人员预测老年人的未来需要。

# 第四节　老化护理学理论

除了上述生物学、社会学和心理学的衰老理论,一些护理学家提出护理理论或模式,认为该理论可以帮助照护人员了解老年人面临的生理、心理及社会层面的变化,指导观察、评估和处理老年人的健康问题。

## 一、慢性病轨迹模式

由于慢性病在老年人群中十分普遍,照护人员如何应对老年人的整个疾病过程,非常重要。美国护理学家 Corbin 和 Strauss 于1991年首次提出慢性疾病轨迹模式(chronic illness trajectory model)，并于 1998 年对该理论进行了更新。该模式的中心概念是疾病过程或轨迹，描述了大多数慢性病患者所经历的疾病过程，以及在疾病历程各阶段中患者的常见表现。轨迹是指事物按照某种规律运行的全部路线。慢性病轨迹模式认为慢性病的发展也有其自身潜在的轨迹，尽管慢性病患者经历疾病的过程各不相同，但相对于健康状况的改变以及对干预的需求有共同的阶段性。该模式将患者经历的疾病全过程分为发病前阶段、发病阶段、危险阶段、急性阶段、稳定阶段、不稳定阶段、恢复阶段、恶化阶段和临终阶段（表 3-1）。患者病情的进程并不一定完全遵循这九个分期，可仅出现几个分期，某些阶段也可以交叉反复出现。

**表 3-1 慢性病轨迹分期**

| 分期 | 描述 | 干预目标 |
|---|---|---|
| 发病前阶段 | 疾病发生前；无症状或体征；存在基因易感因素、不良生活习惯等；预防阶段 | 预防慢性疾病的发生 |
| 发病阶段 | 出现明显症状或体征；病情诊断阶段；患者需应对可能的诊断结果 | 形成适当的轨迹计划* |
| 危险阶段 | 严重威胁生命的情况；需紧急治疗和护理；暂缓维持自我概念和日常生命行为 | 去除生命威胁 |
| 急性阶段 | 症状严重；出现并发症；需住院或卧床；自我概念和日常生命行为减少或暂缓 | 促使疾病得以控制；预防并发症；继续正常的自我概念和日常生命行为 |
| 稳定阶段 | 疾病得以控制；在家进行疾病管理；自我概念和日常生活行为因疾病受限 | 重新评估；调整计划；维持疾病、自我概念和日常生活行为处于稳定 |
| 不稳定阶段 | 疾病复发；自我概念暂缓；日常生命活动困难 | 恢复稳定期 |
| 恢复阶段 | 机能恢复，心理社会方面逐渐适应；自我概念重新恢复，日常生活行为由于并发症或疾病而受限但可继续进行 | 继续轨迹计划 |
| 恶化阶段 | 身体机能恶化；并发症和症状加重；难以控制自我概念和日常生命行为 | 帮助患者适应衰弱的身体状况 |
| 临终阶段 | 机能迅速下降；自我概念分离；日常生命兴趣和行为停止 | 放手；让患者平静的离世 |

注：轨迹计划是指为管理疾病发展轨迹而制订的计划，包括管理疾病过程、控制症状、面对残疾等，明确需要干预的对象、干预者、干预方案等。

该模式认为护理需随着慢性疾病轨迹分期的变化而改变，护理的目的在于预防人群患慢性疾病，帮助患者控制症状减少并发症的发生、保持稳定的心理状态和提高生活质量。该模式主张从疾病相关行为方面、自我概念行为方面和日常生活行为方面三个维度对患者进行评估和干预。其中疾病相关行为方面指治疗或管理慢性疾病、并发症方面的工作，如症状管理、处理并发症和避免危险发生等；自我概念行为方面指患者在生命进程中对自我的认可和维持，慢性疾病患者会出现四种基本的自我概念进程：将疾病融入生活、适应疾病及其结果、重塑自我概念、重铸未来的自我；日常生活行为方面包括具体的外在的行为（如购物、清理卫生等)和内在的行为(如管理压力焦虑和心理情绪等)。

照护人员可以针对老年人的身心健康状况,有针对性地制定目标。在发病前阶段,通过有效的健康教育,引导老年人改变不良生活方式,以促进健康及预防疾病。在发病阶段,提高老年人关于常见慢性疾病的知识水平和健康素养,协助老年人观察识别早期症状,尽可能早诊断、早治疗。在稳定和康复阶段,提高老年患者对治疗方案的依从性,使其在失能限制下能够维持最高功能水平和完整的自我概念。在危险和急性阶段,要以确保患者的生命安全为首要目标,按照护理问题的轻重缓急排列优先顺序,促进危机尽早解除及恢复稳定状态。在不稳定阶段,指导患者更好地控制那些干扰其日常活动的症状。在恶化和临终阶段,要协助患者维持自我感知觉,提供安宁疗护,逐步接收并平静面对死亡。

## 二、疾病不确定感理论

疾病不确定感理论(theory of uncertainty in illness)是由美国护理学家 Mishel 于 1988 年提出的,该理论假设主要针对人们在认知方面对疾病的反应,特别适用于个体不能明确疾病相关事件的意义的时候。该理论认为,当疾病引起相关刺激时,个人会对刺激的构成及其含义进行归纳及认知,当个人无法对相关事件建立认知框架时,不确定感就会产生,而认知框架是指个人对疾病、治疗、住院及预后的主观诠释。根据疾病不确定感理论,患者的疾病不确定感主要来源于以下四个方面:① 不明确疾病的症状;② 复杂的治疗和护理;③ 缺乏与疾病的诊断和严重程度有关的信息;④ 不可预测疾病的过程和预后。Mishel 在该理论中把最主要的变量定义为刺激框架,它具有明确性、相似性和一致性三个特性。明确性指疾病症状表现连续的、规律的程度;相似性是指医疗环境重复的、熟悉的程度;一致性是指患者希望的与其实际所经历的与疾病有关事物统一的程度。当疾病有关的事物(刺激框架)具有这三个特性时,疾病不确定感将降低,疾病不确定感同时受患者的认知能力和帮助者的影响。需要指出的是不确定感是疾病体验的一个中性组成部分,其导致的是积极的还是消极的结果在于患者怎么去评估这种不确定感。

Mishel 通过多年的研究,现已完成了多个量表的信度和效度的测定,可满足不同科研对象的需求。主要的量表有:① 疾病不确定感量表(mishel uncertainty in illness scale for adult,MUIS-A),主要用于检测住院病人;② 疾病不确定感社区量表(mishel uncertainty in illness scale for communitym,MUIS-C),主要用于出院或社区病人;③ 疾病不确定感家属量表(mishel uncertainty in illness scale for family member,MUIS-FM),主要用于病人家属;④ 疾病不确定感父母量表(parent's perception uncertainty in illness scale,PPUS),主要用于患病儿童的父母。台湾省许淑莲教授也将 28 条目的 MUIS 翻译成了具有较好信度和效度的中文版。

伴随衰老的过程,老年人常常罹患各种慢性疾病。基于该理论,结合老年人的身心特点分析,当刺激-衰老产生时,个体会对衰老的含义进行归纳和认知,但是当个体无法建立正确的认知框架时,就会产生不确定感。而不确定感是一种中性体验,其对个体的影响在于个体如何评估它。如果老年人关注的是事件负面效应发生的可能性,那么不确定感将会被认为一种危险因素;当老年人评估事件可能会有积极的结果时,不确定感会被认为一种机会。在后面这种情况中,不确定的状态将会被维持,个人对未来仍抱有希望。构建主义学习论认为,知识不是通过教师传授得到,而是学习者在一定的情境即社会文化背景下,借助他人(包括教师和学习伙伴)的帮助,利用必要的学习资料,通过意义建构的方式而获得。老年人在适应衰老的过程同时也是个学习的过程,照护人员作为帮助者可引导老年人将衰老发展朝积极的方面设想,将不确定感构建为一种新的机会。鼓励老年人在健康状况允许的条件下继续工作、学会自我照顾,提升自信,积极应对衰老。

## 三、故事理论

积极拥抱故事(attentively embracing story)理论是美国护理学者 Smith 和 Liehr 于1999 年首次提出的,2003—2006 年修订为"故事理论"。该理论认为故事是护理实践不可或缺的一部分,照护人员除了了解医学和自然科学的知识之外,还需要倾听、回应、思考患者所讲述的个人故事。故事理论明确地阐述了人类关系对于健康、康复和幸福的重要性。

依据该理论,照护人员通过与患者开展有目的的对话,聆听与患者相关的健康故事来收集资料,从中发现主要的健康问题,然后根据患者的意愿和期望去解决问题,最终达到促进患者舒适的目的。该理论包括三个相互联系的概念:① 有目的的对话(intentional dialogue),是指照护人员有目的地收集患者复杂的健康挑战,包括现场陪伴和探究问题。现场陪伴是面对面的互动过程,促进照护人员与患者之间的深度交流;探究问题是指护患双方通过沟通,澄清和发现患者健康问题的过程。有目的的对话是护患互动的开始,照护人员通过了解患者独特的生活经历,达到全面了解其疼痛、困惑、快乐、期望、人际关系及其改变的体验等。在对话过程中,照护人员应认真聆听患者叙述患病过程,从中捕捉困扰患者的问题。而患者经过回忆患病过程的细节,可促进自我接纳,发现生命的意义和信念。② 联系情景中的自我(connecting with self in-relation),是指患者要联系故事情节中的人物和自我意识,看清自己在互动过程中的存在和成长,而不是把自己搁置或隔离起来。包括个人史回顾和反思意识两个维度。个人史回顾是指患者回顾自己从哪里来、现在何处以及将来到哪去的一种叙事过程,患者通过讲故事,对个人的生活经历进行反思,不断地审视自己,并发现个人从未意识到的价值观和信念。反思意识是指照护人员站在患者的立场,积极倾听患者的经历、思想和感情及自我审视的过程。③ 创造舒适(creating ease),是指患者通过回忆把各个故事情节整合在一起,由此构建了一个流畅的完整的故事,并进入了解决健康问题的阶段,体验到放松和舒适。创造舒适是前两个方面的最终目的。

故事理论主要通过照护人员帮助患者回到过去的情境中,触发患者的思考,从而激发患者主动解决自身的问题,强调患者在此过程中的主观能动性。在护理老年人的过程中,照护人员可以首先指导老年人编写一个故事,描述他们如何挑战健康问题,包括过去处理这些问题的经验和期望,确定最重要的和有影响力的健康挑战。在此基础上,照护人员通过有目的的对话了解老年人对这些挑战的感受,确定健康挑战的关键时刻,引导老年人描述可能激励他解决现有健康挑战的方法,最终通过形成新的生活意义来解决挑战。

## 四、需求驱动的痴呆相关行为模式

需求驱动的痴呆相关行为模式(need-driven dementia-compromised behavior model)是美国护理学家 Kolanowski 于 20 世纪 90 年代提出的。该模式认为应该将痴呆患者常常表现的与社会标准不相符合的攻击行为、语言性激越行为以及躯体性非攻击徘徊等症状行为,视为潜在需求未能得到满足的表现,而在护理中如果能够找出其未满足的需求并给予正确回应,就能提高患者的生命质量。痴呆患者的行为受背景因素(background factors)和临近因素(proximal factors)的影响。其中,背景因素主要包括患者的神经认知功能状况、心理社会因素(如性别、文化程度、职业、人格类型、应对压力的行为反应模式等)以及患者的健康状况等。临近因素主要包括患者当前所处的物理环境(如光线、噪音水平和温度)、社会环境(如病房的氛围和有无更换照护人员等)以及患者的个人因素(如情感、心理状况和生理需求状况)。

由于认知损伤,痴呆患者的反应可能不是一种常规有效的反应,比如激越行为或极端被动,但这些行为实际上却是患者对其状态和需求的反应。照护人员只要努力理解患者行为背后表达的需求,就能很好管理患者的行为。该模式为理解老年痴呆患者行为提供了另一种重要思路,对指导老年痴呆护理有重要意义。

(汪 苗)

**思考题**

1. 张大爷和李大爷均为某学校教师,今年同时退休。张大爷退休后积极参与社区各种活动,并返聘到单位担任教学督导。李大爷退休后较少外出,大多时间待在家中,享受安静的晚年生活。照护人员可使用哪些理论解释分析两位大爷的行为?

2. 人生后半期七阶段发展论对护理老年人有哪些启示?

3. 王奶奶,68岁,有高血压史15年,3天前突发右侧肢体无力,急诊入院,诊断为脑出血。经过积极治疗后,目前病情稳定。依据慢性病轨迹理论,患者目前处于何种疾病阶段?护理应重点关注哪些问题?

# 第四章　老年人日常照护

 情境导入

　　李大爷,85岁,退休工人。患有高血压20余年,长期服药控制血压。自理能力尚可,但因衰老导致进食、行走速度偏慢。其老伴张大妈80岁,半年前曾发生脑卒中,导致自理能力受损,目前部分日常生活活动(如沐浴、穿衣等)需人协助。平时老两口同住,日常起居饮食由保姆王阿姨照料。王阿姨来自农村,初中文化。

　　1. 王阿姨应该如何照护李大爷和张大妈的日常生活?

　　2. 王阿姨在和他们交流沟通时应该注意什么?

　　3. 老年人从李大爷和张大妈的病程中应该得到什么样的启示,如何保养身体?

　　随着年龄的增长,人体各器官逐渐出现老化,各种慢性病患病比例也随之增多,最终导致老年人的日常生活能力下降,活动受限。因此老年人的日常生活照护是养老护理学中最基础、最必要的内容。

## 第一节　老年人生活护理

　　日常生活活动(activity of daily living)是人们为了维持独立的日常生活而每天必须反复进行的、最基本的、具有共性的一系列活动。日常生活活动有广义和狭义之分:狭义上包括进餐、穿衣、洗澡、大小便控制和行走等基本生活技能;广义上是指除上述基本生活技能外,还指在家庭、社交、经济和职业等方面合理安排自己生活方式的能力,涉及安全、环境、沟通、清洁、休息与活动、饮食与排泄等方面。在对老年人进行日常生活护理指导中,应最大限度地发挥老年人的主动性,扩大其生活空间,最大限度地补充、维持和提高老年人的日常活动能力,提高老年人的生活质量。

## 一、居住环境一般要求

老年人的居住环境主要涉及居住地的室内环境和周边环境等。由于老年人生理功能的退行性变化和各种疾病的影响，对环境的适应能力减弱，对住宅环境有所要求。照护人员要尽量去除妨碍老年人日常生活活动的环境因素，或调整环境使其能补偿机体缺损的功能，保证老年人安全、方便和良好的生活质量。例如，室内采光、通风、温度、湿度、床单位的设置等应让老年人感受到安全与舒适。

### （一）室内光线和通风

老年人的居室应该安排在朝南的方向，冬暖夏凉，去潮驱寒，最好能有阳台，适合不能外出的老年人晒太阳，晒太阳的最佳时间为 9:00～11:00，16:00～18:00，夏季不应暴晒。随着年龄的增长，老年人的视力会下降，所以注意室内采光适宜，特别要保持夜间适当的照明。例如，保证走廊和厕所的灯光；电灯最好使用双开关，分别置于门口和床边；在不妨碍睡眠的情况下可安装地灯等；床头应有床头灯或者准备手电筒。

### （二）室内温度和湿度

夏季室温应以 24～26℃ 较为适宜，冬季以 18～22℃ 为宜，老年人的卧室最好保持在 20℃ 左右。室内合适的湿度则为 50%～60%。当室内空气湿度达到 80% 以上时，人会感到憋闷；当室内空气湿度低于 30% 时，人会感到咽喉干燥，呼吸道防御功能降低。冬天有暖气的房间较为舒适，但容易造成室内空气干燥，可用加湿器或放置水培植物，保持一定的湿度。居室要经常开窗通风，一般每天两次，每次 20～30 分钟，使室内新鲜空气中的氧含量保持在 21% 左右，二氧化碳含量控制在 0.5% 左右，长期不开窗通风易使老年人出现头晕目眩、胸闷心烦等症状，通风时应注意避免对流风，以防老年人受凉。家居环境最好少用油漆类产品，用来烧饭或取暖的设备最好使用清洁、自然的新能源，避免使用煤或煤气等，避免二氧化碳及其他有害物质含量过高，损伤呼吸系统。活动障碍或卧床老年人在居室大小便时，易导致房间内异味，应注意及时、迅速清理排泄物及被污染的衣物，以保证室内空气新鲜。

### （三）噪声控制

噪声会损害老年人的听力，刺激其神经系统，引起头晕、头痛、烦躁不安；还会影响其心血管系统，造成心跳加速、血压升高。老年人最好不要居住在过于嘈杂的环境中，噪声昼夜不超过 50 分贝，也不要在人群过于聚集的地方停留。但过于安静的环境也不利于老年人，会使老年人感到孤独、产生不安感，甚至恐惧。

### （四）室内家具的选择

老年人居住的房间不宜过大，居室内的陈设要简单，配制床、桌、椅、沙发即可，且家具的转角处应尽量采用弧形，以免碰伤老年人。床应选择木板床，高度 50 厘米为宜，对能自主活动的老年人床高的标准是以坐在床上足底能完全着地为宜，最好大腿与小腿呈 90°；床的宽度最好在 100～120 厘米，有利于老年人自行坐起；床垫不宜松软；床头应设床头灯和信号铃，床两边有安全护栏；床单要干燥、平整、无皱折，以全棉等天然材料为宜；床旁物品摆放整齐，定点放置，方便老年人取用；床下应有一定空间，老年人从椅子或床边站起时，脚向后有空间利于站起。凳椅最好有靠背，靠背和椅面的宽度要适中，避免久坐导致血液循环受阻而使足部温度下降，影响身体健康。沙发不宜过于柔软，座位不能过低，避免坐下去和站立时感到困难，带枕头的沙发可以增加舒适感，消除疲劳感。

**（五）地面**

为保证老年人的行走安全及方便，居室内所有地面应防滑且不反光，应保持干燥，不应摆放矮小、可绊脚障碍物。如果有地毯，应保证地毯下有防滑垫，踩踏不易滑动，地毯的边缘固定良好，不会因边缘翘起而绊倒老年人。老年人经过的走廊、房间等不应设门槛，地面不应有高度差。如果有难以避免的高度差，应采用不大于 1/12 的坡面连接过渡，并有安全提示，在起止处设黄色警示条，临近处墙面设置安全提示标志及灯光照明提示。家中的电线、网线等应固定良好，谨防电线绊倒老年人。

**（六）空间**

老年人活动或行走空间应宽敞、无障碍物，应清理老年人活动空间内不必要的拥堵物品。根据行业标准规定，老年人居住用房房门的开启净宽应不小于 1.2 米，应向外开启或为推拉门。厨房、卫生间的门开启净宽不应小于 0.8 米，且选择平开门向外开启，门口附近无障碍物，便于通行。楼梯间净宽不应小于 1.2 米，一方面是便于老年人活动，另一方面便于急救时的运转。

**（七）周边环境**

老年人生活的周边环境应方便其活动和生活。

（1）老年人住宅周围最好有公园、商场、超市、医疗机构、老年人社交场所等。

（2）老年人不宜久待的环境主要有：① 影院、歌舞厅等密闭空气污浊的环境；② 嘈杂的环境；③ 过于空旷安静的环境；④ 色彩过于纷杂的环境，因为色彩纷杂易导致老年人跌倒；⑤ 刺激惊险的环境，各种紧张的体育项目、惊险的娱乐项目，在使人兴奋、紧张的同时，还会刺激交感神经，造成心跳加快、血管收缩、血压升高，有心脑血管疾病的老年人应尤其注意避免此种环境。

## 二、衣着与清洁卫生

**（一）服装和鞋子要求**

老年人的服装选择原则应是有利于人体的健康及穿脱方便。

1. **衣服材质**　选择保暖、轻便、对皮肤刺激小的材质，如纯棉、丝绸、羊绒等。毛织品和化纤织品看起来轻松、柔软，但对皮肤有一定的刺激性，如果用来制作贴身穿着的内衣，有可能引起瘙痒、红肿或疼痛等不适。尤其是化纤织物中有些成分很可能成为过敏原，一旦接触皮肤，容易引起过敏性皮炎，且这类织物带有静电，容易吸附空气中的灰尘而引起支气管哮喘。

2. **衣服款式**　衣服易于穿脱对于老年人来说是非常重要的，尤其是残障者，要能尽量保持和发挥其残存功能。因此服装的选择上要注意便于穿脱，拉链上应留有指环以便于拉动；上衣应多以前开襟为主；减少纽扣的使用，可选用魔术贴取代纽扣，如必须使用纽扣，要注意不宜过小，以方便老年人自行系扣。此外，老年人衣服款式的选择还应考虑安全性，老年人的平衡感较低，应避免穿过长的裙子或裤子，以免绊倒。做饭时的衣服应避免袖口过宽，否则易着火。衣服要合身，不能过紧，不要压迫胸部。此外，还要注意关心老年人衣着的社会性，在尊重其原有生活习惯的基础上，注意衣服的款式和色彩要适合其个性、年龄以及社会活动需求。老年人的服饰打扮还可适当考虑流行时尚，如选择有朝气的色调，大方、别致的款式以及饰物等。

3. **鞋子**　选择大小合适的鞋，如果鞋子太大，行走时会不跟脚而引起跌倒；如果过小，又可因压迫和摩擦造成皮肤破损,特别是患有糖尿病的老年人更应注意。鞋底避免太薄、太硬、太平,老年人脚部肌肉因老化而发生萎缩,太薄或太硬的鞋底在行走时会引起疼痛,太平的鞋底无法为足弓提供足够的支撑,易使脚部产生疲劳感。因此应选择有一定厚度、后跟略有高度的鞋,以减轻足弓压力。最后,无论在室内还是室外,老年人均应选择有防滑功能的鞋,以免发生跌倒。

**(二) 老年人的清洁卫生**

老年人的皮肤粗糙、干燥、多屑,皮脂腺组织萎缩,皮肤弹性下降,出现皱纹、松弛和变薄。皮肤感觉功能减弱,如触觉、痛觉、温觉等浅感觉功能减弱,皮肤表面的反应性减低,对不良刺激的防御能力削弱。因此,做好皮肤护理,保持皮肤清洁,是日常生活护理必不可少的内容。

1. 头发护理　由于皮肤的生理性退化、萎缩以及皮肤毛囊数目的逐渐减少等原因,老年人的头发会出现干枯、变细、脱落、易折断、变白等。在日常生活中可通过经常梳发、科学洗发、头部按摩、减少染发及烫发的次数等方法进行护理。根据老年人自身特点定期洗头,干性头发可每周清洗 1 次,油性头发则可每周清洗 2 次。有条件者可根据自身头皮性质选择合适的洗护用品。例如,皮脂分泌较多者可用温水及中性肥皂,头皮和头发干燥者则清洁次数不宜过多,应注意选用洗发乳或含脂皂清洗,并可适当应用护发素、发膜等护发产品。另外,如果要进行染发必须注意染发剂的选择,尽量选择正规公司的产品,特别要注意对苯二胺(PPD)、醋酸铅、过氧化氢等化学成分的浓度不宜超过国际安全标准,使用前务必进行皮肤测试,以免出现过敏反应。

2. 皮肤护理　老年人要注意保持皮肤卫生,特别是皱褶部位,如腋下、肛门、外阴等。沐浴可清除污垢,保持毛孔通畅,预防皮肤疾病;合适的水温还可促进皮肤的血液循环,改善新陈代谢、延缓老化过程。沐浴的方式根据老年人的自理能力选择,一般自理能力较好的老年人选择淋浴;自理能力下降,长时间站立容易疲劳的老年人可选择坐浴;生活不能自理的老年人最好选择床上擦浴。沐浴的频率根据老年人自身习惯和地域特点确定,一般来说,北方可安排夏季每天 1 次、其余季节每周 1～2 次温水洗浴,而南方则可夏秋两季每天 1 次、冬春两季每周 1～2 次沐浴,也可酌情安排;对皮脂腺分泌旺盛、出汗较多的老年人,沐浴次数可适当增多。合适的水温可促进皮肤的血液循环,但同时亦要注意避免烫伤和着凉,建议沐浴的室温调节在 24～26 ℃,水温则以 40 ℃左右为宜。沐浴时间以 10～15 分钟为宜,以免时间过长发生胸闷、晕厥等意外;洗浴时应注意避免碱性肥皂的刺激,而宜选择弱酸性的硼酸皂、羊脂香皂或沐浴液等,以保持皮肤 PH 在 5.5 左右;沐浴用的毛巾应柔软,洗时轻擦,以防损伤角质层;可预防性地在晚间热水泡脚后用磨石板去除过厚的角化层,再涂护脚霜,避免足部的皲裂。对已有手足皲裂的老年人可在晚间沐浴后或热水泡手足后,涂上护手、护脚霜,再戴上棉质手套、袜子,穿戴一晚或一两个小时,可有效改善皲裂状况;需使用化妆品时,首先应观察老年人皮肤能否耐受、是否过敏,要以不产生过敏反应为前提,其次再考虑治疗效果。注意饱食或空腹均不宜沐浴,以免影响食物的消化吸收或引起低血糖、低血压等不适。

3. 皮肤瘙痒及护理　全身瘙痒是老年人常见的症状,是位于表皮、真皮之间结合部或毛囊周围游离神经末梢受到刺激所致,引起老年人搔抓后导致局部皮肤损伤,损伤后又可加重瘙痒,如此恶性循环,最终成为顽疾。老年人皮肤瘙痒的常见原因有:① 局部皮肤病变。最常见的是老年人的皮脂腺及汗腺分泌功能减退而引起的皮肤干燥,常见的加重诱因包括气温变化、毛衣刺激、过频洗澡、洗澡水过热等。除此之外,皮肤瘙痒还可见于多数皮疹、严重性皮炎、急性剥脱性皮炎、银屑病、脂溢性皮炎以及皮肤感染等病症。② 全身性疾病。80%～90%慢性肾功能衰竭或减退的病人有瘙痒;肝胆疾病引起胆汁淤积时可在黄疸出现前瘙痒或伴黄疸同时出现瘙痒;真性红细胞增多症、淋巴瘤、多发性骨髓瘤、巨球蛋白血症和缺铁性贫血等,在瘙痒的同时伴有血液系统的异常表现;甲状腺功能低下、糖尿病、某些恶性肿瘤及药物过敏均可引起全身瘙痒。③ 其他因素。如选用碱性洗涤剂洗涤衣物,内衣过紧或内衣为化纤材质等,经常进食辛辣、海鲜类食物或咖啡、浓茶等饮品,心理问题如焦虑、抑郁等。

针对老年人皮肤瘙痒,可提供以下护理措施:① 一般护理。选择合适的洗澡频次;洗澡水不宜过热;忌用碱性肥皂;适当使用润肤用品,特别是干燥季节可于浴后涂擦润肤油,以使皮肤保持湿润;避免非棉织衣物直接接触皮肤;饮食宜清淡,特别是冬季应多吃养血润燥的食物,如莲藕、芝麻花生、杏仁等食物。② 对因处理。根据瘙痒的病因逐个检查筛排,并做出对因治疗。③ 对症处理。可使用低浓度类固醇霜剂涂擦患处,适当应用抗组胺类药物及温和的镇静剂亦可减轻瘙痒,防止皮肤继发性损害。④ 心理护理。找出可能的心理原因加以疏导,或针对瘙痒而引起的心理异常进行开导。

# 三、饮食护理

饮食与营养是维持生命和健康的基本需要,同时在相对单调的老年生活中,饮食的制作和摄入过程还可带来精神上的满足和享受。因此,老年人的饮食与营养也是其日常生活护理中的一个重要领域。

## (一) 老年人的营养需求

1. 碳水化合物　碳水化合物占总热能的 55%～65%。以多糖为好,如全谷类、薯类含较丰富的淀粉。在摄入多糖的同时,还可提供维生素、膳食纤维等其他营养素。

2. 蛋白质　蛋白质占总热能的 15%。老年人应该摄入少量优质蛋白质。蛋白质可由鱼、瘦肉、禽、蛋、奶、大豆蛋白供应。但对于肝肾功能不全的老年人,豆类蛋白质的摄入应控制在蛋白质摄入总量的 1/3 以下。

3. 脂肪　脂肪占总热能的 20%～30%。老年人胆汁酸的分泌减少,脂酶活性降低,对脂肪的消化功能下降,适当地摄入脂肪十分重要。例如,多吃一些花生油、豆油、菜油、玉米油等,尽量避免猪油、肥肉、酥油等动物性脂肪。

4. 维生素　维生素在维持身体健康、调节生理功能、延缓衰老的过程中起着极其重要的作用,食用富含维生素 A、维生素 B、维生素 C 的食物,可增强机体的抵抗力,特别是 B 族维生素能增加老年人的食欲。蔬菜和水果可增加维生素的摄入,且对于老年人有较好的通便功能。

5. 无机盐　老年人容易发生钙代谢的负平衡,特别是绝经后的女性,由于内分泌功能的衰减,骨质疏松的发生将进一步增加,故应强调适当增加富含钙质的食物摄入,并增加户外活动,以帮助钙的吸收。此外,还应注意铁、钾、碘的摄取。

6. 水　老年人每日饮水量(除去饮食中的水)一般以 1500 毫升左右为宜。饮食中可适当增加汤羹类食品,既能补充营养,又可补充相应的水分。

7. 膳食纤维　膳食纤维在防治癌症、促进胆固醇的代谢、防止心血管疾病、降低餐后血糖和防止热能摄入过多等方面有一定的作用。老年人的摄入量以每天 30 克为宜。

8. 热能比例和三餐分配　60 岁以后老年人热能的提供应较年轻时期减少 20％,70 岁以后减少 30％,以免过剩的热能转变为脂肪储存在体内而引起超重或肥胖。早、中、晚餐的能量分配分别占总能量的 30％、40％、40％。但老年人尤其是在高龄老年阶段,消化、吸收功能下降,糖耐量也有程度不一的减退。提倡少食多餐,可改为一日五餐。

**（二）老年人营养的评估**

1. 老年人饮食状况的评估　主要评估老年人的用餐时间及长短,进餐的方式,食物的种类、数量及比例是否适宜,是否容易被消化吸收,饮食是否规律,是否有食物过敏或特殊的喜好。

2. 老年人身体状况的评估　主要评估老年人的牙齿、咀嚼、吞咽、味觉、嗅觉等功能,以及肢体的活动情况,能否自主进食。通过观察老年人的皮肤、毛发、指甲、骨骼、肌肉等情况,判断老年人的营养状况。

3. 影响因素的评估　影响老年人饮食与营养的因素主要有:生理因素(功能退化、活动量减少等)、心理因素(抑郁、焦虑、恐想、悲哀等抑制胃酸分泌)、病理因素(口腔、胃肠道疾病可影响食物的摄取、消化和吸收,消耗性疾病对营养的需要增加,药物副作用的影响等)及社会文化因素(宗教信仰、地理位置、生活方式等)。

**（三）老年人的饮食原则**

1. 合理膳食　老年人易患消化系统疾病、心血管系统疾病及各种运动系统疾病,这些往往与营养不良有关。因此,老年人应保持营养的平衡,适当限制热量的摄入,保证足够的优质蛋白、低脂肪、低糖、低盐、高维生素和适量的含钙、铁食物,如鸡蛋、牛奶、鱼虾等食物。

2. 易于消化吸收　老年人由于消化功能减弱,咀嚼能力也因为牙齿松动和脱落而受到一定的影响。因此,食物应细、软、松,既易咀嚼又便于消化。

3. 温度适宜　老年人消化道对食物的温度较为敏感,饮食宜温偏热,两餐之间或入睡前可加用热饮料,以解除疲劳,增加温暖。

4. 良好的饮食习惯　根据老年人的生理特点,少吃多餐的饮食习惯较为适合,要避免暴饮暴食或过饥过饱,膳食内容的改变也不宜过快,要照顾到个人爱好。

**（四）老年人的饮食护理**

1. 进餐前护理　环境应清洁整齐、空气新鲜、无异味;根据老年人情况准备进餐物品,如碗、盘、筷子或勺子等餐具,摆好餐桌及椅子等。餐前排便、洗手,做好就餐准备。

2. 进餐管理　根据老人进餐能力选择适宜的进餐方式,如对有自理能力的老年人鼓励其自己进餐;对进餐有困难的老年人则由照护人员协助进食;进餐完全不能自理的老年人应予喂食,喂食时注意与老年人互相配合,进餐速度要慢;不能自主口腔进食者,应给予管饲或胃肠外营养。根据老年人情况选择进餐体位,不管采取何种坐姿,都要保持上身前倾,食物在吞咽动作的基础上,借助重力将食物送入胃内,防止食物误入气管。而对于偏瘫的老年人应选择有扶手的轮椅,双足跟着地、坐得安稳。卧床老年人侧卧位进食时,后背应垫软枕或靠背,以保持身体稳定;用软枕垫于双膝突出处,以减轻压力;使用毛巾或餐巾遮盖老年人上胸部,把食物放在老年人能看到的地方和手能拿到的地方。喝水时要使用吸管,以免发生呛咳。

3. 进餐后处理　用餐完毕后,需及时撤去餐具,清理食物残渣,督促或协助老年人洗手、漱口。

## 四、排泄护理

排泄过程是维持健康和生命的必要条件,而排泄行为的自理则是保持尊严和社会自立的重要条件。指导与帮助丧失自理能力,或因缺乏有关保健知识而不能正常排尿、排便活动的老年人,是护理人员的重要职责。

### (一) 排泄的评估

1. 排泄能力评估 评估老年人自主排泄能力、取用便器的能力、语言表达能力、服药情况、生活习惯、意识状态、认知能力等。

2. 排泄相关因素评估 评估年龄、饮食、运动、生活习惯、心理因素、社会因素、疾病、药物、手术和检查等对排泄的影响。如脑血管意外、痴呆、情绪障碍、抑郁、泌尿系统结石、炎症等,会导致排泄活动异常。

3. 排便异常的评估 评估既往每日排便的次数、时间、每次排便的量,目前每日排便的次数、时间、每次排便的量,缓泻剂使用情况、疾病服药情况,水分摄入情况、饮食摄入状况及食品的内容,有无脱肛(观察)、腹胀(触诊)、肠蠕动异常(听诊),有无脱水、食欲不振、活动限制等。

4. 排尿异常的评估 评估有无尿路感染症状,有无尿频、尿急、尿痛的情况;有无尿意,排尿间隔时间,排尿控制程度;内裤、会阴部清洁度;排尿的场所;有无膀胱胀满、尿液流出;有无前列腺肥大;有无膀胱、直肠肿瘤等。

### (二) 排泄异常的护理

1. 便秘护理 应适量多食含纤维的食物;养成晨饮一杯白开水或蜂蜜水的习惯;每日适当活动;可自右向左反复自我按摩腹部,促进直肠蠕动;鼓励老年人定时排便。便秘严重者,可采取辅助排便措施,如使用开塞露、灌肠刺激局部润滑粪便,促进排便。如果因干粪便阻塞直肠下部,可用手挖出靠近肛门口处的粪便。根据人体昼夜规律,每天早晨 6:00~7:00 定时排便,有利于预防便秘。

2. 大便失禁护理

(1) 饮食原则。进食营养丰富、少渣少油、易消化、易吸收的食物,以减轻胃肠道的负担。如饮食所含营养不能满足身体的需要时,应从肠道外补充营养。腹泻严重时,可短期禁食,或吃清淡流质,如米汤、面汤、果汁等;恢复期吃少渣少油半流食,如馄饨、汤面、稀粥等;止泻后可吃软食,如菜泥、瘦肉末、软饭等。

(2) 卧床休息。腹泻可导致营养失调,造成老年人身体虚弱。为减少热量消耗,需适当休息,必要时观察血压和皮肤弹性,注意有无脱水及电解质失衡现象。

(3) 大便观察。观察大便色、性、味、量,尽早采集标本送验,帮助诊断,及时治疗(大便标本要选送新鲜、异样的,如脓血、黏液部分)。

(4) 补充水分。鼓励多饮水,如量不够时,可输液防脱水,并注意保持电解质平衡。

(5) 局部皮肤护理。保持会阴部及肛门周围皮肤干燥以防破溃;肛门周围的皮肤常因频繁的稀便刺激而发红,可涂氧化锌软膏;严重者局部烤灯每日两次,每次 20~30 分钟,以保持皮肤干燥。稀便常流不止者,可暂用纱球堵塞肛门口,防止大便流出,保证皮肤完好,以便于治疗。

(6) 其他。掌握卧床老年人排便的规律,及时给予便盆,保持被单整洁,脏、湿后应及时更换。定时提醒老年人上厕所,安排他们睡觉的位置靠近洗手间,使用便壶、便盆或者便椅。

对于疑为传染病腹泻的老年人,应进行消化道隔离。

3. 排尿困难护理　关键是要消除老年人紧张和忧虑的情绪,并针对疾病做相应处理。如老年人排尿时,要创造良好的隐秘环境,尽可能让无关人员避开;夜间在床边放置便器,可减少其顾虑心理。老年人排尿,等候者不要催促,以免排尿受影响。对于尿潴留患者,首先采用诱导、热敷、针灸等方法,尽量避免留置导尿,以防泌尿道感染。

4. 小便失禁的护理

(1) 对症处理,查明原因,做好相应的治疗和护理。

(2) 局部皮肤护理。保持皮肤清洁、干燥,以防长时间潮湿或尿液刺激引起皮肤糜烂、发生压力性损伤;保持被褥整洁、干燥,必要时垫尿垫,湿后及时更换;用温水清洗会阴及肛门周围每日 1~2 次。每次排尿后也应清洗。

(3) 膀胱功能训练。教育老年人有尿意应及时排尿,不应憋尿,注意多饮水,防止泌尿系统的感染。可指导老年人进行盆底肌功能训练:开始时,意念要集中,呼吸保持深而缓,吸气时收缩肛门,同时收缩尿道,产生盆底上提的感觉,需持续收缩 5 秒,呼气时放松。逐渐练习,延长收缩时间达到每次 10~15 秒,每日进行三组锻炼,每组持续 10~15 分钟即可。该训练在坐位、站位时均可进行,训练时需要注意肌肉收缩的强度、速率、收缩持续的时间、重复性和疲劳性。

# 第二节　沟通与交流

沟通是社会生活的基础,反映老年人的智能和社会角色。因老年人感觉器官的功能减退,视力、听力、记忆力下降、反应能力下降,所以在照料老年人的过程中,应注意根据老年人的特点选择有效的、可操作的沟通方式。

## 一、语言沟通的技巧

语言沟通包括面对面的语言沟通、电话访问或视频通话和书面沟通三种。

### (一) 面对面的语言沟通

口头沟通是外向的老年人抒发情感和维护社交互动的途径,而书信沟通则更适合性格内向的老年人。随着年纪渐增以及社会活动的减少,无论老年人原先的人格特征如何,都可能变得比较退缩与内向,从而影响其语言表达能力,甚至可能会出现寂寞和沮丧。此时应提供足够的社交与自我表达的机会,适当予以启发和正向鼓励,但无论老年人接受与否,都应予以尊重。尊重并接受老年人喜欢发问、表达重复的特点,予以耐心柔和的应答。对于听力下降的老年人,沟通者必须提高自己的声音,但语调要柔和;沟通中还应尽可能选择老年人熟悉的方言,并酌情选用一些有年代特色的用语,以激发老年人的兴趣。

### (二) 电话访问或视频通话

利用电话或网络可克服时空距离,有效观察老年人现状,甚至还可以进行咨询、心理疏导或给予诊断、治疗。理想状况下照护人员最好能与老年人建立习惯性的电话、视频联系,这样会使老年人有与外界沟通的喜悦。当电话、视频访问对象有听力障碍、失语症或定向力混乱时,需要有足够的耐心并采用有效的方法。例如,说话时,语句简短、语速放慢,尽可能咬字清楚以及酌情重复;针对失语症的老年人以其特殊的语言确认听懂,譬如复述重要字句或敲打键盘以表示接收到信息;对于认知进行性障碍的老年人,应在开始沟通时,明确介绍访问者与老年人的关系以及此次电话访问的目的。为减少误会的发生，必要时还需以书信复述信息；另外，针对听力困难的老年人可鼓励安装扩音设备，其效果较助听器为佳。

### （三）书面沟通

对于识字的老年人，结合书写方式进行沟通，可发挥提醒的作用，也可提高老年人对健康教育的依从性。但在与老年人进行书面沟通时要注意以下几点：① 应选择较大的字体，且注意文字颜色应与背景色对比度较高；② 对关键的词句应加以强调和重点说明（如选用不同的字体、颜色等）；③ 用词浅显易懂，尽可能使用非专业术语；④ 运用简明的图表或图片来解释必要的过程；⑤ 合理运用小标签，如在小卡片上列出每日健康流程该做的事，并且贴于常见的地方以防记错或遗忘。

## 二、非语言沟通的技巧

非语言沟通包括触摸、体态、倾听和眼神交流，对于认知障碍的老年人来说极其重要，在此过程中必须明确，老年人可能因其功能障碍而较为依赖非语言沟通，但并非意味着其心理认知状态也退回孩童阶段。所以，要避免不适宜的拍抚头部等让老年人感觉不适应和难以接受的动作；要尊重与了解老年人的个性和社会文化背景，以免影响沟通效果；注意观察老年人对何种沟通模式反应良好，并予以强化和多加运用。

### （一）触摸

触摸可表达触摸者对老年人的关爱，而触摸他人或事物则可帮助老年人了解周围环境。然而，触摸并非万能，倘若使用不当，可能会导致老年人情绪躁动或触犯老年人的尊严等。当老年人伤心、生病或害怕时，触摸可给予温暖而关爱，尤其是处于丧亲等极致痛苦的情绪中时，能起到安抚作用。

### （二）身体姿势

当言语无法准确交流时，可适时有效地运用身体姿势辅助表达。日常生活中，能有效强化沟通内容的身体姿势有：① 挥手问好或再见；② 伸手指出物品所在地，指认自己或他人；③ 模仿和加大动作以表示日常功能活动，如洗手、刷牙、梳头、喝水、吃饭；④ 手臂放在老年人肘下或让老年人的手轻勾治疗者的手肘，协助其察觉我们要他同行的方位等。

## 三、沟通的注意事项

### （一）在使用非语言沟通模式过程中的注意事项

1. 维护老年人的尊严与尊重其社会文化背景 如触摸会涉及老年人的隐私时，必须事先得到其允许，且应注意触摸礼仪，在不同的社会文化背景下，存在着一定的差异。

2. 渐进地触摸并注意观察其反应 例如，从单手握老年人的手到双手合握；进行社交会谈时，可渐渐拉近彼此距离；在触摸过程中，观察老年人面部表情和被触摸的部位是松弛（表示接受且舒适）的或是紧绷（表示不舒适）的，身体姿势是退缩的向后靠或者是接受向前倾，都可为下一步措施的选择提供依据。

3. 选择适宜的触摸位置 最易被接受的部位是手，其他适宜部位有手臂、背部与肩膀。头部则一般不宜触摸。

4. 要让老年人事先确定触摸者的存在 部分老年人因为视、听力的渐进丧失，常容易被惊吓，所以应尽量选择从功能良好的那一边开始接触，绝不要突然从背后或在患侧给予触摸。

5. 注意保护老年人的皮肤　老年人的皮肤干燥、皱纹多且皮肤变薄，易脆破，可适当涂抹乳液，尤其需避免使用拉扯等动作。

6. 对老年人的触摸予以正确的反应　照护人员应学习适当地接受老年人用抚摸我们的头发、手臂或脸颊来表达谢意，而不要一味地以老年人为触摸对象。

**（二）与听力下降的老年人沟通时的注意事项**

可以读唇，并加上缓和、明显的肢体动作来有效地辅助表达；对于使用轮椅代步的老年人，注意不要俯身或利用轮椅支撑身体来进行沟通，而应选择坐或蹲在旁边，并维持双方眼睛于同一水平线，以利于平等的交流与沟通。同样，若老年人无法用口头表达清楚时，可鼓励他们以身体语言来辅助表达，以利于双向沟通。

**（三）与唠叨的老年人沟通时的注意事项**

有些老年人喜欢啰嗦、唠叨，因为当他们听到自己的声音时会感到安全。照护人员应耐心地倾听，并保持脸部表情平和，不紧绷或皱眉，说话声音要略低沉平缓，并可适时夸大面部表情，以传达惊喜、欢乐、担心、关怀等情绪。

此外，眼神在脸部表情中尤为重要，所以在与老年人交流时，要注意用眼神传递信息，尤其是认知障碍的老年人。

# 第三节　休息与活动

休息和活动是人类生存和发展最基本的生理需要，同时也是维持人体健康，使机体处于最佳生理和心理状态的必备条件。为老年人创造一个良好的休息环境，并根据老年人的具体情况，协助或指导老年人有计划地进行活动，可维护老年人的身心健康。

## 一、休息与睡眠

### （一）休息

休息是指使身体放松，处于良好的心理状态，以恢复精力和体力的过程。休息并不意味着不活动，有时变换一种活动方式也是休息，如长时间做家务后，可站立活动一下或散散步等。老年人相对需要较多的休息时间，休息需注意以下几点：

（1）有效的休息应满足三个基本条件：充足的睡眠、心理的放松和生理的舒适。因此，简单的卧床限制活动并不能保证老年人处于休息状态，有时这种限制甚至会使其感到厌烦，反而影响了休息的效果。

（2）卧床时间过久会导致运动系统功能障碍，甚至出现压力性损伤、静脉血栓、坠积性肺炎等并发症，因此应尽可能对老年人休息方式进行适当调整，而长期卧床者尤其应注意定时改变体位或者被动运动等。

（3）改变体位时要注意预防直立性低血压或跌倒等意外的发生，如早上醒来时不应立即起床，而需在床上休息片刻，伸展肢体，再准备起床。

（4）看书、看电视、上网可以作为休息形式，但不宜时间过长，应适时举目远眺或闭目养神来调节一下视力。看电视不应过近，避免光线的刺激引起眼睛的疲劳；看电视、电脑的角度也要合适，不宜过低或过高，以免造成颈椎受损。

### （二）睡眠

1. 老年人的睡眠特点　老年人的睡眠时间一般比青壮年少，这是因为老年人大脑皮质功能减退,新陈代谢减慢,体力活动减少,所以所需睡眠时间也随之减少,一般每天约 6 小时。除此之外,老年人的睡眠模式也随年龄增长而发生改变,出现睡眠时相提前,表现为早睡、早醒;也可出现多相性睡眠模式,即睡眠时间在昼夜之间重新分配,夜间睡眠减少、白天瞌睡增多;以及老化引起的脏器功能衰退,导致夜间易醒,睡眠断断续续。有许多因素可干扰老年人的生活节律而影响其睡眠质量,如躯体疾病、精神疾病、社会家庭因素、睡眠卫生不良、环境因素等。而睡眠质量的下降则可导致烦躁、精神萎靡、食欲减退、疲乏无力,甚至疾病的发生,直接影响老年人的生活质量。

2. 睡眠护理　日常生活中可采用以下措施来改善老年人的睡眠质量:① 对老年人进行全面评估,找出其睡眠质量下降的原因进行对因处理。② 营造舒适的睡眠环境,调节卧室的光线和温度,保持床褥的干净整洁,并设法维持环境的安静。③ 帮助老年人养成良好的睡眠习惯,应提倡规律睡眠、早睡早起和午间小憩的习惯。对于已养成的特殊睡眠习惯,不能强迫其立即纠正,需要多解释并进行诱导,使睡眠时间尽量正常化。尽量控制白天睡眠时间在 1 小时左右,同时注意缩短卧床时间,以保证夜间睡眠质量。④ 晚餐应避免吃得过饱,睡前不饮用咖啡、酒或大量水分,并提醒老年人于入睡前如厕,以免夜尿增多而干扰睡眠。⑤ 情绪对老年人的睡眠影响很大,由于老年人思考问题比较执着,往往会反复考虑而影响睡眠,尤其是内向型的老年人,所以有些问题和事情不宜晚间告诉老年人。⑥ 向老年人宣传规律锻炼对减少应激和促进睡眠的重要性,指导其坚持参加力所能及的日间户外活动。⑦ 镇静剂或安眠药可帮助睡眠,但也有许多副作用,如抑制机体功能、降低血压、影响胃肠道蠕动和意识活动等,因此应尽量避免选用药物帮助入睡,必要时可在医生的指导下根据具体情况选择合适的药物。

## 二、身体活动

### (一) 身体活动对老年人的重要性

身体适当的活动有利于机体在生理、心理和社会各方面获得益处。

1. 神经系统　通过肌肉活动的刺激,协调大脑皮质兴奋和抑制过程,促进细胞的供氧能力。特别是对脑力工作者,活动可以解除大脑疲劳,促进智能的发挥,并有助于休息和睡眠。

2. 心血管系统　活动可促进血液循环,使血流速度加快、心输出量增加、心肌收缩能力增强,改善心肌缺氧状况,促进冠状动脉侧支循环,增加血管弹性。另外,活动可以促进脂肪代谢,加强肌肉发育。因此活动可有效预防和延缓心血管疾病的发生和发展。

3. 呼吸系统　活动可提高胸廓活动度,改善肺功能,使更多的氧进入机体与组织交换,保证脏器和组织的需氧量。

4. 消化系统　活动可促进胃肠蠕动,刺激消化液分泌,有利于消化和吸收,促进机体新陈代谢,改善肝、肾功能。

5. 肌肉骨骼系统　活动可使骨质密度增厚,韧性及弹性增加,延缓骨质疏松,加固关节,增加关节灵活性,预防和减少老年性关节炎的发生。运动还可使肌肉纤维变粗,坚韧有力,增加肌肉活动耐力和灵活性。

6. 其他　活动可以增强机体的免疫功能,提高对疾病的抵抗力。对于糖尿病的老年人来说,活动是维持正常血糖的必要措施。另外,活动还可以调动积极的情绪。总之,活动对机体各个系统的功能都有促进作用,并能预防身心疾病的发生。

**（二）影响老年人活动的因素**

1. 心血管系统

（1）最高心率下降。运动时的最高心率（maximal heart rate，MHR）可反映机体的最大摄氧量。研究发现，当老年人做最大限度的活动时，其MHR要比成年人低。这是因为老年人的心室壁弹性比成年人弱，导致心室的再充填所需时间延长。

（2）心输出量下降。老年人的动脉弹性变差，使得其收缩压增高，后负荷增加。外周静脉滞留量增加，外周血管组织阻力增加，也会引起部分老年人出现舒张压升高。所以，当老年人增加其活动量时，血管扩张能力下降，引起回心血量减少，造成心输出量减少。

2. 肌肉骨骼系统　肌细胞因为老化而减少，同时肌张力下降。据统计，50岁以上的人肌肉力量每10年下降10%，而70岁以上的人则每10年下降高达30%。老化对骨骼系统的张力、弹性、反应时间以及执行功能都有负面的影响，这是造成老年人活动量减少的主要原因之一。

3. 神经系统　老化可造成脑组织血流减少、大脑萎缩、运动纤维丧失、神经树突数量减少、神经传导速度变慢，导致对刺激的反应时间延长，这些可从老年人的运动协调、步态中看出。除此之外，老年人因为前庭器官过分敏感，导致对姿势改变的耐受力及平衡感缺失，故应提醒其注意活动的安全性。

4. 其他　老年人常患有慢性病，对活动的耐受力下降。如帕金森病可造成步态的迟缓和身体平衡感的丧失；骨质疏松症会造成活动受限，而且容易跌倒造成骨折等损伤。此外，老年人还可能因为所服用药物作用和副作用、疼痛、孤独、抑郁等原因而不愿意活动。

**（三）老年人身体活动的指导**

1. 老年人的活动强度

科学的锻炼对人体健康最为有利，比较适合老年人选择的锻炼项目有散步、慢跑、游泳、跳舞、太极拳与气功等。有效的运动要求有足够且又安全的强度，老年人的活动强度应根据个人的能力及身体状态来选择。

运动时的心率可反映机体的摄氧量，而摄氧量又是机体对运动量负荷耐受程度的一个指标，因而可通过观测心率变化来控制运动量。目标心率（target heart rate，THR），又称有效心率，是运动中能获得最佳效果并确保安全的心率。1990年美国运动医学会提出以健身为目的的运动应以中低强度为主，通常取最大心率的60%～85%作为THR。一般而言，对于体能良好者、普通者和不佳者THR范围应分别介于MHR的70%～85%、60%～75%和50%～75%之间。而MHR的确定方法有直接测定（递增负荷试验）和间接推算，但前者方法复杂，且对于中老年人和疾病人群存在一定的危险性，所以在实际应用中多采用公式（常用公式：MHR＝220－年龄）进行推算。因此，一般认为老年人在运动中应达到的THR范围应是本人MHR的60%～80%。也有学者认为应把70岁以上老人的THR范围再增加或减少10%，因为70岁以上的老年人多数患有各种疾病，通常用180（适用于体弱者）或170（适用于身体健壮者）减去年龄。

患病老年人运动强度的确定应非常慎重，特别是心血管疾病的患者。有条件者应在专业人员的监护下利用相应的仪器检查测定机体功能状态，如心肺运动试验，是将静态肺功能、运动心电图以及心肺储备能力结合在一起对心肺功能及运动耐力进行综合评价的一种检查方法。依据心脏康复专家开具的运动处方选择适合自己的运动，并在运动过程中备好相应的急救药物，并严密监测，如果出现严重的胸闷、气喘、心绞痛或心率反而减慢、心律失常等情况,应立即停止运动,及时就医。

2. 老年人活动的注意事项

(1) 正确选择:老年人可以根据自己的年龄、体质、身心状况、场地条件,选择适当的运动项目,如有研究显示,打太极可更明显减轻老年妇女的焦虑,而民族舞蹈则对于抑郁更加有效。锻炼计划的制订应符合老年人的兴趣并考虑到其能力,而锻炼目标的制定则必须考虑到他们对自己的期望。这样制订出来的活动计划老年人才愿意坚持。

(2) 循序渐进:机体对运动有一个逐步适应的过程,所以应先选择相对易开展的活动项目,再逐渐增加运动的量、时间、频率。每次给予新的活动内容时,都应该评估老年人对于此项活动的耐受性。

(3) 持之以恒:通过锻炼增强体质、防治疾病,要有一个逐步积累的过程。在取得疗效以后,仍需坚持锻炼,才能保持和加强效果。

(4) 运动时间:老年人运动的时间以每周 3～4 次、每次半小时左右为宜。饭后则不宜立即运动,因为运动后会减少对消化系统的血液供应及兴奋交感神经而抑制消化功能,从而影响消化甚至导致消化系统疾病。

(5) 运动场地与气候:尽可能选择空气新鲜、安静清幽的公园、庭院、湖边等地。注意气候变化,夏季户外运动要防止中暑,冬季则要防跌倒和感冒,雾霾天气则不宜进行室外活动。

(6) 其他:年老体弱、患有多种慢性病或平时有气喘、心慌、胸闷或全身不适者,应请医生检查,并根据医嘱进行运动,以免发生意外。除此之外,在患有急性疾病、出现心绞痛或呼吸困难、情绪激动等情况下应暂停锻炼。

3. 患病老年人的身体活动

老年人常因疾病困扰而导致活动障碍,特别是卧床不起的病人,如果长期不活动很容易导致失用性萎缩等并发症。因此,必须帮助各种患病老年人进行活动,以维持和增强其日常生活的自理能力。

(1) 瘫痪老年人:这类老年人可借助助行器等辅助器具进行活动。一般说来,手杖适用于偏瘫或单侧下肢瘫痪病人,前臂杖和腋杖适用于截瘫病人。步行器的支撑面积较大,较腋杖的稳定性高,多在室内使用。不同类型的步行器选择的原则是:两上肢肌力差、不能充分支撑体重时,应选用腋窝支持型步行器;上肢肌力较差、提起步行器有困难者,可选用前方有轮型步行器;上肢肌力正常、平衡能力差的截瘫病人可选用交互型步行器。

(2) 为治疗而采取制动状态的老年人:制动状态很容易导致肌力下降、肌肉萎缩等并发症,因此应确定尽可能小范围的制动或安静状态;在不影响治疗的同时,尽可能地做肢体的被动运动或按摩等,争取早期解除制动状态。

(3) 不愿甚至害怕活动的老年人:部分老年患者因担心病情恶化或影响自我形象等而不愿活动,对这类老年人要耐心说明活动的重要性,鼓励其一起制订活动计划,营造合适的运动氛围;条件允许时可给予专业指导,尽量提高其对于运动的兴趣和信心。

(4) 痴呆老年人:为便于照料,人们常期望痴呆老年人在一个固定的范围内活动,因而对其采取了许多限制的方法。但其实这种限制极大地减低了该群体的生活质量。照护人员应该认识到为延缓其病情的发展,必须给予痴呆老年人适当的活动机会,以及增加他们与社会的接触。

## 三、中医养生

养生,即保养生命,是指根据人的生命过程规律主动进行物质与精神的身心养护活动。也就是说,人们采取各种方法保养五脏,使生命得以绵长。它涉及诸多学科,包括中医学、康复学、营养学、美学、心理学、国学、物理学、化学、艺术、烹饪、运动学、道学等。

中医养生的实质是把静神、动形、固精、调气、食养及药饵相结合,以调饮食、慎起居、适寒温、和喜怒为其基本养生观点。

### (一) 养生的意义

1. 增强体质　体质是指人体在生命过程中,禀赋于先天,并受到后天多种因素的影响,所形成的形态、心理及生理功能上相对稳定的特质。体质健壮者,气血充足,正气强盛,抗病能力较强,不易患病;反之,体质虚弱者,气血不足,正气亏虚,抗病能力较差,容易患病。所以,增强体质是养生防病的重要目的。体质的形成受先天因素和后天因素影响,先天因素取决于父母,后天因素主要包括饮食营养、生活起居及劳动锻炼等。体质是相对稳定的,但也并不是一成不变的,它可以通过中医养生调摄的方法来进行改善。如先天禀赋薄弱的人,若后天摄养有度,可使体质由弱变强,弥补先天之不足而获得长寿。

2. 预防疾病　疾病的发生是因为人体正气相对虚弱,邪气乘虚侵袭,破坏了人体阴阳相对平衡的结果,通过养生调摄,一方面可以保养人体的正气,提高机体抵御病邪的能力,另一方面防止邪气的侵入,从而预防疾病的发生。

3. 延缓衰老　衰老是指随着年龄的增长,机体各脏腑组织器官的功能逐步衰退的动态过程。人类具有相对固定的寿命期限,衰老是生命过程中的自然规律,是不可抗拒的。但生活中早衰现象也很多,除了先天禀赋有差异外,还与社会因素、环境变迁、精神刺激等对人的不良影响有关,其中60%~70%的早衰患者是因为不良的生活方式。因此,只要在日常生活中摒弃不良的生活行为,坚持自我养生保健,就可以延缓衰老、保持健康、颐享天年。

### (二) 中医养生的基本原则

1. 天人相应　人的生存依赖于自然界,受自然规律的支配和制约,也就是人与天地相参、与日月相应,这种天人相应、"天人合一"学说是贯穿于整个中医学的根本原则,是顺时养生的理论依据。

(1) 积极主动,顺应自然:人应该主动调摄,趋利避害,达到与自然界万物通应统一。

(2) 协调内外,调内为主:内因是主导,外因是条件,外因通过内因而发生作用。对于人体而言,正气是根本,邪气是外在因素,邪气通过消耗、损伤正气而导致疾病,因此必须优先顾护和调养正气。

(3) 因时之序,顺应天时:顺应自然养生包括顺应四时(四季)调摄和顺应昼夜晨昏调养。昼夜变化,与四季相对应,所谓朝则为春、日中为夏、日落为秋、夜半为冬。白昼阳气主事,入夜阴气主事。四时与昼夜的阴阳变化,人亦应之。因此,生活起居要顺应四时昼夜的变化,动静和宜,衣着适当,饮食合理,体现春夏养阳、秋冬养阴的原则。

2. 形神共养,动静结合　形神合一,是中医学的生命观。形在人体即肌肉、血脉、筋骨、脏腑等组织器官,也包括精、气、津、液等生命物质;神在人体即情志、意识、思维等心理活动现象,有时也指生命活动的全部外在表现。形与神之间相互依存、相互影响,密不可分,是协调统一的整体。所谓形神共养,是指不仅要注意形体的保养,而且还要注意精神的摄生,使形体强健,精力充沛。形神共养中,养神为首务,神明则形安。神为生命的主宰,宜于清静内守,而不宜躁动妄耗。形体是人体生命的基础,中医养生学主张动以养形,用劳动、舞蹈、散步、按摩等,以运动形体,调和气血,疏通经络,通利九窍。静以养神,动以养形,动静结合,刚柔相济,以动静适宜为度。

3. 保精护肾  保精护肾是指利用各种手段和方法来调养肾精,使精气充足,体健神旺,从而达到延年益寿的目的。精是构成人体和促进人体生长发育的基本物质,精气神是人身"三宝",精化气,气生神,神御形,精是气、形、神的基础,为健康长寿的根本。精禀于先天,养于水谷而藏于五脏,五脏安和,精自得养。五脏之中,肾为先天,主藏精。故保精重在保养肾精。中医养生学强调节欲以保精,使肾精充盛,有利于心身健康。若纵情泄欲,则精液枯竭,真气耗散而未老先衰。节欲并非绝欲,乃房事有节之谓。保养肾精之法甚多,除节欲保精外,尚有运动保健、导引补肾、按摩益肾、食疗补肾和药物调养等。

4. 调养脾胃  脾胃为后天之本、气血生化之源,故脾胃强弱是决定人之寿夭的重要因素。脾胃健旺,水谷精微化源充盛,则精气充足,脏腑功能强盛,神自健旺。脾胃为气机升降之枢纽,脾胃协调,可促进和调节机体新陈代谢,保证生命活动的正常进行。因此,中医养生学十分重视调养脾胃,通过饮食调节、药物调节、精神调节、针灸按摩、气功调节、起居劳逸调摄等,以达到健运脾胃、调养后天、延年益寿的目的。其中,饮食调节是调养脾胃的关键。

总之,先天之本在肾,后天之本在脾,先天生后天,后天养先天,两者相互促进,相得益彰。调补脾肾是培补正气之大旨,也是全神保形而防早衰的重要途径。

**(三) 中医养生的方法**

1. 顺时摄养  顺时摄养是指顺应四时气候、阴阳变化的规律,从精神、起居、饮食、运动诸方面综合调养的养生方法。

(1) 春季是万物生发的季节,阳气升发,有利于人体化生精气血津液,养生活动应注意养阳,以促进人体的新陈代谢。例如,精神调养上可结合踏青春游等室外活动,使人精神愉快,阳气畅达;起居上宜早睡早起;初春乍暖要注意衣着保暖,防止感冒;饮食上宜选用辛甘微温之品,辛甘发散以助阳气升发,温食以护其阳;锻炼宜选轻柔舒缓的户外锻炼项目,如太极拳、八段锦等,动形以养生,有利于人体的吐故纳新,气血调畅。

(2) 夏季是万物繁茂的季节,为阳旺之时,人体的阳气最易发泄,因而养生活动要注意养阳。例如,精神调养要求神清气和,快乐欢畅,使人体气机宣畅;饮食上宜清淡爽口,易于消化,切忌贪凉饮冷太过,注意保养阳气;运动要适度,宜安排在傍晚或清晨进行,以避其暑热,防止对人体的阳气津液消耗过大。

(3) 秋季是万物成熟的季节,阳气始敛,阴气渐长,养生活动应注意收敛精气,保津养阴。精神调养上要注意培养乐观情绪,保持安宁的心境,使神气收敛;起居上宜早睡早起;衣着要根据初秋或深秋的气候特点而增减;秋燥季节,室内要注意保持一定的湿度,饮食上要防燥护阴;运动宜静功锻炼。

(4) 冬季是万物收藏的季节,阴寒盛极,阳气团藏,养生活动应注意敛阳护阴,以养藏为本。精神调养上应采用适宜的调养方法,勿使情志过极,无扰乎阳;起居上早卧晚起;衣着应注意保暖;饮食宜热食,以护阴潜阳,但不宜过食燥热辛辣之品,以免化热伤阴;待日出后再行锻炼,如遇大雪浓雾天气不宜锻炼。

2. 调神养生

(1) 养静藏神,要求人们保持心境的安宁、愉快和达到虚怀若谷、无私寡欲的精神境界。养静的关键在于节欲。所谓节欲,指要求人们做到对一切声名物欲应有所节制,不可过分地贪求。如过分贪求,不予节制,或所欲不遂而恚嗔连连,均可损正折寿。养静藏神也就是心如止水。

(2)动形怡神。动形不仅可以促进气血流畅,舒筋活络,协调脏腑功能活动,使人精神焕发,心旷神怡,而且还有助于安眠静神。具体方式包括散步、传统健身术、体育锻炼等。

(3)移情易性,通过一些情趣高雅、动静相宜的活动排遣情思烦恼,有琴棋书画移情、运动移情,如欣赏音乐、戏剧、歌舞、读书交友、养花弄草等,培养情趣、陶冶情操、怡心养神的作用,使人更加热爱生活。

3. 惜精养生 惜精养生要顺应天性、自然、四时、身体和年龄,保持健康的性生活,强调欲有节制和注意房事卫生。

4. 饮食养生

(1)提倡饮食有节:定时定量,避免饥饱失常,每餐保持"七分饱",可以避免出现胃病、保护脑部健康,还可控制体重、远离肾病。

(2)克服偏食:饮食养生的主要手段和内容,它强调了平衡膳食,全面合理营养的食养观点,主要表现在偏寒偏热和五味的偏嗜。食生冷寒凉,易伤脾胃阳气;长期偏食辛温燥热,易致胃肠积热或加重痔疾等。五味养脏,各有其亲和性,不可长期偏嗜某种饮食,以避免脏气偏胜而功能失调。

(3)药膳保健:将食物与药物相配合,通过药物的炮制加工与食品的烹调加工而制成,具有防治疾病、保健强身作用的美味食品。常见的有人参、黄芪、枸杞、芝麻、阿胶等。

5. 运动养生 运动、体育锻炼可以活动筋骨、调节气息、静心宁神、畅达经络、疏通气血、和调脏腑,达到增强体质、防治疾病、益寿延年的目的,这种养生方法称为运动养生。它强调动静结合,练养相兼,循序渐进,持之以恒。

(1)传统健身术:我国传统健身术,内容非常丰富,有五禽戏、太极拳、八段锦、易筋经、气功、武术等运动,其功法各异,各有特色。有以动为主的运动健身,使关节筋骨肌肉得到充分锻炼,畅通百脉,调和气血,活跃脏腑功能;也有以静为主,主练"意、气、形"。

(2)现代运动养生方法有慢跑、徒步、游泳以及利用现代康复训练技术进行养生,如训练肌力、耐力和各个关节功能。

6. 中医中药方法养生

(1)药物养生:补益扶正是中医学药物养生的基本法则,调补肾脾是药物养生的中心环节。切记应在中医师的指导下正确养生。

(2)沐浴养生:属于中医外治法的范畴,是中医学的宝贵遗产。"沐"意为洗头,"浴"意为洗身。沐浴康养是指在中医理论指导下,利用水、药物、温泉、泥沙、空气等天然因素,作用于体表,循行经络,内达脏腑,从而达到疏通经络、祛风散寒、调和气血、平衡脏腑功能。

(3)针灸、推拿(又称按摩):中医养生法的特色之一,是运用不同的方法调整经络气血,增强体质、防病治病。推拿是通过运用手和手指的技巧,施以按、点、揉、搓、推、拿、抓、打、压等手法,作用于人体经络、腧穴、肢体、关节等部位,调整机体功能、调整生物信息和纠正异常解剖位置。针灸、推拿广泛用于养生保健方面。针灸含针刺和灸法两个方面,针刺主要是用毫针刺激人体的穴位,运用迎、随、补、泻的手法以激发经气,达到疏通经络、调节虚实、调和阴阳,调动机体的新陈代谢。灸法是采用艾绒或其他药物,在身体某些特定穴位上施灸,借助于药物烧灼、熏熨等温热刺激,以达到和气血、调经络、养脏腑、益寿延年的目的,是我国独特的养生方法之一。

（4）拔罐、刮痧：拔罐是以罐为工具，利用燃烧、抽吸、挤压等方法排除罐内空气，造成负压，使罐吸附于体表特定部位，产生广泛刺激，形成局部充血和瘀血现象，是驱风寒湿痹、强身健体的一种养生方法。刮痧是以中医经络腧穴理论为指导，通过特制的刮痧器具和相应的手法，蘸取一定的介质，在体表进行反复刮动、摩擦，使皮肤局部出现红色粟粒状，或暗红色出血点等"出痧"变化，从而达到活血透痧的作用。其具有简单、方便、经济、有效的特点，运用广泛。

（5）敷贴养生：中医常用的临床外治方法。"冬病夏治，夏病冬治"是根据中医的阴阳理论采取的一种治疗原则，如"三伏贴""三九贴"等。

（许连珠　张雨梦）

**思考题**

1. 如何做好老年人的皮肤护理？
2. 简述老年人的营养需求和饮食原则。
3. 简述老年人身体活动动的注意事项。
4. 请列举中医养生的具体方法。

# 第五章　老年人安全照护

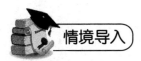 情境导入

　　冯大爷,男性,72岁,确诊高血压8年,糖尿病7年。平日定期服用贝那普利、螺内酯降压,血压波动在120~140/85~95 mmHg;服用格列齐特降血糖,血糖波动在6~8 mmol/L。3天前外出旅游,自行改螺内酯为氢氯噻嗪联合贝那普利降压。1天前出现烦渴、多尿,并逐渐出现反应减慢,2小时前出现呼之不应。患者平时因失眠常服用地西泮等镇静药,还喜服用维生素C、西洋参等非处方药品,住院治疗一个月后回到家中。

　　1. 冯大爷住院期间可能出现了哪些药物不良反应?
　　2. 照护人员应该从哪几方面评估影响老年人的安全因素?
　　3. 冯大爷回到家中,照护人员如何进行居家环境的安全干预?

　　随着年龄增长,老年人生理、心理特征及社会角色逐渐发生转变,由于慢性疾病、生活自理障碍、认知功能减退和心理变化,其自身控制环境的能力下降,应对环境突发因素能力也随之下降,较易出现诸多安全问题。

　　在为高龄老人提供长期护理服务中,照护人员是否了解老年人安全照护需求并实施有效安全照护直接关系到老年人的生活质量和生命安全。

## 第一节　老年人用药安全

　　随着年龄增长,由于各脏器组织结构和生理功能退行性改变,老年人通过不同途径摄入药物后,机体的吸收、分布、代谢和排泄过程都将受到影响,使其对药物的处理能力和耐受性下降。因此,做好老年人的用药安全和护理尤为重要。

## 一、老年人药物代谢和药效学

### (一) 老年人药物代谢特点

药物代谢动力学,简称药动学,是将动力学原理用于药物的一门学科,是研究药物在人体内的吸收、分布、代谢和排泄过程及药物浓度随时间变化规律的科学。

老年药动学改变的特点有:药代动力学过程降低,绝大多数药物的被动转运吸收不变、主动转运吸收减少,药物代谢能力减弱,药物排泄功能降低,药物消除半衰期延长,血药浓度增高。

1. 药物的吸收 药物吸收速度与机体内环境、药物性质、药物剂型和给药途径密切相关。老年人大多数药物都通过口服给药,药物经胃肠道吸收后进入血液循环,到达靶器官发挥效应。因此,胃肠道功能的改变会对药物的吸收产生影响。主要表现为以下几点:

(1) 胃酸分泌减少。老年人胃酸分泌减少导致胃液 pH 升高,胃黏膜萎缩,胃壁细胞功能下降,可影响药物离子化程度。多数老年人唾液淀粉酶减少,胃蛋白酶、胰淀粉酶和胰脂肪酶等分泌减少且活性降低。因此,老年人的消化功能减弱、药物吸收功能低下。

(2) 胃排空速度减慢。老年人胃排空速度减慢,药物到达小肠的时间会延迟。因此,药物的吸收延缓、速率降低,有效血药浓度到达的时间推迟,特别对在小肠远端吸收的药物或肠溶片有较大的影响。

(3) 肠道肌张力下降。随着年龄的增长,老年人肠蠕动进一步减慢,导致肠内容物延缓排空,药物与肠道表面接触时间延长,使药物吸收增加。

(4) 胃和肝血流量减少。超过 60 岁的老年人,他们的肝脏重量大概占其体质量的 1.6%。同时年龄的增加会使得肝血流量减小,超过 60 岁的老年人,他们的肝血流量下降比例高达 45%,由于肝脏微粒体酶原本的活动延长并迟缓,因此临床药物的作用延长,肝血流量减少,使药物首过效应减弱。

2. 药物的分布 药物的分布是指药物经人体吸收后随血液循环到各组织间液和细胞内液的过程。此过程可随着老年人机体组成成分、组织器官的血液循环、血浆蛋白结合率及器官与药物亲和力等的变化而改变。其主要影响因素如下:

(1) 机体组成成分的改变。老年人细胞内液减少,使机体总水量减少,故水溶性药物如乙醇、吗啡等分布容积减小,血药浓度增加;老年人脂肪组织增加,非脂肪组织减少,使脂溶性药物作用持续较久,半衰期延长,药物如地西泮、利多卡因等在老年人组织中分布容积增大,药物作用持久,半衰期延长,易在体内蓄积中毒;老年人血浆白蛋白含量比年轻人少,导致与血浆白蛋白结合率高的药物游离型成分增加,分布容积增大,药效增强,易引起不良反应。

(2) 血浆蛋白的结合能力改变。老年人由于脏器功能减退,多种慢性病同时存在,需同时服用两种及以上的药物。由于不同药物对血浆蛋白结合具有竞争性置换作用,从而改变其他游离型药物的作用强度和持续时间。

3. 药物的代谢 药物代谢指药物在体内多种药物代谢酶(尤其肝药酶)的作用下,化学结构发生改变的过程,又称生物转化或药物代谢。肝脏是药物代谢的主要器官,并随年龄的增长而老化。老年人肝血流量和细胞量比成年人降低 40%~65%。因此,药物代谢减慢,半衰期延长,易造成药物在体内蓄积。老年人在使用经肝脏代谢药物时应减少用药剂量,延长给药间隔时间。

4. 药物的排泄　在药物排泄方面,人体药物清除的器官主要是肾脏。年龄的增加会使得肾血流量和功能性肾单位量减少,药物的清除速度减小,同时血药浓度增加,会出现毒性反应。另外,如果老年人喝水过少,也会对药物排泄造成影响。如果摄入的蛋白量过少,老年人尿液一般会是碱性,在碱性尿液中碱性药物会发生再吸收,使得血浆中一些药物的浓度增加,延长了半衰期,导致临床药物在老年人体内的蓄积中毒。

### (二) 老年人药效学特点

药效学是研究药物对机体的作用及其规律,阐明药物防治疾病的机制的科学。老年药效学改变的特点有:① 对大多数药物敏感性增高、作用增强,如阿片类药物;② 对少部分药物敏感性降低,药物耐受性降低,药物不良反应发生率增加,用药依从性降低。

1. 中枢神经系统药物敏感性　对中枢神经系统抑制药敏感性升高,而对中枢神经系统兴奋药敏感性下降。

2. 心血管系统药物反应性　主要有:① 易出现心脏传导减慢或阻滞,对 β-受体阻滞剂等,对心脏有传导抑制作用的药物应减量;② 易导致动脉血管硬化,脉压增大,易出现体位性低血压,以及患高血压时易出血;③ 易出现低钾血症。

3. 糖皮质激素、降血糖药物反应性　主要有:① 应用糖皮质激素时不良反应增加,如出血、骨质疏松、白内障等;② 应用胰岛素,特别是长效胰岛素及口服降糖药物时,易致低血糖多与进食少,与药物过量或未按时进食有关。

老年人在选用药物时应注意观察药物的效果,尤其注意不良反应的变化,同时考虑个体差异,做到合理用药。

## 二、老年人常见药物不良反应

药物不良反应是指在正常给药剂量范围内,药物可引起与用药目的无关或具有毒性的反应。在疾病的控制和治疗过程中,药物治疗是非常重要且常用的治疗手段。随着老年人胃肠功能下降,生理机能以及脏器等功能的不断衰退,药物吸收效果受到影响;并且,肝脏对药物代谢功能也发生逐渐衰退,使得药物的生物转化效率逐渐降低,易引起药物中毒。与此同时,目前很多医院在药物治疗上普遍采用联合用药方式,因此,更易引起老年人出现用药不良反应的现象。常见的药物不良反应如下:

### (一) 精神神经症状

中枢神经系统、尤其大脑最易受药物作用的影响。老年人中枢神经系统对某些药物的敏感性增加,可引起精神错乱、抑郁和痴呆等。精神错乱常常是老年人药物中毒的早期表现,如洋地黄中毒时,老年人的早期表现为因脑供血不足引起精神状态改变。

### (二) 直立性低血压

直立性低血压,又称体位性低血压。老年人血管运动中枢的调节功能没有年轻人灵敏,压力感受器易发生功能障碍,即使没有药物的影响,也会因为体位的突然改变而发生头晕。使用降压药、利尿药、血管扩张药等,更易发生,应特别注意预防。

### (三) 肝、肾毒性

大多数药物经肝代谢、肾排泄,而老年人的肝、肾血流量均有不同程度的减少,功能减退,故易产生药物蓄积中毒。此外,老年人常发生药物性的肝损害,如对乙酰氨基酚的血药浓度过高,便能对肝造成严重损害,长期服用该药物的老年人可造成急性间质性肾炎或肾乳头坏死。静脉滴注四环素可产生高氮质血症,严重者出现肝、肾损害。

#### (四) 耳毒性

老年人由于内耳毛细胞数目减少,易受药物的影响产生前庭症状和听力下降。年老体弱者经常使用氨基糖苷类抗生素和多黏菌素可致第八对脑神经损害。前庭损害的主要症状有眩晕、头痛、恶心和共济失调;耳蜗损害的症状有耳鸣、耳聋。由于毛细胞损害后难以再生,故可产生永久性耳聋。所以,老年人使用氨基糖苷类抗生素时应减量,最好避免使用此类抗生素和其他影响内耳功能的药物。

#### (五) 尿潴留

三环抗抑郁药和抗帕金森病药有副交感神经阻滞作用,老年人使用这类药物可引起尿潴留,伴有前列腺增生及膀胱颈纤维病变的老年人更易发生尿潴留,所以在使用三环抗抑郁药时,开始应以小剂量分次服用,然后逐渐加量。患有前列腺增生的老年人,使用呋塞米、依他尼酸等强效利尿剂也可引起尿潴留,在使用时应加以注意。

由于老年人的机体功能下降,在使用药物治疗时,要注意观察老年人用药后可能出现的不良反应,尽量做到从小剂量开始用药,选用便于老年人服用的药物剂型,规定适当的服药时间和间隔,提高老年人服药依从性等,预防老年人用药不良反应的发生。

### 三、老年人安全用药的护理

#### (一) 老年人的用药原则

合理用药是指要求患者接受的药物适合其临床的需要,药物剂量应符合患者的个体化要求,疗程适当,药物对患者及其社区最为低廉。由此可见,合理用药包括三个基本要素:安全、有效和经济。老年人由于各器官贮备功能及身体内环境稳定性随年龄而衰退,所以对药物的耐受程度及安全幅度均明显下降。老年人合理用药应遵循以下五大原则:

1. 受益原则　用药要有明确的适应症,特别是给老年人用药时需权衡利弊。当用药的受益与风险比值大于 1 时,认为用药对患者有益则可用;反之,如果受益与风险比值小于 1 时,则不用药。同时,选择疗效确切而毒副作用小的药物。例如,无危险因素的非瓣膜性心房纤颤的成年人,若用抗凝治疗并发出血危险的每年约 1.3%,而未采用抗凝治疗每年发生脑卒中的仅为 0.6%。因此,对这类患者不需抗凝治疗。

2. 五种药物原则　五种药物原则是指老年人同时用药不能超过五种,这主要是考虑到用药数目与药物不良反应发生率的关系。过多使用药物不仅会增加经济负担,减少依从性,同时还增加了药物相互作用。虽然并非所有药物的相互作用都能引起药物不良反应,但无疑会增加潜在的危险性。联合用药品种越多,药物不良反应发生的可能性越高。用药品种要少,治疗时分轻重缓急,最好控制在五种以下。

3. 小剂量原则　老年人用药量在《中国药典》中规定为成人量的 3/4;一般开始用成人量的 1/4~1/3 后根据临床反应调整剂量,直至出现满意疗效且无药物不良反应为止。剂量要准确适宜,老年人用药要遵循从小剂量开始逐渐达到适宜于个体的最佳剂量,把药量掌握在最低有效量,才是老年人的最佳用药剂量。同时也要遵守剂量个体化原则,主要根据老年人的年龄、健康状况、体重、肝肾功能、临床情况、治疗反应等进行综合考虑。

4. 择时原则　择时原则是指选择最佳时间服药,以提高疗效和减少不良反应。因为许多疾病的发作、加重与缓解都具有昼夜节律的变化,如夜间容易发生变异型心绞痛、脑血栓和哮喘,类风湿关节炎常在清晨出现关节僵硬。因此,进行择时治疗时,主要根据疾病的发作、药动学和药效学的昼夜节律变化来确定最佳用药时间。

5. 暂停用药原则　老年人在用药期间,应密切观察,一旦出现新的症状,应考虑为药物的不良反应或是病情进展。前者应停药,后者则应加药。服药的老年人出现新的症状时,停药受益可能多于加药受益。因此,暂停用药是现代老年病学中较为简单且有效的干预措施之一。

### (二) 老年人用药评估

照护人员应全面评估老年人的用药情况,预防或消除药物不良反应的发生。主要包括以下几个方面:

1. 用药史　详细评估老年人的用药史,建立完整的用药记录,包括既往和现在的用药记录、药物的过敏史、引起不良反应的药物,以及老年人对药物的了解情况。

2. 各系统老化程度　仔细评估老年各脏器的功能情况,如肝、肾功能的生化指标,以便合理使用药物,并在用药过程中进行观察。

3. 服药能力评估　评估老年人的智力状态包括阅读能力、理解能力、记忆力等;日常生活能力包括视力、听力、吞咽能力、获取药物的能力等。通过对老年人服药能力的评估,便于及时辅助老年人用药和观察用药后病情变化。

4. 心理、社会状况　了解老年人的文化程度、饮食习惯、家庭经济状况,对当前治疗方案和护理计划的了解、认识程度和满意度,家庭的支持情况,对药物有无依赖、期望、恐惧等心理,有针对性地实施心理护理和社会支持。

### (三) 根据不同给药途径实施用药护理

1. 口服给药　口服给药是最简单、方便且相对较安全的给药方法,无痛苦、易接受。因此,老年人多采用此途径给药。在给药过程中应注意以下几点:

(1) 一般情况下,服药的姿势采取站立位、坐位或半卧位,因卧位容易发生误咽呛咳,并使药物进入胃内的速度减慢,而影响药物吸收,故卧床老年人尽量坐起来服药,服药10～15分钟后再躺下。

(2) 药物溶解于水中较易吸收,产生药效。因此,服药时鼓励老年人用温开水送服,不用茶水、咖啡或饮料服药,避免将药片干咽。

(3) 特殊用药如铁剂酸类对牙齿有害,可使用吸管服用,服后再漱口以防牙齿损害,服用心苷类药物时,服前要测量脉搏,如脉率少于60次/分或节律不齐应停止服药,并告之医生。

(4) 特殊人群用药,如有吞咽困难的老年人,口内经常残留药物,未完全咽下,而影响药吸收,因此不宜使用片剂,最好用液体剂型如冲剂、口服液等。对于记忆力差的老年人,人员可标注药物名称、药效、用量、时间,帮助其用大字做好标记,规定适当的服药时间和间隔,最好设置闹钟提醒,以防漏服。

2. 肌内注射　肌内注射起效快,老年人肌肉少,注射时容易损伤神经或其他组织,并且老年人组织弹性差,注射部位易出血。因此,应加强无菌操作并经常更换注射部位。不可在肢体活动受限部位注射药物以免造成吸收迟缓。偏瘫患者应在健侧注射,注意观察注射部位有无感染。

3. 静脉给药　静脉给药起效快,急性疾病或危重患者宜使用该途径。老年人在通过此种途径给药时,一定要考虑其心功能状况,尽量减慢给药速度和减少输液量。另外,老年人血管脆性大,应严密观察局部情况,防止刺激性药物外渗而造成组织坏死。

4. 直肠给药　栓剂在老年人直肠中的融化时间较慢,因此应提早应用并保持体位一定的时间,以保证栓剂在用药部位融化吸收。直肠栓剂可使便意增加,应当嘱患者尽量忍耐,待药物吸收后排便。

### (四)指导老年人合理用药

1. 严格遵医嘱用药 坚持按时、按量服约,不能擅自减量或者停药。改变药物剂量和方案时,必须征得医务人员的同意。

2. 首选非药物性治疗方法 如果能以其他方式缓解症状的暂时不要用药,如失眠、便秘和疼痛等,应先采用非药物性治疗方法解决,将药物中毒的危险性降到最低。

3. 掌握服药技巧 服用药片多时、可分次吞服,以免发生误咽;吞咽片剂或胶囊有困难时,可选用液体剂型,如冲剂、口服液等;药物刺激性大或异味较重时,可将其溶于水,用吸管吸服,用后可饮果汁以减轻不适感。

4. 不随意滥用药物 一般健康老年人不需要滋补药、保健药、抗衰老药和维生素。只要通过合理饮食、乐观的心态、适宜的运动和良好的生活方式,才可延年益寿。体弱多病者,要在医生的指导下适当服用滋补药物。

5. 注意药物与食物之间的相互作用 服药期间,烟酒要有节制,许多食物和药物同时服用会导致相互作用而干扰药物吸收。例如,香烟中的尼古丁可增加药物毒性,影响肝脏解毒功能;酒精可使多种药物毒性增加;服药时不可以茶代水,因茶中鞣酸可使药物失去活性。

6. 加强家属的安全用药教育 主要有:① 注意观察用药后反应,指导家属观察老年人服药后的反应和病情变化,一旦发生异常,立即停药,送老年人及时就诊。② 督促、协助老年人按时按量服药,即对于自理能力尚好的老年人,家人应督促、检查其按时按量服药,确保准确无误;对于自理能力差的老年人,家人或照料者应耐心协助,如帮助老年人打开药品包装或瓶盖,提前配好每次所用药物,并放于不同颜色的药袋中(如将早、中、晚服用的药物分别放于红、黄、绿色药袋中)。③ 学会使用必要的护理用具,如体温计、血压计等,以随时监测生命体征。

## 四、提高老年人用药依从性

### (一)加强药物管理

1. 住院的老年人 照护人员应该严格执行给药操作规程,按时将早晨空腹服、餐前服、餐时服、餐后服、睡前服的药物分别送到老年人床前,并照护其服下。

2. 吞咽障碍与神志不清的老年人 有吞咽障碍或神志不清的老年人一般通过鼻饲管给药。如果是神志清楚但吞咽有障碍的老年人,可将药物加工制作成糊状物后再给予服用。

3. 精神异常或不配合治疗的老年人 照护人员需协助和督促老年人用药,并确定其是否将药物服下。如老年人在家中疗养,应要求家属配合做好协助督促工作,可通过电话追踪,确定老年人的用药情况。

4. 外用药物的老年人 照护人员应该详尽说明,并在盒子外面贴红色标签,注明外用药物不可服用,并告知家属。

5. 对空巢、独居的老年人 照护人员可将老年人每天需要服用的药物放置在专用的塑料盒内,盒子有四个小格,每个小格标明早、中、晚的时间,并将药品放置在醒目的位置,促使老年人养成按时用药的习惯。

6. 出院的老年人 照护人员应该通过口头和书面形式,向老年人解释药物名称、用量、作用及副作用。并用较大醒目的字体注明用药剂量和时间,以便老年人识别。

### （二）行为治疗措施

1. 行为监测　建议老年人记用药日记、病情自我观察记录等。

2. 刺激与控制　将老年人的用药行为与日常生活习惯联系起来，如设置闹钟提醒用药时间。

3. 强化行为　当老年人用药依从性好时及时给予肯定，依从性差时当即给予提醒，并告知其正确的用药方式。

### （三）建立良好的护患关系

认真听取老年人对治疗方案的意见，鼓励老年人表达治疗、用药过程中的感受，并根据其意愿和实际情况酌情进行调整，与老年人建立合作性护患关系，使老年人对治疗充满信心，形成良好的治疗意向，以提高老年人的服药依从性。

### （四）保管药品措施

指导老年人定期整理药柜，检查药物质量，丢弃过期和变质的药品，保留常用药和正在服用的药物，并按有效期合理地服用。

### （五）健康指导

护士可以借助宣传媒介，采取专题讲座、小组讨论、发放宣传材料、个别指导等教育方式，通过门诊教育、住院教育和社区教育三个环节紧密结合的全程健康教育的实施，提高老年人的自我管理能力，促进其服药依从性。

**专栏 5-1　老年人用药依从性**

用药依从性（compliance）是指患者的用药行为与医嘱的一致性，其程度的高低对患者的药物治疗是否成功具有重要作用。国内研究者对老年人用药依从性作了大量研究，常用的测量量表有两种，一种是 Morisky 量表，另一种是我国学者叶晓青等推荐的依从性测量方法。较早的 Morisky 量表包括四个题项：① 你是否有忘记服药经历？② 你是否有时不注意服药？③ 当你自觉症状改善时，是否曾停药？④ 当你服药自觉症状更坏时，是否曾停药？叶晓青等推荐的依从性测量方法同样包括四个题项：① 您能否按照医生要求的次数服药？② 您能否按照医生要求的量服药？③ 您能否按照医生要求的时间定时服药？④ 您能否按照医生的要求长期坚持服药从不间断？两者表达方式不同，用意相同，后者更符合中国人的语言表达习惯。多数研究表明，老年人的用药依从性水平普遍不高，但也有研究者指出，与中年人相比，老年人的用药依从性是明显提高的。有研究显示，老年人用药依从性差的发生率为 63.9%。姚永中等的调查结果显示，56.30% 的老年人有漏服药物现象，11.21% 的老年人曾错服或超大剂量服药，26.05% 的老年人因药价太贵而没有得到有效治疗或中断治疗。影响老年人用药依从性的因素较多，涉及患者基本信息、相关知识、信念、疾病特征、药物治疗特征、医患关系等各个方面。患者文化程度、付费方式、用药种类等和用药依从性显著相关。

资料来源：郭红，邓宝凤. 养老护理学[M]. 北京：北京大学医学出版社，2017.

# 第二节　老年人环境安全

住宅环境是老年人休息与活动的主要场所。老年人由于生理功能的退行性变化和各种疾病的影响，对环境的适应能力减弱，对住宅环境有所要求。护理人员要尽量去除妨碍老年人生活行为的环境因素，或调整环境使其能补偿机体缺损的功能，保证老年人安全、方便和良好的生活质量。适老宜居的环境是养老服务安全、高效开展的保证，并可帮助老年人最大限度地发挥其自理能力，实现养老服务资源的充分整合和利用。因此，居家环境适老化评估及干预是养老服务中的关键环节。

## 一、老年人居住环境安全防护措施

安全的环境是提供养老服务最基本的条件与保障。安全舒适的居家环境可降低居家养老服务风险；提高老年人自理能力、延缓功能衰退；节约照护人力成本。居住环境应与老年人的能力和状态相匹配，因此，结合老年人个体健康状况、自理能力、功能状态、生活状态、生活习惯等进行环境需求的精细化、个性化评估与干预，成为养老服务过程中的关键环节。

老化会带来行走能力下降，视力下降及听觉、嗅觉、触觉等感官功能下降等问题。当居住环境的辅助支持条件无法满足老年人行动、活动需求时，居住环境中某些要素将成为障碍或危险因素。此外，轮椅、拐杖、助行器等辅助用具的使用对居住环境提出了更高的要求，当居住环境中存在拥堵、狭窄、台阶、门槛等问题时，老年人使用辅助用具进出住所或在室内移动非常困难，且较为危险。因此，根据老年人身体老化特点，最大限度地维持其日常生活活动能力，保证养老服务安全，老年人居住环境要求达到以下标准：

（1）居室内所有地面应防滑且不反光，应保持干燥，不应摆放矮小、可绊脚障碍物。如果有地毯，应保证地毯下有防滑垫，踩踏不易滑动，地毯的边缘固定良好，不会因边缘翘起而绊倒老年人。

（2）老年人经过的走廊、房间等不应设门槛，地面不应有高度差。如果有难以避免的高度差，应采用不大于 1/12 的坡面连接过渡，并有安全提示，在起止处设黄色警示条，临近处墙面设置安全提示标志及灯光照明提示。

（3）家中的电线，网线等应固定良好，防止拖拉在地上，绊倒老年人。

（4）老年人居住用房的墙面凸出处、临空框架柱等应采用醒目的色彩或图案区分并设置警示标识。

（5）家具：餐桌、茶几等边缘或转角处光滑、无直角突出。

（6）老年人活动或行走空间应宽敞、无障碍物，应清理老年人活动空间内不必要的拥堵物品。行业标准规定，老年人居住用房房门的开启净宽应不小于 1.2 米，应向外开启或为推拉门。厨房、卫生间的门的开启净宽不应小于 0.8 米且选择平开门向外开启，门口附近无障碍物，便于通行。楼梯间净宽不应小于 1.2 米，一方面是便于老年人活动，另一方面便于急救时的运转。

（7）老年人所经过的路径不应设置裸放的散热器、开水器等高温加热设备，不应摆设造型锋利和易碎饰品以及种植带有尖刺和较硬枝条的盆栽；易与人体接触的热水明管应有安全防护措施，以防烫伤、扎伤、擦伤等。

## 二、居家环境安全评估

养老护理工作者在进行照护前应先评估老年人居住环境，与老年人及其家属进行交谈，了解老年人的居住环境并给予合理建议；应该分析、比较照护环境对不同能力水平老年人所发挥的作用，从而判断不同能力等级老年人的居家服务方案中，环境干预及护理服务如何合理搭配、互相促进，为制定科学、合理的养老服务方案打下坚实基础（表 5-1）。

**表 5-1　居家环境安全评估表**

| 项目 | 分数 0 | 分数 1 | 分数 2 | 分数 3 | 备注 |
|---|---|---|---|---|---|
| 一、整体 | | | | | 0分:没有　　1分:不好<br>2分:普通　　3分:良好 |
| 1. 光照够明亮,老年人可以看清屋内物品及家具、通道等位置 | | | | | 1分:白天需要开灯才够明亮,但通常不开灯<br>2分:白天需要开灯才够明亮,但通常开灯<br>3分:白天不需要开灯就够明亮 |
| 2. 光线强度不会让老年人感到眩晕或看不清物品 | | | | | 1分:光线较弱,看不清物品<br>2分:光线较强,人感到眩晕<br>3分:光线强度适中,人眼睛舒适且能看见物品 |
| 3. 屋内的电灯开关都有明显的特殊设计(如开关有橙色或黄色贴条) | | | | | 1分:无明显特殊设计<br>3分:有明显特殊设计 |
| 4. 若有小地毯,小地毯内有牢固的防滑地垫 | | | | | 1分:无牢固的防滑地垫<br>3分:有牢固的防滑地垫 |
| 5. 若有小地毯,固定地毯边缘 | | | | | 1分:未固定地毯边缘<br>3分:固定地毯边缘 |
| 6. 地板采用不反光且防滑的材质 | | | | | 1分:采用反光且不防滑的材质<br>2分:采用不反光或防滑的材质<br>3分:采用不反光且防滑的材质 |
| 7. 走道装设扶手或安全绳 | | | | | 1分:无扶手或安全绳<br>3分:有扶手或安全绳 |
| 8. 门打开后可通行的实际宽度保持 80~90 厘米 | | | | | 1分:小于 80 厘米<br>2分:80 厘米<br>3分:80~90 厘米 |
| 9. 家具(椅子、茶几等)足够坚固,可倚靠它协助行动时提供支撑 | | | | | 1分:不够坚固且不能提供支撑<br>3分:足够坚固且能提供支撑 |
| 10. 家具(椅子、茶几等)边缘或转角处光滑、无直角突出,不易绊倒人 | | | | | 1分:有尖锐直角,易绊倒人<br>3分:拐角处为圆弧形,不易绊倒人 |
| 11. 家中老年人常使用的椅子高度(质地较硬)可使其容易起身及坐下,并配有扶手以协助移动 | | | | | 1分:椅子高度不适合老年人起身坐下且无扶手<br>3分:椅子高度适合老年人起身坐下并配有扶手 |

| 项目 | 分数 0 | 分数 1 | 分数 2 | 分数 3 | 备注 |
|---|---|---|---|---|---|
| 12. 老年人所需使用的设备（如轮椅拐杖、半拐杖、助行器等）都放在固定的位置，方便使用 | | | | | 1分：未放在固定位置<br>3分：放在固定位置 |
| 13. 老年人所需使用的设备（如轮椅拐杖、半拐杖、助行器等）都能被老年人在所有场所安全使用 | | | | | 1分：老年人不能在所有场合安全使用<br>3分：老年人能在所有场合安全使用 |
| 14. 运用有对比的素色（非花色、波浪或斜纹）区分门内、楼梯及高度的变化（黄色和白色不易分辨，应避免） | | | | | 1分：未做对比区分<br>3分：有对比区分 |
| 15. 无高度与地面落差太大的门槛 | | | | | 1分：落差大于 10 厘米<br>2分：落差小于 10 厘米<br>3分：无落差 |
| 16. 固定延长线与电线 | | | | | 1分：无固定且易绊倒人<br>3分：固定且不易绊倒人 |
| 17. 门距够宽，可以让老年人容易进出 | | | | | 1分：宽度小于 90 厘米<br>2分：宽度为 90～100 厘米<br>3分：宽度大于 100 厘米 |
| 18. 门采用"T"形把手 | | | | | 1分：未采用"T"形把手<br>3分：采用"T"形把手 |
| 19. 走道宽度在 150 厘米以上并保持畅通（轮椅在走道上有回转空间） | | | | | 1分：宽度小于 150 厘米<br>2分：宽度为 150 厘米<br>3分：宽度大于 150 厘米 |
| 二、浴室 | | | | | 0分：没有　　1分：不好<br>2分：普通　　3分：良好 |
| 1. 门槛与地面落差不大，不会让老年人跌倒 | | | | | 1分：门槛高度大于 20 厘米<br>2分：门槛高度为 15～20 厘米<br>3分：门槛高度为 10～15 厘米 |
| 2. 地板经常保持干燥 | | | | | 1分：经常潮湿<br>2分：偶尔潮湿<br>3分：干燥 |
| 3. 浴室地板铺设防滑排水垫 | | | | | 1分：未铺设防滑排水垫<br>3分：铺设防滑排水垫 |

续表

| 项目 | 分数0 | 分数1 | 分数2 | 分数3 | 备注 |
|------|-------|-------|-------|-------|------|
| 4. 浴缸或淋浴间有防滑条或防滑垫 | | | | | 1分:无防滑条或防滑垫<br>3分:有防滑条或防滑垫 |
| 5、浴缸高度低于膝盖 | | | | | 1分:高于膝盖<br>2分:与膝盖等高<br>3分:低于膝盖 |
| 6. 浴缸旁有防滑椅,可以坐着休息 | | | | | 1分:无防滑椅<br>2分:有其他设施能坐着休息<br>3分:有防滑椅 |
| 7. 浴缸旁设有抓握的固定扶手可用,且扶手高度为80~85厘米,与墙壁间隔5~6厘米 | | | | | 1分:未设扶手<br>2分:设有扶手,但高度不适当<br>3分:设有扶手且高度为80~85厘米,与墙壁间隔5~6厘米 |
| 8. 马桶旁设有抓握的固定扶手可用,且扶手高度为42~45厘米 | | | | | 1分:未设扶手且高度不当<br>2分:设有扶手或高度不适当<br>3分:扶手高度为42~45厘米 |
| 9. 洗手台设有抓握的固定扶手供使用 | | | | | 1分:未设有扶手<br>3分:设有扶手供使用 |
| 10. 使用坐式马桶且高度适当,方便老人起身及坐下 | | | | | 1分:非坐式马桶<br>2分:坐式马桶,但高度不适当<br>3分:坐式马桶且高度适当(约80厘米) |
| 11. 采用上下开关式水龙头 | | | | | 1分:未采用上下开关式水龙头<br>2分:采用上下开关式水龙头 |
| 12. 燃气热水器应设置于户外通风的地方 | | | | | 1分:设置于室内<br>2分:设置于户外但不通风的地方<br>3分:设置于户外且通风的地方 |
| 13. 加装夜间照明装置,如感应式或触控式小灯 | | | | | 1分:未装有夜间照明装置<br>3分:装有夜间照明装置 |
| 三、卧室 | | | | | 0分:没有 1分:不好<br>2分:普通 3分:良好 |
| 1. 夜灯或床侧灯光能够满足夜晚行动 | | | | | 1分:没有留夜灯<br>2分:留有夜灯,但光线不足<br>3分:留有夜灯且光线足够 |
| 2. 从床上到浴室的通道无障碍(尤其是晚上)或卧室放有尿桶 | | | | | 1分:通道有障碍且影响行走<br>2分:通道有障碍但不影响行走<br>3分:通道无障碍 |

| 项目 | 分数 0 | 分数 1 | 分数 2 | 分数 3 | 备注 |
|---|---|---|---|---|---|
| 3. 床的高度合适,上下床能安全移动 | | | | | 1分:坐床边,双腿下垂时,膝盖高度小于 45 厘米或大于 50 厘米<br>2分:坐床边,双腿下垂时,膝盖高度在 45～50 厘米 |
| 4. 床垫质地较硬,边缘设计能防止跌下(以提供良好的坐式支持) | | | | | 1分:两者均未符合<br>2分:床垫较硬或边缘能防止跌下<br>3分:床垫较硬且边缘设计能防止跌下 |
| 5. 地板不滑且平整、无突出,不会被绊倒 | | | | | 1分:两者均未符合<br>2分:地板不滑或平整、无突出<br>3分:地板不滑且平整、不突出 |
| 6. 老人能从储物架上拿取物品,而不需踮足尖或站椅子 | | | | | 1分:需要椅子<br>2分:需要踮足尖<br>3分:不需要踮足尖或站椅子 |
| 7. 家具及墙壁有特殊防护设计(如铺设软布,转角处有装上保护装置) | | | | | 1分:无特殊保护设计<br>3分:有特殊保护设计 |
| 8. 床边放置手电筒与电话(手机) | | | | | 1分:两者均未放置<br>2分:放置手电筒或电话<br>3分:放置手电筒和电话 |
| 四、厨房 | | | | | 0分:没有　　1分:不好<br>2分:普通　　3分:良好 |
| 1. 老年人能够拿到橱柜里的东西,不需踮足尖或站椅子 | | | | | 1分:需要椅子<br>2分:需要踮足尖<br>3分:不需要踮足尖或站椅子 |
| 2. 地板保持干燥、不油腻 | | | | | 1分:潮湿且油腻<br>2分:潮湿或油腻<br>3分:干燥、不油腻 |
| 3. 地上有布置防滑垫,以吸收溅出的水分及油类 | | | | | 1分:无布置防滑垫<br>2分:有其他材质的防滑垫<br>3分:有布置防滑垫 |
| 4. 厨房设计符合人体工学操作台的高度小于等于 79 厘米 | | | | | 1分:高度大于 79 厘米<br>3分:高度小于等于 79 厘米 |
| 5. 如果拿较高的东西,脚踏凳的高度适当 | | | | | 1分:高度大于 25 厘米<br>2分:高度为 20～25 厘米<br>3分:高度为 15～20 厘米 |

续表

| 项目 | 分数0 | 分数1 | 分数2 | 分数3 | 备注 |
|------|------|------|------|------|------|
| 6. 脚踏凳的踏板无损坏其能防滑 | | | | | 1分:踏板已损坏<br>2分:踏板不防滑<br>3分:踏板无损坏且防滑 |
| 7. 脚踏凳的脚架够坚固且无磨损 | | | | | 1分:脚架已损坏<br>2分:脚架不够坚固<br>3分:脚架够坚固且无磨损 |
| 8. 照明充足,尤其是在夜间留有小灯 | | | | | 1分:照明不足且未留小灯<br>2分:照明不足或未留小灯<br>3分:照明充足且留有小灯 |

资料来源:https://www.renrendoc.com/paper/193838551.html.

## 三、照护环境安全干预

居家养老环境的适老化不仅应包含无障碍个性化设计,更应该关注老年人的生理和心理变化,适应老年人生理功能老化、身体障碍和慢性疾病的需要,让老年人生活在舒适的空间,并保持心情愉快。在老年人居住设施的功能布局、家具选择、厨卫选择、材料选择、色彩应用光线设计等方面应充分考虑到安全性、舒适性和无障碍性。为了最大限度地发挥老年人的自理能力,照护者应在完成环境评估后,提供一份居家环境干预建议,为老年人提供更为方便、舒适、安全的居家环境。以下为居家养老室内功能的适老化设计建议,供入户照护者参考。

### (一) 起居室

起居室的面积虽然不大,但往往使用频率很高。例如,老人常会在起居室休息、穿衣、换鞋、拿东西、开关灯等。

1. 居住地面注意防滑　为老年人装修卧室,应采用硬木地板或有弹性的塑胶地板,公共场所使用反光度低、花色素净、易于清洁的防滑地面砖。

2. 加强隔音避免嘈杂　老年人一般都有体质下降的特征,或患有某些老年性疾病,他们好静。所以居家最基本的要求是门窗、墙壁的隔音效果要好,不要受到外界噪音影响。

3. 居室光线要明亮柔和　要让老年人能看清楚家具和物品,同时,也应当注意不要让一些表面光滑的物品受到一定角度光线照射时产生的炫光,避免引起老年人刺眼、眩晕等不适。

4. 家具摆放　老年人腿脚不方便,为了避免磕碰,选择家具时避免方正见棱,最好选择边角圆滑的。老年人居室最重要的家具是床,所以老年人的床铺高低软硬要适中,便于老年人上下和睡卧,以及卧床时自取床边的日用品,避免稍有不慎造成扭伤或摔伤。睡床最好左右均不靠墙,这样既能方便老年人上下床,也能方便护理员照顾老人和整理床铺。床的两侧要设置床挡,避免行动不方便或躁动不安的老年人坠床。此外,在老年人床头设置电器插座,以方便必要时增强照明或使用医疗设备进行身体检查和医疗抢救。

5. 居室布置整洁和谐　整洁的居室布置,令人心神愉悦,有利于消除疲劳;床单、床罩、窗帘、门帘、枕套、沙发巾、桌布、壁挂、老照片等色彩的整体和谐,能给老年人增添生活乐趣,带来活力;适当种植一些绿色植物,既能净化室内空气,也令人赏心悦目;花前摆放一个躺椅或藤椅更为实用,效果也会更好。

### (二) 厨房

厨房的环境要确保老年人能够安全、独立、舒适地进行操作,日常使用时应随时保持地面干燥,清除不必要的杂物,以免造成老人跌倒,必要时留有轮椅活动空间。老年人记忆衰退,燃气炉灶需要有自动断火功能。

### (三) 浴室

老年人最容易发生危险的场所是卫生间,其使用频繁、设施密集且空间狭小,若设置不合理,可能造成老年人如厕、入浴时跌倒、摔伤等意外发生,因此环境评估和干预时应着重考虑。淋浴区要保证良好空气流通。老年人如厕时突发疾病的情况较多,因此建议在卫生间安装呼叫器。呼叫器通常设置在靠墙、扶手一侧,距离地面 40～100 厘米为宜,可采用按钮加拉绳结合的方式。

## 第三节　常用安全护理技术

在老年人的长期照护中,安全是老年人生活的保障条件,照护人员应掌握常用安全护理技术,把好工作中各环节安全关,以满足老年人安全的需要。

## 一、常用辅助器具的使用

辅助器是保持身体平衡和身体支持物的器材,协助高龄而行动不便的老年人进行活动,是维护安全的重要护理技术之一。常用辅助器具有手杖、拐杖、助行器、轮椅等。

### (一) 手杖

1. 手杖的常见类型　常用的手杖有普通手杖、支架式手杖、"T"形手杖、四脚式手杖。普通手杖的特点是整体呈 f 形,轻便简单、携带方便,适用于一般行动不便的老人;支架式手杖的特点是上端有支撑手腕的装置,可固定腕部和和前臂,适用于腕部支撑力弱或腕关节强直的老人;"T"形手仗的特点是上端呈"T"形,有些"T"形手杖带软环,加大了手杖与手的接触面积,增加了行走时的稳定性;四脚式手杖的特点是手杖下端有四个支点,进一步增加了稳定性,适用于稳定性和平衡能力差的老人,适合较慢的步伐,但此种手杖携带不方便,且在不平坦的道路上难以使用。

2. 手杖的使用　需要注意以下几点:

(1) 手杖的适宜高度:对使用手杖的老年人来说,适合的高度对保持正确的站立和行走姿势非常重要。手杖过高,会让使用者身体后倾,导致脚底踩不实,在上下台阶时会感到困难;手杖过低,则须弯腰前屈,走路不舒服,甚至形成驼背。确定老年人手杖高度时使其身体直立,肘关节屈曲 30°,腕关节背屈约 30°,握住手杖,使手杖支脚垫位于距离脚尖前方和外侧方 15 厘米处的位置。

(2) 持手杖平地行走:用健腿一侧的手把持手杖。走路时取直立位,迈患侧腿时,把手杖向前挪一步,让手杖和患侧腿同步,并将重心挪到手杖上,使手杖承担比腿更多的重量,让手杖成为身体的一部分。注意:移动幅度不能超过正常步伐,并确保地板上没有杂物,以免发生跌倒。行走时尽量向前看而不是看拐杖,有助于保持平衡。

（3）持手杖上下楼梯：持手杖上楼梯时，健侧腿往上跨一级台阶，随后手杖放在上一台阶上，患侧腿跨上台阶，如此重复即可。持手杖下楼梯时，手杖先放到下一级台阶，随后患侧腿往下跨一级台阶，最后健侧腿下台阶，如此重复即可。

## （二）拐杖

拐杖的功能是增加步行时的支撑面，改善步行时的平衡，减小下肢承担的负荷，为衰弱的肌肉提供辅助功能，并适当减缓关节疼痛。所以，拐杖必须具备坚固灵活，重量适中，承重性能好和不易断裂的特点，才能保证老人使用安全，并且感到不累。拐杖底部的尖头部位应加防滑垫，可减少声响和防滑。拐杖的握柄应舒适，不能太滑，也不能磨手心，轻便结实，不宜太小。

1. 拐杖的常见类型　拐杖的种类很多，但综合起来有固定式和可调式两种。可调式拐杖可根据使用者要求调整高度和扶手位置。拐杖有腋下和手腕两处支撑，稳定性较手杖好，拐杖适用于下肢肌张力弱、关节变形或下肢骨折不能支撑体重的老年人。拐杖的高度以使用者身高的77％为宜，下端着力点为同侧足前外方10厘米处。

2. 拐杖的使用　拐杖分单侧和双侧使用，单侧辅助行走时步伐与手杖类似，以下主要介绍双侧拐步行使用的方法：

（1）四点步行法：持双侧拐杖站稳，一侧拐向前，对侧腿向前跟进，另一侧拐杖向前，对侧腿向前跟进。如此重复即可。

（2）二点步行法：持双侧拐杖站稳，一侧拐杖和对侧腿向前，另一侧拐杖和对侧腿向前，如此重复即可。

（3）持双侧拐杖上台阶：双脚位于台阶边缘，持杖站稳；双侧腋杖移上台阶，随后健侧腿迈上台阶；患侧腿跟上台阶；如此重复即可。

（4）持双侧拐杖下台阶：双脚置于台阶边缘，持杖站稳；拐杖移下台阶，随后患侧腿移下台阶；健侧腿跟下台阶；如此重复即可。

3. 拐杖的使用注意事项　主要有以下几点：

（1）选择适合老人的手杖或腋杖，并调整正确的高度。

（2）手杖使用在健侧手，先移动手杖，调整好重心后再移动脚步；使用腋杖要用手臂支托身体的重量，上端接触腋窝部位要有软垫，避免用腋窝支撑重量。

（3）未熟练使用拐杖前，应有人扶持或陪伴，防止跌倒。

（4）老年人刚开始使用拐杖时，不宜行走时间过长，如有不适，应立即停止。

（5）告知老年人在使用拐杖时避免重心过于前倾或后仰，迈步时不宜过大，防止跌倒。

## （三）助行器

助行器是辅助器具的一种，主要功能有辅助行走、保持平衡和支撑体重等，也可用于康复训练，主要应用于平整、无杂物的路面。与拐杖相比，助行器能更安全地辅助行走。使用助行器的前提是老年人有判断力和较好的视力，在助行器的支持下能够行走，不会发生危险。

1. 助行器的类型　助行器应依据老年人的行走能力、肢体活动能力、认知能力以及身高、体重等情况进行选择。常用的有普通框架式助行器、差动框式助行器、框架式前轮助行器、四轮框架助行器、阶梯框式助行器、平台式助行器、四轮带座助行器。

（1）普通框架式助行器：是一种比较常见的助行器，其四个脚架底部均装有防滑橡皮垫，稳定性能高。多数普通框架式助行器可以折叠，方便携带，但因使用时所占空间较大，多在屋内或平地上使用,不适合上下楼梯。使用普通框架式助行器前行时需要提起助行器,因此要求老年人具有较好的瞬间站立平衡能力和上肢肌力。

(2) 差动框式助行器:大部分由普通框架助行器改变机关装置而成,其特点是前行时只需要提起助行器一侧的框架,使用时始终保持三个以上的支撑点。

(3) 框架式前轮助行器:有两个固定或摆动的前轮,前行时无需提起助行器,较灵活,老人需有较好的站立平衡能力。

(4) 四轮框架助行器:为现在较流行的助行器,一般有六轮,前面两轮和后面四轮,其移动灵活,易于操作,但稳定性较差,老人应具有较好的操控能力。为了提高安全性,四轮框架助行器普遍带有下压刹车功能。

(5) 阶梯框式助行器:性能与差动框式助行器类似,支撑扶手采取分段式设计,低位支撑扶手可为从坐姿起身提供帮助,满足老人辅助站立的需求,还有马桶助力架的作用,高位支撑扶手适合站立姿势正常使用。其使用方法与差动框式助行器相同,但由于高位支撑,扶手的位置相对靠前,使用时有发生向前倾倒的风险。

(6) 平台式助行器:靠平台支撑体重行进的助行器,在康复训练中经常使用,家庭购买使用者较少。下肢肌力低下并且无抓握功能的老人,可用肘关节支撑,以控制躯干和方向。平台式助行器使用方式是躯干部分在框架内,身体前倾,用肩肘关节控制身体和方向。

(7) 四轮带座助行器:适合负重远距离使用,装有制动装置。使用者应有较强的协调平衡能力、双手要能够控制制动。正确使用四轮带座助行器时要注意方向、并且在换手支撑时注意跌倒风险。

2. 助行器使用注意事项　主要有以下几个方面:

(1) 使用前要检查助步器是否完好,螺丝是否有松动,支脚垫是否完好适用,高度是否适宜。

(2) 鼓励老人患侧下肢努力做抬腿迈步,避免拖拉。

(3) 保障安全,避免跌倒。

(4) 观察和询问老年人身体状况,如有不适停下休息。

(5) 行走中避免拖、拉、拽老年人的胳膊,以免造成跌倒和骨折。

(6) 循序渐进地增加行走的活动量。

**(四) 轮椅**

轮椅是较为常见的家庭辅助器具之一。轮椅除有移动功能外,还有维持坐位的功能。老年人可以借助轮椅参与社会活动及完成一些日常生活活动。

1. 轮椅的选择　乘坐轮椅时,由于体重而导致受压的主要部位为臀部坐骨结节、股骨、腘窝和肩胛骨周围。若选用的轮椅座位宽度、深度与靠背的高度以及脚踏板到坐垫的距离合适,都会使乘坐者有关着力部位的血液循环改善,并减少皮肤间的摩擦,避免压力性损伤的发生。此外,选用轮椅时还要考虑老人的安全性、操作能力和轮椅的重量、使用地点、外观等因素。

选择轮椅时需注意要素如下:

(1) 坐垫:偏瘫老人单侧身体无力,控制姿势的能力较差,使用硬座、带有减压坐垫的轮椅,有助于保持正确的坐姿。

(2) 深度:坐在轮椅上臀部尽量靠近靠背,座位前缘与小腿有一拳距离为宜。座位太浅,易造成坐骨处受压过多,形成压疮;座位太深会压迫腘窝部,影响下肢血液回流,造成下肢静脉血栓。对大腿较短或有髋、膝屈曲挛缩的老年人应选择较浅的座位。

(3) 宽度：轮椅座位的宽度应比老人坐下后臀部最宽处多 5 厘米。座位太窄，老人上下轮椅比较困难，可对臀部及大腿产生压迫；座位太宽，老年人自己操作不方便，不易坐稳，出入房门时有困难。另外，还要考虑老人的生活地域，如果冬天需穿着较厚重的衣物，需适当增加轮椅的座宽，以不感到拥挤为宜。

(4) 脚托及腿托：脚托板面应至少离地 5 厘米，脚托与坐垫之间的距离以足跟（或鞋跟）至腘窝距离加 4 厘米为宜。脚托过高，老人屈髋角度过大，体重的重量就会更多地作用在坐骨结节上，易引起压力性损伤。腿托以可拆卸者为宜。

(5) 轮子：小轮子的轮椅只能靠别人推行，比较轻便，便于携带。大轮子的轮椅可以用手圈主动前行，也可以让照护者从后面推动，但存在搬动较困难的问题。

(6) 刹车：大轮轮椅应每轮均有刹车装置。刹车装置有两种：①凹口式刹车：安全可靠，但较费力；②肘节式刹车：利用杠杆原理，比凹口式刹车省力，但失效较快。对于轮椅的刹车装置，需经常检查以确保安全。

(7) 手轮圈：一般直径比大轮圈小 5 厘米，手轮圈一般由老人直接推动。

(8) 靠背：高靠背轮椅比普通轮椅高出一个头枕的位置，可根据需要拆卸，靠背部分可以调节角度，适合高位截瘫、头及颈部软弱无力者使用。如果老人躯干的平衡和控制较好，可选用低靠背轮椅，活动度较大。

(9) 扶手高度：让老人取坐位，上臂垂直，椅面至肘的距离加 2.5 厘米为适当的扶手高度，一般高出桌面 22.5～25 厘米。适当的扶手高度有助于老人保持正确的身体姿势和平衡，并可使上肢放置在舒适的位置上。可在扶手上加装臂托或轮椅桌，方便用餐写字。

此外，偏瘫者一般需要从侧向进行体位转移，应选择扶手能够上掀的轮椅。普通轮椅是大多数人的选择，可依照老人的需要做如下选择：选择带坐便器的轮椅，方便如厕；加装支撑装置，如定制坐垫，加装头枕、外展挡板、分腿板、安全带支撑等。

2. 轮椅的使用 主要包括以下几个方面：

(1) 检查：使用轮椅前，应检查前轮、后轮、驻立刹车等各部位的螺丝及后轮辐条，如果有松动，立即锁紧；检查车胎充气是否正常，如果气不足，需及时充气。

(2) 展开：双手使左右车架稍许分开，在坐垫两侧用手心向下轻压至定位处。切勿硬扳左右车架，以免损坏各部件；向下压坐垫时，勿用手指握住左右支撑管，以免夹伤手指。

(3) 折叠：先将左右脚踏板翻起，用两手抓住坐垫两端向上提起，即可折叠。座便轮椅则应先取下便桶及坐垫，然后折叠。

(4) 上车：将轮椅展开，扳动刹车，刹住左右后轮；收起脚踏板，移近轮椅；扶住左右扶手，慢慢坐到轮椅上；然后展开脚踏板，将足放到脚踏板上，系好安全带，调节松紧适宜，松开刹车。

(5) 行驶：推轮椅时要匀速平稳，嘱老年人手扶轮椅扶手，尽量往后靠，身体勿向前倾或自行下车，下坡时须倒行，并控制下坡速度不过快。如果遇到较低障碍物，照护者需双手握住把手套同时用脚踩脚踏套，使轮椅前轮抬起，越过障碍物，后轮碰到障碍物时，双手紧握把手套，向上提起后轮，即可越过障碍物。如果遇到大的障碍物或连续台阶，需要两人紧握轮椅两侧大架，平抬轮椅越过障碍物。

(6) 下车：刹住刹车，翻起脚踏板，双脚踩稳地面，松开安全带，老人手握扶手或由照护者搀扶站离轮椅。

（7）保养：保持车身清洁，不用时放于干燥、通风处，防止配件锈蚀；活动部位定期加润滑油，以防活动不灵活。

## 二、保护性约束技术

保护性器具是指用来限制身体或身体某部位的活动，以达到维护患者安全与治疗效果的各种器具。从人性化服务角度来看，不建议常规使用约束器具。但是为了防止高热、谵妄、昏迷、躁动及危重老人因虚弱、意识不清或其他原因而发生坠床、撞伤、抓伤、自伤、伤人、拔出重要留置管路等意外，在尊重老年人意见、维护老年人尊严的前提下，可采取必要的保护性约束措施，保证老年人安全。

### （一）床挡

使用床挡可有效预防老年人坠床。目前主要有多功能床挡和半自动床挡两种。多功能床挡使用时插入两侧床缘，平时插于床尾。必要时可将床挡取下垫于老年人背部，以进行胸外心脏按压。半自动床挡则是在多功能床挡基础上还可以按需升降。

### （二）约束带

用于躁动老年人或有精神疾病的老年人，以限制身体活动。常用的约束带有以下几种：

（1）手套式约束带：用于固定手腕。先将手放入手套内，再将绑带稍拉紧，使之不脱出，松紧度以可伸入两指为宜，不影响血液循环；然后将绑带系于床缘。

（2）肩部约束带：用于固定肩部，限制坐起。肩部约束带用布制作，宽8厘米，长120厘米，一端制成袖筒。使用时，将袖筒套于老人肩部，腋窝衬棉垫；两袖筒上细带在胸前打结固定，将两条长宽带系于床头；必要时可将枕横立于床头。肩部也可用大单斜折成长条来做约束。

（3）膝部约束带：用于固定膝关节，限制下肢活动。膝部约束带也用布制作，宽10厘米，长250厘米，宽带中部相距15厘米分别缝制两条两头带。使用时两膝腘窝衬棉垫，将约束带横放于两膝上，宽带下的两头带各固定侧膝关节，再将宽带系于床缘。膝部也可用大单进行固定。

（4）尼龙搭扣约束带：用于固定手腕、上臂或踝部。使用时，将约束带置于约束部位，衬在棉垫后，选好适宜松紧度，对合尼龙搭扣，再将带系于床缘。

（5）其他约束带：可根据老年人具体情况选用，包括全身约束带、腹部约束带、腹部腿部约束带、胸部手部约束带、头部约束带、腰手约束带、轮椅腹部约束带、轮椅腹部腿部约束带、轮椅腕部约束带、轮椅脚部约束带。其中，轮椅腹部约束带对保障老人出行安全非常重要。

### （三）保护性约束技术使用注意事项

（1）使用约束器具前要向老年人解释清楚，取得老年人的同意。在可用可不用的情况下，尽量不用约束器具。

（2）保护性制动措施，只能短时间应用，使用时注意老年人的卧位要舒适，并经常更换体位。

（3）使用约束带时要放衬垫，松紧适宜，定时放松，定时观察局部皮肤血液循环状况。

（4）约束时注意保持老年人的肢体处于功能位置。

## 第四节　老年人常见意外情况防护及处理

老年人群体是伤害发生率较高的人群，其生理机能逐渐衰退，心理状态转变快，社会功能减弱,通过自身控制应对环境突发事件的能力日趋下降。

意外伤害是指排除疾病因素而导致身体残疾甚至死亡事故,这种事故一般具有突发性。目前,意外伤害出现的频率呈现逐年增长状态,严重威胁着老年人的生命安全及身心健康,每年造成的危害仅次于肿瘤、循环系统、呼吸系统等三类疾病。老年人常见的意外事件有跌倒、误吸、哽噎、压疮、烫伤及坠床等,这些意外事件的发生,致伤致残率很高,极大地危害老年人的健康,甚至生命。

# 一、老年人跌倒

跌倒是指突发、不自主的、非故意的摔倒在地上或更低的平面,以老年人最为常见,是老年人伤残和死亡的重要原因之一。《中国伤害预防报告》显示,我国老年人的跌倒发生率为20.7%,女性高于男性。65岁以上老年居民中有21%~23%的男性,43%~44%的女性曾发生跌倒。中国60岁以上的人口按1.32亿人来推算,估计每年中国老年人因跌倒发生的伤害人次数可达2500万人。有30%的65岁及以上和40%~50%的80岁及以上的老年人会发生跌倒。65岁以上老年人跌倒死亡率男性为49.56/10万,女性为52.80/10万。除导致死亡外,跌倒还造成老年人活动不便、功能受限、残疾等后果,严重影响了老年人的健康水平和生活质量,消耗大量的医疗和社会资源。如果不尽早干预,老年跌倒问题可能成为影响我国居民健康水平的严重社会问题。但是由于大多数情况下老年人跌倒事件存在可预知的潜在危险因素,因此可通过积极评估和干预进行预防和控制。

## (一) 跌倒原因

1. 内在因素　随着年龄的增长,老年人的神经肌肉协调能力减退,步态异常,反应迟缓,应变能力减退;由于视觉、听觉功能减弱,不能对环境做出正确的判断,这是老年人跌倒的重要原因;使用某些药物如镇静剂、血管扩张药物,过度饮酒等均可使老年人产生眩晕感,降低身体的稳定性;随着各种病理性改变,如慢性老年性关节炎、帕金森氏病等可降低机体的平衡性,引起跌倒;鞋子不合适,裤子或睡袍下摆过长影响步行,老年辅助器具使用不当等这些因素。

2. 环境因素　约1/3跌倒者与环境有关。室外跌倒常见于障碍物过多、夜间照明不足、路面不平坦或路面潮湿的地方。室内跌倒常见于地毯花纹过于繁杂,影响感官空间的定向性,地毯滑动、卷边、地面光滑潮湿、不平坦或有障碍物的地方。此外,还有居室内家具稳定性差、摆放不合理或移动过于频繁;楼梯过于陡峭;厕所、浴室、走廊缺乏扶手;夜间照明设备不足,光线昏暗或对比度过强,使老年人看不清路面的障碍物,这些都会造成老年人跌倒。

3. 心理因素　部分老人因对自己的能力估计不足,不服老,或是因为担心增加他人的负担,不愿过多的麻烦他人而勉强为之,导致跌倒。

## (二) 应急处理

处理老人跌倒时,应将患者就地置于平卧位,观察生命体征和神志,询问老人的自觉症状,做出正确判断,情况严重的应立即拨打急救电话。一般认为,在未清楚病因的情况下,切勿立即将老人扶起或随意搬动,防止加重病情。如蛛网膜下腔出血者,有可能会加重出血;骨质疏松发生骨折的患者,不良的搬运方式,有可能会加重损伤。

## (三) 预防

1. 评估并确定危险因素,制定针对性指导措施　收集老年人跌倒信息,进行分析评估,确定老年人跌倒的危险因素。

2. 健康指导内容　根据评估结果,指导老年人改变不健康的生活方式和行为,规避或消除环境中的危险因素,防止跌倒的发生。具体指导内容有以下几点:

(1) 提高防跌倒意识:加强防跌倒知识和技能的宣教,帮助老年人及其家属增强预防跌倒的意识;告知老年人及其家属发生跌倒时的不同情况的紧急处理措施,同时告知其在紧急情况发生时应如何寻求帮助等。

(2) 合理锻炼:针对不同人群,由专业人员帮助老人制订锻炼计划、内容、强度和时间,如太极拳、散步、慢跑、游泳、平衡操等,这些对于那些曾经跌倒过的老年人维持身体功能,预防再发跌伤的作用尤其显著。

(3) 合理用药:医生在各种疾病治疗中应尽可能使用最低药物剂量,当使用了增加跌倒危险的药物时,应督促患者使用步行辅助工具;尽量减少复方用药。对患者用药情况应定期复查并评价药物作用,及时停服不必要的药物。

(4) 选择适当的辅助工具:教会老年人正确使用助听器、步行器,穿大小合适的防滑鞋,走路不稳的老年人,照护员予以照顾或搀护,防止摔倒。

3. 布置安全的生活环境　主要有以下几点:

(1) 室内家具尤其是床、桌、椅的高度和摆放位置应合理,将经常使用的东西放在伸手容易拿到的位置,尽量不要登高取物,保持家具边缘的钝性,防止对老年人产生伤害。

(2) 对道路、厕所、灯等予以明确标志,并将其具体方位告知老年人。移走障碍物,保持地面平坦,在楼梯、走廊、卫生间安装扶手,室内光线应均匀、柔和、避免闪烁。

(3) 衣着舒适、合身,避免过于紧身或过于宽松的服饰,避免行走时绊倒,鞋子要合适,尽量避免穿拖鞋、鞋底过于柔软的鞋、过大的鞋、高跟鞋以及易滑倒的鞋。

(4) 设置跌倒警示牌于病床床头,提醒患者及其照护人员,共同维护老年人的安全。

(5) 室外环境要求公共设施考虑老年人群的生理特点,尤其是道路的防滑性能要强,经常修缮,使人行道平坦。

4. 合理调整生活方式　主要有以下几点:

(1) 避免走过陡的楼梯或台阶,上下楼梯、如厕时尽可能使用扶手。

(2) 转身、转头时动作一定要慢。

(3) 走路保持步态平稳,尽量慢走,避免携带沉重物品。

(4) 避免去人多及湿滑的地方。

(5) 乘坐交通工具时,应等车辆停稳后再上下车。

(6) 起身、下床时宜放慢速度,指导患者久卧床后,先坐在床上片刻再下床活动。

(7) 避免睡前饮水过多导致夜间多次起床如厕,晚上床旁尽量放置小便器。

(8) 避免在他人看不到的地方独自活动。

(9) 改变体位应遵循"三部曲",即平躺睁眼 30 秒、坐起 30 秒、站立 30 秒再行走,避免突然改变体位。

5. 保证睡眠质量　夜间睡眠差可导致思维和判断力下降,易发生跌倒。老年人御寒能力差,夜间经常紧闭门窗,使室内空气不流通,加之白天活动少或白天睡眠时间过长,导致夜间入睡困难或易醒,故寒冷季节老人跌倒发生率较高。因此,应指导老人适当增加白天的活动,晚上保持室内空气新鲜。

6. 骨质疏松的防治　指导老年人加强膳食营养,保持饮食均衡,适当补充维生素 D 和钙剂;绝经期老年女性必要时应进行激素替代治疗,增强骨骼强度,降低跌倒后的损伤。

## 二、老年人噎呛

噎呛是指是指进食或饮水吞咽时咽部与气管通道同时开放,导致食物或液体误入气管。其主要表现为在进食的过程中,突发剧烈呛咳、呼吸困难、面色青紫,重者引起窒息,甚至危及生命,是老年人常见猝死原因之一。

### (一) 噎呛危险因素

1. 生理因素　随着年龄的增长,老年人的牙齿松动脱落,咀嚼功能下降,同时唾液腺萎缩,唾液分泌减少,舌肌运动能力减弱,吞咽反射迟钝,引起吞咽动作不协调。咽部肌肉萎缩变硬,肌纤维之间结缔组织增生,使咽喉腔扩大,食管平滑肌萎缩,食管管腔的弹性减弱,支配吞咽功能的神经和肌肉功能失调,吞咽反射减弱,容易发生噎呛。

2. 疾病因素　精神障碍老年人,受幻觉妄想支配,常常出现暴饮暴食、狼吞虎咽、抢食等行为,由于食物咀嚼不充分快速强行吞咽,导致大块食物堵塞呼吸道,发生噎呛。某些脑血管意外或头部外伤者,由于吞咽反射减退、吞咽部肌群受损、吞咽动作不协调而易发生噎呛。

3. 药物因素　某些抗精神病药物,一方面可使老人产生强烈的饥饿感,或者出现不知饥饱而抢食的精神症状,在集体进食时,可发生急性食管阻塞;另一方面还可以引起咽喉肌的功能失调,抑制吞咽反射,使老人出现吞咽困难。

4. 食物因素　食物的形态过硬或者过黏,在通过食管颈段时,容易出现噎呛现象。容易引起噎呛的食物有馒头、煮鸡蛋、汤圆、排骨、豆类等。

5. 体位因素　平卧于床上进食,食管与咽喉部处于水平位,舌控制食物的能力减弱,容易导致噎呛。

6. 其他因素　进食时注意力不集中,边吃东西边聊天、说笑,进食速度过快等,均易使食物进入气道而导致噎呛的发生;养老机构管理不当,如对老年人进食指导或老年人群体进餐管理不到位等,也可增加老年人噎呛的风险。

### (二) 现场紧急处理

噎呛的处理主要为紧急状态下的急救,应争分夺秒,尽快排出异物,畅通呼吸道。

1. 早期　当老年人在进食时食物残渣堵在咽喉部,出现面色涨红、呛咳时,应立即用手抠出口腔内积存的食物,指导老年人放松心情,协助老年人低头弯腰,身体前倾,下颌朝向前胸,鼓励老人咳嗽,照顾者可在老年人左右肩胛骨之间的部位快速连续拍击,使食物残渣排出;必要时,可用手指或汤勺等刺激老年人咽喉部催吐,或取头低足高侧卧位体位引流,配合拍背、咳嗽,促使食物排出。

2. 中期　当上述方法不能排出食物,应立即采用海姆立克急救法进行急救。

(1) 意识状态清醒下的海姆立克急救法:急救者指导老年人稳定情绪,站在老年人身后,用双手臂由腋下环绕老人腰部,一只手将拳头的拇指方向放在老人剑突与肚脐中间的部位,另一只手握住拳头,肘部张开,快速用力向内向上提压,利用膈肌的冲击力挤压老年人腹部,反复多次,直到异物排出为止。

(2) 昏迷状态下的海姆立克急救法:立即将老年人就地平卧,急救者骑跨老年人身上,将掌根放在老年人剑突与肚脐中间的部位,用力向内向上推压,反复进行,也是利用膈肌向上的冲击力,将食物推出气管。

3. 晚期　当老年人处于近于窒息状态下,可采取如下紧急处理的方法:将老年人置于平卧位,肩胛下方垫高,颈部伸直,摸清环状软骨下缘和环状软骨上缘的中间部位,即环甲韧带(在喉结下),稳准地刺入一个粗针头(12~18号)于气管内,可暂缓缺氧状态,以争取时间进行抢救,必要时配合医生行气管切开术。

抢救过程中,如果老年人处于清醒状态时,应及时安慰老年人,做好心理支持,稳定其情绪,防止紧张导致气道痉挛加重病情;抢救成功后,应密切观察生命体征,注意是否发生吸入性肺炎,定时变换体位、叩背,协助老年人咳出气管内的残留食物及分泌物;如老年人做了气管切开术,应做好气管切开后护理。

**(三) 噎呛的预防**

1. 食物要求　老年人应进食偏软、略湿、易嚼、易消化、黏性低的食物。避免进食容易引起噎呛的圆形、滑溜或者带黏性的食物,食物宜去骨、切细块和煮软,且温度适宜;进干食易呛咳者,进食时应准备水,如果喝太稀的液体会呛咳者,可以将食物加工成糊状。

2. 进食指导　主要有以下几点:

(1) 进食环境应幽静,气氛和谐轻松,进食时注意力集中,不宜谈笑,用餐时间适当延长。

(2) 鼓励老年人少食多餐、细嚼慢咽。

(3) 进餐时,尽可能采取半坐卧位、坐位,也可侧卧或头偏身一侧,头部不可向后仰。

(4) 发生呛咳者,应暂禁食,待老年人呛咳停止、呼吸平稳后,再喂食。

(5) 脑血管意外引起吞咽障碍的老年人,可用汤匙将少量食物送至健侧舌根处,让其吞咽,待老年人完全咽下,张口确认无误后,再送入第二口饮食。

3. 心理指导　引导老年人接受吞咽障碍导致进食困难的现实,鼓励老年人通过有效的预防来防止噎呛的发生,减轻老年人的焦虑、紧张、恐惧心理。

4. 吞咽功能锻炼指导　适合有咽喉肌群共济失调,吞咽肌群反射迟钝者。

(1) 面部及下颌肌肉锻炼:指导老年人每天微笑、鼓腮、皱眉、露齿、吹哨、咂唇及面部按摩等。

(2) 舌肌运动锻炼:伸舌,尽量用舌尖触及两侧唇角,并沿唇做环转动作等。

(3) 软腭的训练:老年人张口后用压舌板压舌,用冰水或冰棉签棒刺激软腭、腭弓、舌根及咽后壁,左右相同部位交替刺激,然后嘱老年人做吞咽动作,可提高软腭和咽部的敏感度。通过以上方法,可以延缓吞咽功能障碍加重或促进其康复,有利于预防噎呛的发生。

 **思考题**

1. 老年人用药的原则和特点有哪些? 如何指导老年人安全用药?

2. 简述老年人居住环境评估要点。

3. 简述老年人保护性约束技术的适应证和操作方法。

4. 在日常生活中如何做好老年人跌倒和噎呛的健康教育?

(王文栋)

# 第六章　老年人心理照护

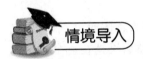 情境导入

　　王大妈,68岁,退休教师。她在一次体检时被怀疑得了胃癌,虽然经检查最后排除了胃癌的诊断,但她越想越害怕。由于其老伴前几年已去世,唯一的女儿也不在身边,一个人整天守在一个空房子里,身体稍有不舒服,她便怀疑自己得了癌症,最近经常吃不下、睡不着,坐立不安,对生活极度消沉,整天胡思乱想,情绪低落。

　　1. 王大妈出现了什么心理问题?

　　2. 如何对王大妈进行心理评估?

　　3. 应该为王大妈提供哪些心理照护?

　　老年期是个体逐渐衰老直至死亡的阶段。老年期的特点是身体各组织及生理功能会出现显著退行性变化,但心理老化与身体老化并不同步,一般而言,老年人的心理老化的速度要慢于身体老化的速度。同时,老年人心理老化的个体差异也比较大。有的老年人虽然年龄不算大,但记忆力不好,经常丢三落四的,思维不敏捷,精力不充沛;而有的老年人虽然年事已高,却依然有着很好的记忆力,思维敏捷,精力充沛。

## 第一节　老年期心理发展特点

　　老年期的心理发展因人而异,各不相同。主要表现在认知、人格、情绪和社会适应性等四个方面。

## 一、老年期认知特点

老年期认知活动有三个显著特点：一是总体呈现退行性变化，虽然个体差异较大，但是总体上老年人的记忆力、思维和想象呈现减退或老化的趋势；二是发展的终身性，虽然老年人的认知功能是在减退，但不代表他们的认知发展就是完全停滞或减退的，在一些特定的领域，比如晶体智力（在学习、生活和劳动等实践中形成的能力）等方面还是保持增长，这种能力发展是终身的；三是差异性，一方面表现为不同心理机能老化的早晚和速率不同，另一方面表现在不同个体之间。

### （一）老年期感知觉的变化

感知觉呈现出显著的退行性变化，视力下降、听力减退、味觉和皮肤觉敏感性降低，感受阈限较年轻时有较大提升。这意味着老年人想要产生和以前相同的感受体验，就需要更大的刺激才能被感受到。进入成年晚期后，个体均会出现不同程度的视力障碍，最常见的是远视（即老花眼），还会出现视野狭窄、老年性白内障等。老年人的听力减退是比视力降低发生的更早、影响人群更多的退行性变化。一般而言，20岁是听力最佳年龄，30岁以后听觉阈限就会缓慢升高，一旦超过50岁，听力便会明显下降，70岁以后的下降速度更为显著。由于味蕾有随着年龄增长逐渐减少的趋势，所以老年人的味觉阈限有所上升，味觉感受性随之下降。老年人的皮肤敏感性也随着年龄的增长逐渐下降，过了55岁之后便会骤然下降。

### （二）老年期记忆的变化

老年期认知变化的研究结论是老年人的记忆力的确在缓慢下降。总体而言，个体记忆在40岁以前下降并不明显，40~50岁期间有一个轻度的衰退阶段，然后维持在一个相对稳定的水平上，直到70岁左右才进入一个明显的衰退阶段。

老年人对信息的编码、存储和提取的能力因年龄的增加而下降，老年人的记忆衰退主要表现为再认和回忆能力下降，短时记忆不易转化为长时记忆，记忆的品质显著变化等。整体上老年人对事件的大体经过能记忆，但一些细节容易遗忘，所以常说老年人"小事糊涂，大事不乱"。

### （三）老年期智力的变化

心理学研究表明，老年期的智力发展不仅有衰退的趋势，也有稳定的趋势。根据美国发展心理学家华纳·沙伊（K. Warner Schaie）的"西雅图纵向研究"，总体来说，老年期的流体智力（一种以生理为基础的认知能力，如知觉、记忆、运算速度、推理能力等）呈现衰退趋势，各种感觉能力和记忆能力减退，对于新的技能学习能力下降，思维灵活性变差，想象力也不如儿童期和成年早中期丰富。但是老年期的智力并非全面衰退，在某些特殊的领域，晶体智力会保持稳定甚至小幅发展的趋势。

## 二、老年期人格特点

美国心理学家埃里克森修正扩展了弗洛伊德的精神分析理论。区别于弗洛伊德，他更强调人的社会性、自我的发展。他提出了"毕生发展观"，他将个体心理社会性发展分为了八个阶段（表6-1），每个阶段都包含了一个在与环境相互作用中产生的特殊矛盾，又称为"危机"。

埃里克森的心理社会性发展阶段理论认为个体发展是多维的，他的发展过程不是一个阶段不发展，那么另一个阶段就不能到来的一维性发展观。每一个阶段实际上不存在发展不发展的问题,而是发展方向的问题,即发展方向有好坏,这种好坏是在横向两级维度之间进行的。

表 6-1 埃里克森的心理社会性发展的八个阶段

| 阶段 | 年龄 | 心理危机<br>(发展关键) | 发展顺利 | 发展障碍 |
|---|---|---|---|---|
| 1 | 婴儿期<br>(出生~2岁) | 信任对不信任 | 对人有信赖感、安全感 | 难以与人交往,焦虑不安 |
| 2 | 儿童早期<br>(2~4岁) | 自主对羞愧 | 能自我控制,行动有信心 | 自我怀疑,行动畏手畏脚 |
| 3 | 学前期<br>(4~7岁) | 主动对退缩 | 有目标方向,独立进取 | 畏惧退缩,无自我价值感 |
| 4 | 学龄期<br>(7~12岁) | 勤奋进取对自卑自贬 | 具有求学、做人、待人的基本能力 | 缺乏生活基本技能、充满失败感 |
| 5 | 青年期<br>(12~18岁) | 自我同一对角色混乱 | 自我观念明确,追寻方向肯定 | 生活缺乏目标,时感彷徨迷失 |
| 6 | 成年早期<br>(18~25岁) | 友爱亲密对孤独疏离 | 成功的感情生活,奠定事业基础 | 孤独寂寞,无法与人亲密相处 |
| 7 | 成年中期<br>(25~50岁) | 繁殖感对颓废迟滞 | 热爱家庭,栽培后代 | 自我恣纵,不顾未来 |
| 8 | 成年晚期<br>(50岁~死亡) | 完美无憾对悲观绝望 | 随心所欲,安享天年 | 悔恨旧事,无法挽回 |

在埃里克森的理论中,成年晚期阶段的个体要解决自我调整与绝望的冲突,主要任务是获得完善感,避免失望感,体验智慧的实现。这个时期的个体会经历一系列的失去和离别事件,极易产生失落感和孤独感,出现各种心理行为问题。个体经历了前面七个阶段的发展,对自身和外部世界的认识都不断地丰富和变化,生活的经历有些是积极的,有些则是消极的。如果个体的成长是成功的、完整的、顺利的,那么在老年期完整的精神与和谐品质就会占据优势,觉得这一辈子过得很有价值,生活得很有意义,有充实感和幸福感,不畏惧死亡;反之,如果个体在前七个阶段的成长中,消极成分过多,成长中充满挫折,就会产生失望感,认为有许多重要目标没有完成,不愿匆匆离开人世,产生绝望感。在老年期,个体如果能够积极处理好自我调整与绝望的冲突,就有利于形成"智慧"的品质;反之,如果危机没有得到很好地解决,就会产生绝望和毫无意义之感。

## 三、老年期情绪特点

老年期由于生理功能的老化,社会交往、角色地位的改变等各种社会因素的影响,个体心理功能的变化较大。在情绪和情感方面,无论是情感体验的强度、持久性还是激发情绪反应的因素以及情绪和情感的两极性方面,都容易产生一些消极的特点。

### (一) 比较容易产生消极的情绪和情感

人到老年,尤其是离退休的老年人,由于年老体弱,生理机能衰退,身体大不如以前,加之集体生活减少、子女不在身边等因素,比较容易产生冷落感、孤独感、疑虑感、忧郁感、不满情绪及老而无用感等不良的情绪与情感体验。国内有研究资料指出,多数人到了老年,会有不同程度的孤独、忧郁和不安感。他们中有的为家庭纠纷难以和解而忧虑,有的为子女就业而苦恼,更多的则为健康和患病而不安。对多病的老年人而言,还会产生对死亡的焦虑和恐惧等情绪,并更多地表现出对他人的情感依赖。

### (二)情感体验深刻而持久

由于老年人中枢神经系统发生的生理变化及内稳态的调整能力降低,老年人的情绪一旦受到刺激就需要花很长时间才能平静下来。同时由于老年人形成了比较稳固的价值观以及较强的自我控制能力,他们的情绪和情感一般不会轻易因外界因素的影响而发生起伏,情绪状态相对稳定,变异性较小,至少在短时间内无变化。研究表明,在影响老年人情绪和情感发展的各种因素中,各种"丧失"是最重要的因素,这其中包括社会、政治、经济地位,专业发展,健康,容貌以及配偶等。

**专栏 6-1 维兰特的情绪健康理论**

> 美国哈佛大学医学院的精神病学家乔治·维兰特博士(George E. Vaillant),提出了独具特色的情绪健康理论。自 20 世纪 40 年代开始,他每隔五年就对毕业于哈佛大学的学生进行追踪研究,在他们 65 岁时,维兰特和他的同事再次对其中的 173 名被试进行研究。研究结果显示,在大学阶段被描述为"稳定、可靠、安全、精心、真诚、值得信赖"的被试以及在学业上的良好实践组织者,往往在老年时情绪调试得最好。

资料来源:马莹. 发展心理学[M]. 3 版. 北京:人民卫生出版社,2018.

## 四、老年期社会性发展特点

### (一)退休

根据我国相关规定,企事业单位大多是男 60 周岁、女 55 周岁的退休政策,加上离休群体,这个队伍愈发壮大,如何应对这个重大生活事件,不仅需要社会政策及相关理论工作者的关注,老年人本身也要进行认真思考、积极应对。

美国学者艾齐利(Atchley)等在 2001 年的研究认为,退休一般会经历期望、过渡和最终适应这三个阶段,这三个阶段又可以分为蜜月期、清醒期、重新定位期、平淡期、稳固期五个时期。当然,并不是所有老年人退休之后都要经历这些阶段,而且这些阶段并不是顺次经历的,个体之间的差异性很大。这在很大程度上取决于老年人对于退休的认知和预期,较于没有准备而被迫退休的老年人,想要摆脱工作倦怠享受退休生活的老年人,显然会更加快速地适应退休后生活。

### (二)空巢

所谓"空巢",是指子女长大成人后从父母家庭中相继分离出去,只剩下老年一代人独自生活的家庭。第七次全国人口普查结果显示,全国 60 岁及以上人口达 2.64 亿人,占人口总数的 18.70%,人口老龄化程度进一步加深,"空巢老人"正在成为越来越引人关注的社会问题。而且,因为老年人的身体机能正处于衰退期,一旦发生心理适应不良情况,会影响生理功能,生理上的不适又使得适应不良现象进一步加深……如此恶性循环,更易患上"空巢综合征"。所谓"空巢综合征",就是一种指老年人生活在"空巢"环境下,由于人际关系疏远而产生被分离、舍弃的感觉,他们常常会有行为退缩、闷闷不乐、对自身价值产生怀疑,陷入无趣、无欲、无望、无助的状态。

### （三）死亡

死亡是一种生理现象，无论你愿意与否，我们终将都会面对，这是一个不以人的主观意愿改变的客观存在。但在不同的文化背景里，死亡也有着不同的含义，文化和宗教对于死亡的态度深深地影响人如何看待接受死亡。瑞士精神病学家伊丽莎白·屈布勒-罗丝（Elisabeth KÜbler-Ross）在与临终者及其看护者的接触中，最终总结了以下五个阶段：① 否认（"这不可能发生在我身上！"）；② 愤怒（"为什么是我？！"）；③ 讨价还价（"如果能多活一段时间，几个月就好，足够我办完某件事就好。"）；④ 沮丧抑郁；⑤ 接受。她还指出并不是所有人都会经历上述五个阶段，这些阶段发生的顺序也不是固定不变的，甚至有些人会在某个阶段重复经历好几次。

**专栏 6-2　佩克的老年心理社会性任务理论**

美国心理学家佩克（Robert C. Peck，1968）拓展了埃里克森的老年心理社会性危机的理论，提出了老年心理社会性任务理论，该理论强调老年人对重大生活事件的适应能力，主张从帮助老年人认识和应对老龄化带来的任务或挑战的角度来促进老年心理社会性发展。

他指出，个体进入成年晚期后，将面临以下三个挑战或任务：

一是自我分化对工作角色专注。退休之后，在职业投入过多的老年人必须另辟蹊径来确立其自我价值，要凭借家庭、友谊和社区角色，获得像职业生涯那样的满足。

二是身体超越对身体专注。老年人必须凭借认知、情感和社会性方面的补偿，超越身体的局限，包括容貌、体能和疾病抵抗力的衰退。

三是自我超越对自我专注。当配偶、兄弟姐妹、朋友和同辈伙伴去世时，老年人必须建设性地通过放眼未来而不是专注自我，找到面对死亡的手段。不仅要实现自我完整感，还需要持续不断的努力，使生活更安全、更有意义，满足那些虽死犹生者的愿望。"接受老年带来的变化""已经超越了对死亡的恐惧""有一种明确的生活意义感"。

资料来源：马莹.发展心理学[M].3 版.北京：人民卫生出版社，2018.

# 第二节　老年期常见心理问题的识别与护理

老年人的心理健康水平直接影响着老年人的生活质量和身体健康，决定着老年人能否安享晚年。照护人员掌握一定的老年人心理问题的识别与健康促进的方法，将会对老年人心理健康起到一定的促进作用。

## 一、焦虑

焦虑是一种较为常见的心理现象，是老年期较为常见的心理症状之一；适度的焦虑有益于个体更好地适应变化，有利于个体通过自我调节保持身心平衡等。但持久过度的焦虑则会对个体的身心健康产生一定的影响。研究发现，焦虑会显著影响老年人的生活质量，有焦虑症状的老年人往往有着较差的生活质量。

### （一）原因

造成老年人焦虑的可能原因有：① 体弱多病，行动不便，力不从心，自理能力差；② 疑病性神经症;③ 各种应激事件,如离退休、丧偶、丧子、经济窘迫、家庭关系不和、搬迁等;④ 某些疾病,如抑郁症、痴呆、甲状腺功能亢进、低血糖、直立性低血压等,以及某些药物副作用,如抗胆碱能药物、咖啡因、β受体阻滞剂、皮质类固醇、麻黄碱等均可引起焦虑反应。

**（二）表现**

焦虑包括指向未来的害怕不安和痛苦的内心体验、精神运动性不安以及伴有自主神经功能失调表现三方面症状,分急性焦虑和慢性焦虑两类。

1. 急性焦虑 又称为惊恐发作(panic disorder),是一种以反复的惊恐发作为主要原发症状的神经症。老年人惊恐发作时突然感到不明原因的惊慌、呼吸困难、紧张不安、心烦意乱、坐卧不安、失眠、无力等,常伴有潮热、大汗、口渴、心悸、气促、脉搏加快、血压升高、尿频、尿急等躯体症状,严重时,可以出现阵发性气喘、胸闷,甚至有濒死感,并产生妄想和幻觉。急性焦虑发作一般持续几分钟到几小时,之后症状缓解或消失。

2. 慢性焦虑 又称为广泛性焦虑障碍(generalized anxiety disorder, GAD)是一种以缺乏明确对象和具体内容为特征的担心,患者常因无法控制这种不安而感到痛苦,并伴有显著的自主神经症状、肌肉紧张及运动不安,表现为持续性精神紧张。慢性焦虑患者表现为持续存在的过度焦虑和担忧,经常提心吊胆,有不安的预感,平时比较敏感,处于高度的警觉状态,易激惹,生活中稍有不如意就心烦意乱,易与他人发生冲突,注意力不集中,健忘等。

持久过度的焦虑可严重损害老年人的身心健康,加速衰老,增加失控感,损害自信心,并可诱发高血压、冠心病;急性焦虑发作可导致脑卒中、心肌梗死、青光眼、高压性头痛、失明,以及跌伤等意外发生。

**（三）预防与护理**

1. 评估焦虑水平 可用汉密尔顿焦虑量表、Zung 焦虑自评量表、贝克焦虑量表等对老年人的焦虑水平进行评定。

2. 针对原因处理 指导和帮助老年人及其家属认识分析焦虑的原因、表现及其他与焦虑有关的知识,以促进患者焦虑情绪的缓解。

3. 指导老年人保持良好心态 学会自我疏导和自我放松,合理安排生活和学习,建立规律的睡眠和活动习惯,适当参加社会活动。

4. 子女理解尊重 促进老年人的子女在对焦虑情绪的了解,帮助老年人的子女理解老年人的焦虑心理,鼓励和倾听老年人的内心宣泄,真正从心理精神上去关心体贴老年人。

5. 重度焦虑用药治疗 重度焦虑应遵医嘱应用抗焦虑药物,如使用地西泮、氯氮卓等进行治疗。抗焦虑药物易产生耐药性和依赖性,突然停药可产生戒断症状。长期服用抗焦虑药物者应防止耐药性和药物依赖。用药后注意评估药效及观察不良反应。

## 二、孤独

孤独(loneliness)是老年人较为常见的主观心理感受或体验之一,是一种不愉快的且令人痛苦的感觉,常伴有寂寞、无助、郁闷等不良情绪反应和难耐的精神空落感。中国老年社会追踪调查(China longitudinal aging social survey, CLASS)显示,24.78%的老年人有不同程度的孤独感,其中 1.40%老年人有严重孤独感;独居老人中有严重孤独感的比例高达5.12%,由于不同研究在研究样本、研究方法和测量工具等方面的差异,报告的老年人孤独感发生率也有较大差异,Aartsen 等对芬兰 469 名老年人的研究发现,孤独感的发生率为37.1%。美国医学家詹姆斯等对老年人进行的一项长达 14 年的调查研究发现,独、隐居者患病的机会为正常人的 1.6 倍,死亡的可能性是爱交往者的 2 倍;他的另一项对 7000 名美国居民长达 9 年的调查研究显示,在排除其他原因的情况下,那些孤独老人的死亡率和癌症发病率比正常人高出 2 倍。因此,解除老年人孤独感是不容忽视的社会问题。

**(一) 原因**

导致老年人孤独的可能原因有:① 随年龄增大,离退休后远离社会生活,大多数老年人社交网络缩小,社会交往频率降低,获得社会支持减少。多项研究指出,社会支持能显著预测老年人孤独感,良好的社会支持能减轻老年人孤独感;② 无子女或因子女独立成家后成为空巢家庭;③ 体弱多病,躯体活动受限;④ 性格孤僻;⑤ 丧偶。

**(二) 表现**

孤独寂寞、社会活动减少会使老年人产生伤感、抑郁情绪,精神委靡不振,常偷偷哭泣,顾影自怜。如体弱多病,行动不便时,上述消极感会明显加重,久而久之,机体免疫功能降低,容易导致躯体疾病。孤独也会使老年人选择更多的不良生活方式,如吸烟、酗酒、不爱活动等,不良的生活方式与心脑血管疾病、糖尿病等慢性疾病的发生和发展密切相关。有的老年人因孤独而转化为抑郁症,伴有自杀倾向。

**(三) 预防与护理**

1. 社会予以关注　对离开工作岗位而尚有工作能力和学习要求的老年人,各级政府和社会要为他们创造工作和学习的机会;社区应经常组织适合于老年人的各种文体活动,如广场交谊舞、打腰鼓、书画、剪纸比赛等,鼓励老年人积极参加;对于卧病在床行动不便的老年人,社区应派人定期上门探望。

2. 子女注重精神赡养　子女必须从内心深处诚恳地关心父母,充分认识到空巢老人在心理上可能遭遇的危机。和父母住同一城镇的子女,与父母房子的距离最好不要太远;身在异地的子女,除了托人照顾父母外,更要注重对父母的精神赡养,尽量常回家看望老年人,或经常通过电话等与父母进行感情和思想的交流。丧偶的老年人独自生活,感到寂寞,子女也不能时时刻刻在身边,如果有合适的对象,子女应该支持老年人的求偶需求。

3. 老年人需要再社会化　老年人应提高积极生活的态度,积极且适量地参加各种力所能及的有益于社会和家人的活动,在活动中扩大社会交往,做到老有所为,既可消除孤独与寂寞,又能从心理上获得生活价值感的满足,增添生活乐趣,积极老龄化,也可以通过参加老年大学的学习以消除孤独,培养广泛的兴趣爱好,挖掘潜力,增强幸福感和生存价值。

## 三、离退休综合征

离退休综合征(retired veteran syndrome)是一种复杂且非常普遍的老年心理疾病,主要是离退休老年人的生活内容和节奏、社会地位、人际交往等方面发生了很大的变化,老年人由于离退休后不能适应新的社会角色及生活环境和生活方式的变化而出现情绪上的消沉和行为上的偏离,或因此产生偏离常态行为的一种适应性心理障碍,这种心理障碍往往还会引发其他生理疾病,影响身体健康。

离退休综合征经过心理疏导或自我心理调适大部分在一年内可以恢复常态,个别老年人需较长时间才能适应,少数老年人可能转化为严重的抑郁症,也有的并发其他身心疾病,极大地危害了他们的健康。

**(一) 原因**

离退休综合征产生的原因包括:① 离退休前缺乏足够的心理准备;② 离退休前后生活

境遇反差过大,如社会角色生活内容、家庭关系等的变化;③ 适应能力差或个性缺陷;④ 社会支持缺乏;⑤ 失去价值感。

研究表明,离退休综合征与个性特征、个人爱好、人际关系、职业性质和性别有关。事业心强、好胜而善辩、拘谨而偏激、固执的人离退休综合征发病率较高;无心理准备突然退休的人发病率高且症状偏重;平时活动范围小兴趣爱好少的人容易发病;离退休前为领导干部者比工人发病率高;男性比女性适应慢,发病率较女性高。

**(二) 表现**

1. 情绪表现　离退休老年人容易出现情绪不稳定,焦虑易怒,容易冲动,闷闷不乐,郁郁寡欢,经常感到心烦意乱、坐卧不安,很容易因为一点小事火气冲天而难以控制,或者情绪悲观,产生失落、怀旧、无价值感。

2. 行为表现　偏激、退缩,厌恶社会交往,自卑矛盾,不愿意主动与他人交往,严重时出现麻木迟钝状态,过度放大社会生活和家庭生活的消极效应,对生活缺乏信心。

3. 生理表现　自觉老化现象加快,感到脑力、体力不支,可能会出现一些生理症状,如头痛、胸闷、腹胀、心悸、浑身无力等,大多数离退休综合征患者有失眠、多梦、心悸、阵发性全身燥热等症状。个别患者可促发多种身心疾病。离退休综合征患者的心理障碍的特征可归纳为无力感、无用感、无助感和无望感。

**(三) 预防与护理**

1. 指导老年人正确看待离退休　老年人到了一定的年龄,由于职业功能的下降,退休是一个自然的、正常的、不可避免的过程,指导老年人调整心态。

2. 协助老年人做好离退休心理行为准备　快到离退休年龄时,老年人可适当地减少工作量,多与已离退休人员交流,积极主动地寻找精神依托。退休前积极做好各种准备,如经济上的收支、生活上的安排,若能在退休后即安排一次探亲访友或旅游,则有利于老年人的心理平衡。也可以培养一些爱好,根据自己的体力、精力及爱好,安排好自己的活动时间,或寻找一份轻松的工作,使自己退而不闲。

3. 减轻老年人因退休而产生的消极不良情绪　老年人离开工作岗位,常常有"人走茶凉"的感觉,由此造成心理上的失落、孤独和焦虑。老年人应该勇于面对诸如此类的消极因素,不妨顺其自然,不予计较。对涉及个人利益的事,尽可能宽容。刚刚退休,不妨多与亲朋好友来往,将自己心中的郁闷、苦恼通过交谈等方式进行宣泄,及时消除和转化不良情绪,求得心理上的平衡和舒畅。

4. 营造良好环境　要为老年人营造坦然面对离退休的良好环境。家人要热情温馨地接纳老年人,尽量多陪伴老年人;单位要经常联络、关心离退休的老年人,发挥离退休党支部桥梁作用,有计划地组织离退休人员学习、外出参观,从而减少心理问题。

5. 指导老年人善于学习,渴求新知　要"活到老,学到老"。学习促进大脑的使用,使大脑越用越灵活,延缓智力衰退;另外,适当的学习促进老年人更新知识,更容易跟上时代的步伐。

6. 为老年人建立良好的社会支持系统　作为老年人退休后的第二活动场所,社区要及时建立离退休老年人的档案,并组织各种有益于老年人身心健康的活动,包括娱乐、学习、体育活动,或老有所为的公益活动,如帮助照顾那些因父母工作繁忙而得不到照顾的孩子、陪伴空巢老人等,让老年人感到老有所用、老有所乐。此外,还要为社区中可能患有离退休综合征或其他疾病或经济困难的老年人提供特殊帮助。

7. 指导老年人培养健康的爱好,寄托精神　鼓励老年人适度扩大社交,排解寂寞;鼓励老年人发挥余热,重归社会。

8. 必要的药物和心理治疗

## 四、空巢综合征

"空巢家庭"是指家中无子女或子女成人后相继分离出去,只剩下老年人独自生活的家庭。生活在空巢家庭中的空巢老人常由于人际疏远、缺乏精神慰藉而产生被疏离、舍弃的感觉,出现孤独、空虚、寂寞、伤感、精神委靡、情绪低落等一系列心理失调症状,称为空巢综合征(empty nest syndrome)。

### (一) 原因

产生空巢综合征的原因:① 对离退休后的生活变化不适应,从工作岗位上退下来后感到冷清、寂寞;② 对子女情感依赖性强,有"养儿防老"的传统思想,老年期正需要儿女做依靠的时候,儿女却不在身边,不由得心头涌起孤苦伶仃、自卑、自怜等消极情感;③ 本身性格方面的缺陷,对生活兴趣索然,缺乏独立自主、振奋精神、重新设计晚年美好生活的信心和勇气。

### (二) 表现

1. 精神空虚、无所事事　子女离家之后,父母原来多年形成的紧张有规律的生活被打破,突然转入松散的、无规律的生活状态,当他们无法很快适应时,会出现情绪不稳、烦躁不安、消沉抑郁等症状。

2. 孤独、悲观、社会交往少　长期的孤独使空巢老人情感和心理上失去支柱,对自己存在的价值表示怀疑,陷入无趣、无欲、无望、无助状态,甚至会出现自杀的想法和行为。

3. 躯体化症状　受"空巢"应激影响产生的不良情绪可导致一系列的躯体症状和疾病,如失眠、早醒、睡眠质量差、头痛、食欲减退、心慌、气短、消化不良、高血压、冠心病、消化性溃疡等。

### (三) 预防与护理

1. 未雨绸缪,正视"空巢"　随着人们寿命的延长,人口的流动性和竞争压力的增加,年轻人自发地选择离开家庭来应对竞争,从前那种"父母在,不远游"的思想已经不再适用于今天的社会。做父母的要做好充分的思想准备,计划好子女离家后的生活方式,有效防止"空巢"带来的家庭情感危机。

2. 夫妻扶持,相惜相携　夫妻之间可通过重温恋爱时和婚后生活中的温馨时刻,感受、珍惜对方能与自己风雨同舟、一路相伴,促进夫妻感情;并培养一种以上共同的兴趣爱好,一同参与文娱活动或公益活动,建立新的生活规律,相互给予更多的关心、体贴和安慰,增添新的生活乐趣。

3. 回归社会,安享悠闲　患空巢综合征的老年人一般与社会接触少,因此面对"空巢"时,茫然无助,精神无所寄托。治疗空巢综合征的良药就是走出家门,体味生活乐趣。许多老年人通过爬山、跳舞、下棋或其他文娱活动结识了朋友,体会到老年生活的乐趣。

4. 对症下药,心病医心　较严重的空巢综合征,如存在严重的心境低落、失眠,有多种躯体化症状,有自杀念头和行为者,应及时寻求心理或精神科医师的帮助,接受规范的心理或药物治疗。

5. 子女关心,精神赡养　子女要了解老年人容易产生不良情绪,常与父母进行感情和思想交流。子女与老年人的居住距离不要太远,最好是"一碗汤距离",即以给父母送去一碗汤而不会凉为标准;在异地工作的子女,除了托人照顾父母,更要"常回家看看",注重父母的精神赡养。

6. 政策扶持,社会合力　随着我国老龄化程度的加剧以及独生子女越来越多,只靠子女来照料老年人,几乎是不可能的,需要政府提供社会性的服务。政府应在全社会加强尊老爱幼、维护老年人合法权益的社会主义道德教育,深入贯彻《中华人民共和国老年人权益保障法》,提供有效权益支持,切实维护空巢老年人合法权益;依托社区,组织开展兴趣活动,或组织人员或义工定期电话联系或上门看望空巢老人,转移排遣空巢老人的孤独寂寞情绪。建立家庭扶助制度,制定针对空巢困难老年人的特殊救助制度,把帮扶救助重点放在空巢老人中的独居、高龄、女性、农村老年人等弱势群体上。可借鉴国外养老经验,培养专门的服务人员"养老天使",当老年人在家中生活自理不便时,他们来到家中为老年人服务。这种"养老天使"经验在天津部分地区已有试点,效果不错。

# 第三节　老年期常见精神障碍的识别与护理

目前,老年人精神障碍的发病率日趋上升,而老年人精神障碍的临床表现往往不典型或明显不同于中青年人群,其护理常有其特殊性。老年人常见精神障碍包括神经症、心境障碍、老年期痴呆等。

## 一、老年期抑郁症

老年期抑郁症(depression in the elderly)是老年人最常见的精神障碍。老年期抑郁症泛指存在于老年期(≥60岁)这一特定人群的抑郁症,包括原发性抑郁(含青年或成年期发病,老年期复发)和见于老年期的各种继发性抑郁。严格来说,狭义的老年期抑郁症是指首次发病于60岁以后、以持久的抑郁心境为主要临床特征的一种精神障碍,一般病程较冗长。老年期抑郁症的临床症状多样化,趋于不典型,其主要表现为情绪低落、焦虑、迟滞和躯体不适等,常以躯体不适的症状就诊,且不能归于躯体疾病和脑器质性病变;具有缓解和复发的倾向,缓解期间精神活动保持良好,一般不残留人格缺损,也无精神衰退指征,部分病例预后不良,可发展为难治性抑郁症。

抑郁症是老年人较为常见的精神疾病之一。国外65岁以上老年人抑郁症患病率在社区为8%~15%,在老年护理机构约为30%。我国老年人抑郁症患病率可达7%~10%,在那些患有高血压、冠心病、糖尿病甚至癌症等疾病的老年人中,抑郁症发病率高达50%。抑郁症还因反复发作,使患者丧失劳动能力和日常生活功能,导致精神残疾。相关研究发现,老年人的自杀和自杀企图有50%~70%继发于抑郁症。所以老年期抑郁症已成为全球性的重要精神卫生保健问题,被世界卫生组织列为各国的防治目标。

**(一)护理评估**

1. 健康史　多数患者具有数月的躯体症状,如头痛、头晕、乏力、全身部位不确定性不适感、失眠、便秘等。有些患者患有慢性疾病,如高血压、冠心病、糖尿病及癌症等,或有躯体功能障碍。另外,老年期抑郁症的发病与下列因素有关:

(1)遗传因素。早年发病的抑郁症患者,具有明显的遗传倾向。

(2)生化异常。增龄引起中枢神经递质改变,如5-羟色胺(5-HT)和去甲肾上腺素(NE)

功能不足以及单胺氧化酶(MAO)活性升高,影响情绪的调节。

(3)神经-内分泌功能失调。下丘脑垂体肾上腺皮质轴功能失调导致昼夜周期波动规律紊乱。

(4)心理社会因素。如退休、丧偶等心理社会因素对抑郁症的发病有一定的影响。

2. 身心症状　老年抑郁症的临床症状群与中青年相比有较大的临床变异,症状多样化,趋于不典型。老年抑郁症患者更易以躯体不适的症状就诊,而不是抑郁心境。具体表现如下:

(1)疑病性。患者常从一种不太严重的身体疾病开始,继而出现焦虑不安、抑郁等情绪,由此反复去医院就诊,要求医师给予保证,如要求得不到满足则抑郁症状更加严重。疑病性抑郁症患者疑病内容常涉及消化系统症状,便秘、胃肠不适是此类患者较常见也是较早出现的症状之一。

(2)激越性。激越性抑郁症最常见于老年人,表现为焦虑恐惧,终日担心自己和家庭将遭遇不幸、大祸临头,或搓手顿足,坐卧不安,惶惶不可终日,或夜晚失眠,或反复追念着以往不愉快的事,责备自己做错了事导致家人和其他人的不幸,对环境中的一切事物均无兴趣,可出现冲动性自杀行为。

(3)隐匿性。抑郁症的核心症状是心境低落,但老年抑郁症患者大多数以躯体症状作为主要表现形式,常见的躯体症状有睡眠障碍、头痛、疲乏无力、胃肠道不适、食欲下降、体重减轻、便秘、颈背部疼痛心血管症状等,情绪低落不太明显,因此极易造成误诊。隐匿性抑郁症常见于老年人,以上症状往往查不出相应的阳性体征,服用抗抑郁药可缓解、消失。

(4)迟滞性。表现为行为阻滞,通常以随意运动缺乏和缓慢为特点,肢体活动减少,面部表情减少,思维迟缓、内容贫乏、言语阻滞。患者大部分时间处于缄默状态,行为迟缓,严重时,则双目凝视,情感淡漠,对外界动向无动于衷。

(5)妄想性。大约有15%的患者抑郁比较严重,可以出现妄想或幻觉,看见或听见不存在的东西;认为自己犯下了不可饶恕的罪恶,听见有声音控诉自己的不良行为或谴责自己,让自己去死。由于缺乏安全感和无价值感,患者认为自己被监视和遭人迫害。这类妄想一般以患者的心理状态为前提,与他们的生活环境和对生活的态度有关。

(6)自杀倾向。自杀是抑郁症最危险的症状。抑郁症患者由于情绪低落、悲观厌世,严重时很容易产生自杀念头,且由于患者思维逻辑基本正常,实施自杀的成功率也较高。据统计,抑郁症患者的自杀率比一般人群高20倍。自杀行为在老年期抑郁症患者中很常见,而且很坚决,部分患者可以在下定决心自杀之后,表现得镇定自若,不再有痛苦的表情,并进行各种安排,如会见亲人、寻求自杀的方法及时间等。因此,由于患者常表现出的这种假象,使亲人疏于防范,很容易使自杀成为无可挽回的事实。由于自杀是在疾病发展到一定的严重程度时才发生的,所以及早发现疾病、及早治疗,对抑郁症患者非常重要。

(7)抑郁症性假性痴呆。抑郁症性假性痴呆常见于老年人,为可逆性认知功能障碍,经过抗抑郁治疗可以改善。

(8)季节性。有些患者具有季节性情感障碍的特点。抑郁常于冬季发作,春季或夏季缓解。

3. 辅助检查　可采用标准化评定量表对抑郁的严重程度进行评估,如老年抑郁量表(GDS)、流调中心用抑郁量表(CES-D)、汉密尔顿抑郁量表(HAMID)、Zung 抑郁自评量表(SDS)、Beck 抑郁问卷(BDI),其中 GDS 较常用。CT、MRI 显示脑室扩大和皮质萎缩。

4. 心理-社会状况 老年期遭遇到的生活事件,如退休、丧偶独居、家庭纠纷、经济窘迫躯体疾病等对老年抑郁症产生、发展的作用已被许多研究所证实。此外,具有神经质性格的人比较容易发生抑郁症。老年人的抑郁情绪还与消极的认知应对方式,如自责、回避、幻想等有关,积极的认知应对有利于保持身心健康。

### (二)常见护理诊断/问题

1. 应对无效 与不能满足角色期望;无力解决问题;认为自己丧失工作能力;成为废人;社会参与改变;对将来丧失信心;使用心理防卫机制不恰当有关。

2. 无望感 与消极的认知态度有关。

3. 睡眠型态紊乱 与精神压力有关。

4. 有自杀的危险 与严重抑郁悲观情绪、自责自罪观念、有消极观念和自杀企图、无价值感有关。

### (三)护理计划与实施

治疗护理的总体目标是:老年抑郁症患者能减轻抑郁症状,减少复发的危险,提高生活质量,促进身心健康状况,减少医疗费用和死亡率。治疗原则包括:采取个体化原则,及早治疗,一般为非住院治疗,但对有严重自杀企图或曾有自杀行为,或身体明显虚弱,或严重激越者须住院治疗,以药物治疗为主,配合心理治疗、电抽搐治疗。具体护理措施如下:

1. 日常生活护理

(1)保持合理的休息和睡眠。生活要有规律,鼓励患者白天参加适当的娱乐活动和体育锻炼;晚上入睡前喝热饮、热水泡脚或洗热水澡,避免看过于兴奋、激动的电视节目或会客、谈病情。为患者创造舒适安静的入睡环境,确保患者充足睡眠。

(2)加强营养。饮食方面,既要注意营养成分的摄取,又要保持食物的清淡。多吃高蛋白、富含维生素的食品,如牛奶、鸡蛋瘦肉、豆制品、水果、蔬菜等,少吃糖类、淀粉类食物。

2. 用药护理

(1)密切观察。密切观察药物疗效和服药后可能出现的不良反应,及时向医师反映。

(2)坚持服药。因抑郁症治疗用药时间长,有些药物有不良反应,导致患者往往对治疗信心不足或不愿治疗,可表现为拒药、藏药或随意增减药物。要耐心说服患者严格遵医嘱服药,不可随意增减药物,更不可因药物不良反应而中途停服。另外,由于老年抑郁症容易复发,因此强调长期服药,对于大多数患者而言,应持续服药2年,而对于有数次复发经验的患者而言,服药时间应该延长。

3. 严防自杀 自杀观念与行为是抑郁患者最严重而危险的症状。患者往往事先计划周密,行动隐蔽,甚至伪装病情好转以逃避照护人员与家属的注意,并不惜采取各种手段与途径,以达到自杀的目的。照护人员应掌握抑郁症患者的病情以及既往自杀、自伤行为的形式、程度等,随时注意环境的安全检查,持续评估患者,鼓励和引导患者倾诉内心感受,表达其不良心境、自杀自伤的冲动和想法。自杀未遂的患者要有专人看护,同时要鼓励患者参加适当的集体活动,而不是单纯限制其活动。

(1)识别自杀动向。首先应与患者建立良好的治疗性人际关系,在与患者的接触中,应能识别自杀动向,如在近期内曾经有过自我伤害或自杀未遂的行为,或焦虑不安、失眠、沉默少语,或抑郁的情绪突然"好转",在危险处徘徊、拒餐、卧床不起等,给予心理上的支持,使他们振作起来,避免意外发生。

(2)环境布置。患者住处应光线明亮,空气流通,环境整洁舒适,墙壁以明快色彩为主,并挂上壁画,摆放适量的鲜花,以利于调动患者积极良好的情绪,唤醒其对生活的热爱。

(3) 专人守护。对于有强烈自杀企图的患者要有专人 24 小时看护,不离视线,必要时经解释后予以约束,以防意外。尤其夜间、凌晨、午间、节假日等人少的情况下,要特别注意防范。

(4) 工具及药物管理。自杀多发生于一刹那间,凡能成为患者自伤的工具都应管理起来。妥善保管好药物,以免患者一次性大量吞服,造成急性药物中毒。

4. 心理护理

(1) 阻断负向的思考。首先,抑郁患者常会不自觉地对自己或事情保持负向的看法,照护人员应该协助患者确认这些负向的想法并加以取代和减少。其次,可以帮助患者回顾自己的优点、长处、成就来增加正向的看法。此外,要协助患者检查其认知、逻辑与结论的正确性,修正不合实际的目标,协助患者完成某些建设性的工作和参与社交活动,减少患者的负向评价,并提供正向增强自尊的机会。

(2) 鼓励患者抒发自己的想法。严重抑郁患者思维过程缓慢,思维量减少,甚至有虚无罪恶妄想。在接触语言反应很少的患者时,应以耐心缓慢以及非语言的方式表达对患者的关心与支持,通过这些活动逐渐引导患者与外界的联系,同时利用治疗性的沟通技巧,协助患者表述其看法。

(3) 怀旧治疗。怀旧治疗作为一种心理社会治疗手段在国外已经被普遍应用于老年抑郁症、焦虑及老年性痴呆的干预,在我国的部分地区也得到初步运用,其价值已经得到肯定。它是通过引导患者回顾以往的生活,重新体验过去的生活片段,并给予新的诠释,协助老年人了解自我,减轻失落感,增加自尊及增进社会化的治疗过程。也有研究显示,怀旧功能存在个体差异,某些个体不适应怀旧治疗。学习新的应对技巧为患者创造和利用各种个人或团体人际接触的机会,以协助患者改善处理问题、人际互动的方式,增强社交的技巧。教会患者亲友识别和鼓励患者的适应性行为,忽视不适应行为,从而改变患者的应对方式。

5. 健康指导

(1) 不脱离社会,培养兴趣。老年人要面对现实,合理安排生活,多与社会保持密切联系,常动脑,不间断学习;参加一定限度的力所能及的劳作,按照自己的志趣培养爱好,如种花、钓鱼、书法、摄影、下棋、集邮等。

(2) 鼓励子女与老年人同住。子女对于老年人,不仅要在生活上给予照顾,同时要在精神上给予关心,提倡精神赡养。和睦、温暖的家庭和社交圈,有助于预防和度过灰色的抑郁期。避免或减少住所的搬迁,以免老年人不易适应陌生环境而感到孤独。

(3) 社会重视。社区和老年护理机构等应创造条件让老年人进行相互交往和参加一些集体活动,针对老年期抑郁症的预防和心理健康促进等开展讲座,有条件的地区可设立网络和电话热线进行心理健康教育和心理指导。

**(四) 护理评价**

通过护理,患者能面对现实,使认知上的偏差得以纠正,应对应激的能力得到提高,自信心和自我价值感增强,能重建和维持人际关系和社会生活,从而消除自杀念头或行为。

# 二、老年期疑病症

老年期疑病症(hypochondriasis in the elderly)主要指老年人对自身感觉或征象做出不切实际的病态解释,致使整个身心被由此产生的疑虑、烦恼和恐惧所占据的一种神经症。患者自诉躯体症状,反复就医,虽经反复医学检验结果阴性或医生解释没有相应疾病证据,也不能消除患者的顾虑,常伴有焦虑或抑郁。对身体畸形的疑虑也属于本症。

老年期疑病症的病因尚未明了,一般认为与疾病、心理、社会环境因素、不良的医源性暗示、患者自身的性格缺陷等有关。人到老年后,各项生理功能减退,躯体疾病增多,加之各种生活事件增多,如适应不良,易产生孤独、寂寞感,关注的重心便转移到自身健康上。另外,性格缺陷,如孤僻、固执、内向、过分关注自身、敏感、自我、自恋、胆怯、脆弱、暗示性强的性格,也是造成老年期疑病症的发生发展的重要因素。

**(一)主要临床表现**

1. 心理障碍　有两种表现:一种为疑病感觉,感觉对身体某部位的敏感度增加,进而疑病,或过分关注。患者的描述含糊不清,部位不固定。另一种为疑病观念,患者的描述形象逼真、生动具体,确信自己患有某种疾病,要求做各种检查。尽管各种检查结果正常,医生的解释与保证也不足以消除其疑病观念,仍认为检查可能有误。患者常伴有失眠、焦虑和抑郁症状。

2. 躯体反应　疼痛是本病最常见的症状。约有 2/3 的患者有此症状,常见部位为头部、下腰部或右髂窝。这种疼痛描述不清,有时甚至诉全身疼痛,但查无实据,患者常四处求医,仍毫无结果,最后才到精神科就诊检查,常伴有失眠、焦虑和抑郁症状。

躯体反应的表现多样而广泛,涉及身体许多不同的区域。患者表现为恶心、吞咽困难、反酸、胀气腹痛、心悸、左侧胸痛、呼吸困难,担心患有高血压或心脏病。有些患者怀疑自己的五官不正,特别是鼻子、耳朵以及乳房形状异样,还有自诉体臭或出汗等。

**(二)护理评估**

1. 既往史　了解患者有无慢性躯体疾病及明显的心理不适症状。

2. 生活事件　了解患者近期有无重大生活事件发生,了解患者有无心理冲突及负性情感体验。

3. 个性特征　评估患者的个性有无敏感、多疑,对人、事是否过于敏感,行为有无患得患失、犹豫不决等性格缺陷。

4. 辅助检查　根据患者所述临床症状做必要的检查,判断症状是器质性还是非器质性的。

**(三)护理诊断**

1. 精神困扰　与患者过度关注自身健康有关。

2. 舒适的改变　与老年期疑病症的各种症状有关。

**(四)护理措施**

老年期疑病症的治疗,以心理治疗为主,可适当配合药物治疗。具体护理措施如下:

1. 心理护理　以支持性心理治疗为主。照护人员要充分理解和接纳患者,耐心细致地听取患者的叙述,持同情关心的态度,尽量不要挑明患者的症状或要患者承认疑病症的不可信,否则适得其反,弄巧成拙。应尽量回避讨论症状,与患者建立良好的关系,逐步引导患者认识到自己并不是真患有躯体疾病,而是一种心理障碍,需要用心理的方法治疗。与患者沟通时,态度要诚恳,语气不可模棱两可,但也不能做作或过分地关心、体贴,以免引起患者猜疑。

2. 转变不良的生活方式　鼓励患者积极参加各种有益的活动,合理安排日常生活,转变不良的生活方式。引导患者做其他有趣的事情,以转移其注意力,减少对自身健康的过分关注,转移其注意力。

3. 矫正患者的不良认知　通过进行相关知识的健康教育,教会患者一些医学常识,改变其不良认知,纠正错误逻辑和推理。

4. 药物治疗　遵医嘱给予患者药物治疗。抗焦虑与抗抑郁药可消除患者焦虑、抑郁情绪,起到镇静的作用。

**(五) 健康指导**

(1) 指导患者及其家属了解有关疑病症的相关知识。

(2) 指导和帮助患者完善自身人格的科学方法,寻求良好的支持系统。

**专栏 6-3　CCMD-3 关于疑病症的症状标准**

符合神经症的诊断标准:

1. 以疑病症状为主至少有下列 1 项:① 对躯体疾病过分担心,其严重程度与实际情况明显不相称;② 对健康状况,如通常出现的生理现象和异常感觉做出疑病性解释,但不是妄想;③ 牢固的疑病观念,缺乏根据,但不是妄想。

2. 反复就医或要求医学检查,但检查结果阴性和医生的合理解释,均不能打消其疑虑。

3. 符合症状标准至少已 3 个月。

资料来源:刘新民. 变态心理学[M]. 2 版. 北京:人民卫生出版社,2016.

## 三、老年期谵妄

老年期谵妄(senile delirium)是一组由多种因素导致的临床综合征,是指发生在老年期的谵妄状态或意识模糊状态,伴有注意力、认知能力、精神运动和睡眠周期障碍。谵妄可以发生在任何年龄人群,但最常见于老年群体。由于老年人年龄大,常伴有脑或躯体的各种疾病,抗感染能力低,遇有突发因素,甚至是很轻微的上呼吸道感染也可导致谵妄,对生命构成威胁,如不及时治疗,死亡率很高。

**(一) 主要临床表现**

老年期谵妄起病急,病程短,为一过性病程。临床表现复杂多变,常夜间加重。其临床表现与脑功能受损程度有关,主要包括以下几个方面:

1. 认知障碍　包括知觉、思维和记忆障碍。特点为思维混乱、不连贯,有视听幻觉及被害妄想症等,对瞬时和近记忆障碍,均有遗忘,持续时间长短不等,大多数可很快缓解。

2. 意识障碍　意识水平下降是谵妄的临床主要特点之一。主要表现为以下几点:

(1) 意识的清晰度降低。根据意识障碍的轻重程度,有嗜睡、意识模糊,甚至昏迷等状态。

(2) 意识的范围缩小。患者对时间、地点认识障碍最突出,对人物定向不全,注意、思维受损,对周围事物理解判断障碍,语言不连贯,常喃喃自语,偶有攻击或逃跑行为。

(3) 意识内容异常。可出现丰富的幻觉、错觉,此时患者常常恐惧、紧张、兴奋和行为紊乱。日常生活不能自理,事后不能回忆。

3. 精神运动障碍

(1) 急性兴奋性谵妄。患者发病时表现为大喊大叫、攻击冲动等精神运动性兴奋,表情呆板,思维混乱,有视听幻觉,甚至毁物、冲动伤人、自伤等。

（2）运动减少性谵妄。此类型最常见,主要表现为运动减少,夜间病情加重,患者有脱衣解袖、赤身裸体、随地大小便等症状。

（3）混合型以上两种情况兼有者。

4. 睡眠-觉醒周期混乱　由于时间定向力障碍,患者失去正常的睡眠-觉醒周期,表现为睡眠时间与正常颠倒,白天卧床不起、困倦,夜间睡眠时间减少、兴奋、躁动不安,常出现幻觉。

**（二）护理评估**

（1）既往史。了解老年患者有无脑器质性病变、躯体疾患、是否服用可能引起谵妄的药物、有无经历重大应激性的生活事件等。

（2）了解患者意识障碍的程度、对日常生活的自我照顾能力。

（3）辅助检查。脑电图检查发现弥漫性的慢波,谵妄量表是鉴别及评价谵妄严重程度的有效工具。

**（三）护理诊断**

（1）思维过程紊乱。与谵妄有关。

（2）自理缺陷。与意识障碍有关。

（3）语言沟通障碍。与认知障碍有关。

（4）潜在性暴力行为。与精神运动障碍有关。

**（四）护理措施**

老年期谵妄的治疗采取病因治疗、对症治疗和护理支持等多方面综合治疗措施。对症治疗主要是针对兴奋躁动、睡眠障碍、脑细胞代谢降低等进行。具体的护理措施如下:

1. 提供舒适、安全的环境　病房环境要舒适安静,温度、湿度适宜,经常开窗通风,保持空气清新;营造安全治疗环境,病室物品摆放有序,有一定的活动空间;固定病室、固定医护人员、固定照顾者,可减轻患者焦虑不安的情绪,减轻激越症状,患者出现躁动并难以控制,要加床挡,限制活动范围,必要时给予保护性约束护理。

2. 密切观察病情　评估观察病情变化,评估患者的意识、认知、精神运动、睡眠-觉醒周期的异常情况及自我照顾能力。密切观察患者的生命体征及意识,夜间尤应注意。如患者意识障碍程度加深,常是病情加重的标志,应早期发现,及时报告医生。

3. 加强生活护理　保持环境整齐、安静、舒适安全;保证充分的营养摄入,维持正常的营养代谢,尤其是患者易兴奋躁动,体力消耗增多,尽可能在其安静、合作、清醒的时候,为其多补充营养与水分,给予清淡、易消化饮食。观察大小便排泄情况,协助患者养成定时排便的习惯;创造良好的睡眠条件,观察患者睡眠质量;加强晨晚间护理,保证良好的卫生状况,对于意识不清或昏迷的患者,要注意加强皮肤和口腔的护理,预防并发症的发生。

4. 特殊情况护理

（1）行为紊乱。尤其要注意防止意外发生,预防谵妄患者跳窗逃跑、攻击他人或自伤等。对明显躁动以及有明显幻觉、妄想的患者,需安排专人看护,加强巡视,严防自杀、自伤或冲动伤人。对暴力行为者,注意避免激惹,必要时予以约束。

（2）意识障碍。意识模糊的患者,定向不全,无自我保护能力和生活自理能力,且夜间明显,应注意重点监测患者的生命体征及瞳孔等。尽量让患者采取侧卧位,防止气道梗阻或误吸。

（3）遗忘和痴呆。患者生活的环境中应设有醒目的标示牌进行提示,防止患者走失。

在患者认知的范围内,多交谈,并用简单的词语。

**（五）健康指导**

指导家属了解病情,正确认识谵妄状态的临床表现,接纳患者的症状,保持稳定的情绪,积极配合治疗。鼓励家属多与患者交流或陪伴,协助患者建立疾病恢复后的健康生活方式。

（1）老年人应定期进行健康检查,早发现、早诊断、早治疗,注意劳逸结合,避免过度劳累。

（2）指导老年人保持良好的生活环境和个人卫生,保持心情愉快。

# 第四节　老年人健康心理维护与心理调适

世界卫生组织指出,健康包含生理健康、心理健康和社会健康三个维度。随着社会发展和生活品质的提高,人们的健康理念和对健康的要求不断发生着改变,心理健康越来越成为现代人关注的焦点,成为衡量人类健康水平的关键指标之一。在老龄人口迅速增加,老龄化形势日益严峻的情况下,如何保障老年人心理健康,维系老年人个体与外部世界的平衡或良性互动,促使老年人积极参与、享受生活,显得尤为重要。

**专栏 6-4　老年人心理健康标准**

我国著名的老年心理学专家许淑莲教授把老年人心理健康概括为 5 条:① 热爱生活和工作;② 心情舒畅,精神愉快;③ 情绪稳定,适应能力强;④ 性格开朗,通情达理;⑤ 人际关系适应强。

国外专家则针对老年人心理健康制定了 10 条参考标准:① 有充分的安全感;② 充分了解自己,并能对自己的能力做出恰当的估计;③ 有切合实际的目标和理想;④ 与现实环境保持接触;⑤ 能保持个性的完整与和谐;⑥ 具有从经验中学习的能力;⑦ 能保持良好的人际关系;⑧ 能适度地表达与控制自己的情绪;⑨ 在不违背集体意识的前提下有限度地发挥自己的才能与兴趣爱好;⑩ 在不违反社会道德规范的情况下能适当满足个人的基本需要。

资料来源:化前珍.老年护理学[M].3 版.北京:人民卫生出版社,2015.

## 一、老年人心理健康的标准

综合国内外心理学专家对老年人心理健康标准的研究,结合我国老年人的实际情况,老年人心理健康的标准可从以下六个方面进行界定。

**（一）认知正常**

认知正常是人正常生活的最基本的心理条件,是心理健康的首要标准。老年人认知正常体现在:① 感觉知觉尚好,稍有衰退者,可通过戴眼镜、助听器等方法弥补,判断事物基本准确,不常发生错觉;② 记忆良好,不发生大的遗忘;逻辑思维健全,思路清楚,不出现逻辑混乱,说话不颠三倒四,回答问题条理清晰;③ 在平时生活中,有比较丰富的想象力,并善于用想象力为自己设计一个愉快的奋斗目标;具有一般的生活能力。

**（二）情绪健康**

健康的老年人能经常保持愉快、乐观开朗而又稳定的情绪,并能适度宣泄不愉快的情绪,通过正确评价自身及客观事物,保持稳定的情绪。

### （三）关系融洽

人际关系良好,乐于助人,受他人欢迎。人际关系的融洽与否,对人的心理健康影响较大。融洽和谐的人际关系表现为:① 乐于与人交往,能与家人保持情感上的融洽并得到家人发自内心的理解和尊重,有知己;② 在交往中保持独立而完整的人格,有自知之明,不卑不亢;③ 能客观评价他人,取人之长补己之短,宽以待人,友好相处;④ 既乐于帮助他人,也乐于接受他人的帮助。

### （四）环境适应

老年人能与外界环境保持接触,虽退休在家,却能不脱离社会,通过与他人的接触交流,或通过电视广播网络等媒体了解社会变革信息,保持学习兴趣,能坚持在某一方面不倦地学习,从而锻炼记忆和思维能力,丰富精神生活,正确认识社会现状,及时调整自己的行为,使心理行为能顺应社会改革的进步趋势,更好地适应环境,适应新的生活方式。

### （五）行为正常

能坚持正常的学习、生活、工作、娱乐等活动,其一切行为符合自己年龄特征及在各种场合的身份和角色,能有效地适应社会环境的变化。

### （六）人格健全

（1）以积极进取的人生观为人格的核心,积极的情绪多于消极的情绪。

（2）能够正确评价自己和外界事物,能够听取别人的意见,不固执己见,能够控制自己的行为,办事盲目性和冲动性较少。

（3）意志坚强,办事有始有终,能经得起悲伤和挫折;在悲痛时能找到发泄的方法,不致被悲痛压倒;在欢乐时能有节制地欢欣鼓舞,而不是得意忘形和过分激动;遇到困难时,能沉着地运用自己的意志和经验去加以克服,而不是一味地唉声叹气或怨天尤人。

（4）能力、兴趣、性格与气质等各个心理特征和谐而统一。

尽管老年人的心理健康状况可以从以上几个方面进行界定,但对老年人心理健康的识别与探讨不应只孤立地针对一个或几个方面,而应该综合探究老年人个体或群体心理健康在各方面的类别特征与差异,在统筹考虑各种因素及其内在联系与区别的基础上,对老年人的心理健康状况进行科学的分类。

## 二、老年人心理健康的维护与促进

### （一）维护和增进心理健康的原则

1. 适应原则 心理健康强调人与环境能动地协调适应。环境包括自然环境和社会环境,环境中随时都有打破人与环境协调平衡的各种刺激,尤其是社会环境中的人际关系能否协调,对心理健康有重要意义。人对环境的适应、协调,不仅仅是简单的顺应、妥协,更主要的是积极、能动地对环境进行改造,以适应个体的需要或改造自身以适应环境的需要。因此,需要积极主动地调节环境和自身,减少环境中的不良刺激,学会协调人际关系,发挥自己的潜能,以维护和促进心理健康。

2. 整体原则 每个个体都是一个身心统一的整体,身心相互影响。因此,通过积极的体育锻炼、卫生保健和培养良好的生活方式,以增强体质和生理功能,将有助于促进心理健康。

3. 系统原则 人是一个开放系统,人无时无刻不与自然、社会文化、人际间相互影响、相互作用,如生活在家庭或群体之中的个体会影响家庭或群体,同时也受到家庭或群体的影响。个体心理健康的维护需要个体发挥积极主观能动性做出努力,也依赖于家庭或群体的心理健康水平,要促进个体的心理健康,创建良好的家庭或群体心理,卫生氛围也很重要。所以,只有从自然、社会文化、人际关系等多方面、多角度、多层次考虑和解决问题,才能达到系统内外环境的协调与平衡。

4. 发展原则　人和环境都在不断变化和发展,人在不同年龄阶段、不同时期、不同身心状况下和不同或变化的环境中,其心理健康状况不是静止不变的,而是动态发展的。所以,要以发展的观点动态地把握和促进心理健康。

**(二)维护和促进老年人心理健康的措施**

首先,改善老年人的心理健康,应该从个人、家庭、社会多角度出发,建立多元化、多支柱的老年人心理健康促进体系。其次,老年人要从自身出发,通过不断的学习,采取积极、健康的生活方式,提高自我管理能力;再次,子女要多与老年人沟通和交流,关心老年人的心理健康,加强对老年人的精神关怀,从而减少老年人孤独感和不良情绪,提高其心理健康水平;有关部门要重视提升老年人的心理健康,不断完善有利于老年人心理健康的各项政策,采取适当措施促进社区心理门诊的建立和完善。维护和促进老年人心理健康的具体措施如下:

1. 帮助老年人正确认识和评价衰老、健康　主要有以下几点:

(1)生老病死是自然规律。每个物种都有其生命周期,人也不例外。如果总处于一种年龄增长、生命垂暮、死亡将至的心理状态,就会加速心理和生理的衰老;若能以轻松自如的平常心态接受生老病死,则可能延缓衰老。

(2)年老并不等于无为、无用。老年人阅历丰富、知识广博,很多老年人为家庭为社会继续发挥余热,在工作中和晚年的劳动中体验人生价值和意义,实现其老有所为、老有所用的理想,获得心理的满足和平衡。

(3)树立正确的健康观。研究表明,老年人往往多病,并对自己的健康状况持消极评价,对疾病过分忧虑。不能实事求是地评价自己的健康状况,过度担心自己的疾病和不适,会导致神经性疑病症、焦虑、抑郁等心理精神问题,加重疾病和躯体不适,加速衰老,对健康十分不利。只有正确对待疾病,才能采取适当的求医行为,顽强地与疾病抗争,促进病情稳定和康复。正确的老年健康观是能保持生活自理,有社会功能,可最大限度地发挥自主性,但不需要没有疾病。

2. 鼓励老年人勤用脑　坚持适量的脑力劳动,使脑细胞不断接受信息刺激,对于延缓脑的衰老和脑功能的退化非常重要。研究表明,对老年人的视、听、嗅、味、触的器官进行适当的刺激,可增进其感、知觉功能,提高记忆力、智力等认知能力,减少老年期痴呆的发生。老年人应坚持学习,活到老,学到老,通过书报、电视、网络等不断获得新知识。

3. 妥善处理家庭关系　家庭是老年人晚年生活的主要场所。处理好与家人的关系,尤其是处理好与两代或几代人的人际关系显得十分重要。家庭关系和睦,家庭成员互敬互爱,有利于老年人的身心健康;相反,若家庭不和,家庭成员之间关系恶劣,则对老年人的身心健康极其有害。

(1)面对"代沟",求同存异,相互包容。首先,要在主观上认识到社会在发展,时代在前进,青年一代与老年人之间存在一些思想和行为的差别是不可避免的。其次,家庭成员应多关心和体谅老年人,遇事主动与老年人商量,维护老年人的自尊;老年人也应有意识地克服或压制自己的一些特殊性格,不必要求晚辈事事顺应自己,对一些看不顺眼又无法改变的事情,应尽量包容,不要强行干涉。

（2）促进老年人与家庭成员的情感沟通。① 鼓励老年人主动调整自己与其家庭成员的关系，在老有所为、老有所乐的同时，多关心下一代，家庭成员要为老人的衣食、住、行、学、乐等创造条件，为老年人提供便利和必要的情感、经济和物质上的帮助，共同建立良好的亲情；② 在空巢家庭中，老年人应正确面对子女成家立业离开家的现实，不过高期望和依赖子女对自身的照顾，善于利用现代通讯方式与子女沟通，并及早由纵向的父母与子女的关系转向横向的夫妻关系；子女则应经常看望或联系父母，让父母得到天伦之乐的慰藉；③ 夫妻恩爱有助于老年人保持舒畅的心理状态，有利于双方的健康监护，老年夫妻间要相互关心相互照顾、相互宽容、相互适应，还要注重情感交流和保持和谐、愉悦的生活；④ 为老年人提供表达情感的机会，促进老年人与家庭成员的沟通理解；⑤ 鼓励老年人与家人或其他老年人共同居住。

（3）支持丧偶老年人再婚。加拿大心理学家塞奥考曾对 4489 名 55 岁以上的鳏夫进行长达 9 年的调查，发现约 5% 的人在丧妻后半年内去世，其死亡率是同龄有妇之夫死亡率的 26 倍，可见老年丧偶对人的身心健康影响很大。老年人丧偶以后，遇到合适的对象，一方面老年人自身要冲破习俗观念，大胆追求；另一方面子女要理解、支持老年人再婚，让老年人的晚年不再孤寂。

4. 注重日常生活中的心理保健

（1）培养广泛的兴趣爱好。对老年人而言广泛的兴趣爱好不仅能开阔视野，扩大知识面，丰富生活，陶冶性情，充实他们的晚年生活而且能有效地帮助他们摆脱失落孤独、抑郁等不良情绪，促进生理及心理的健康。因此，老年人要根据自己的情况，有意识地培养一两个兴趣爱好，如书法、绘画、下棋、摄影、园艺、烹调、旅游、钓鱼等，以调节情绪，充实精神，稳定生理节奏，让晚年生活充实而充满朝气。

（2）培养良好的生活习惯。饮食有节，起居有常，戒烟限酒，修饰外表，装饰环境，多参与社会活动，增进人际交往，多与左邻右舍相互关心往来，有助于克服消极心理、振奋精神、怡然自得。

（3）坚持适量运动。坚持适量运动，有益于老年人的身心健康，有助于改善老年人的体质，增强脏器功能，延缓细胞代谢和功能的老化，并增加老年人对生活的兴趣，减轻老年生活的孤独、抑郁和失落的情绪。老年人可根据自己的年龄、体质、兴趣、爱好及锻炼基础选择合适的运动项目，如散步、慢跑、钓鱼、游泳、骑自行车、太极拳、气功等，都是非常适合老年人的运动项目。老年人的体育锻炼，运动量要适度，时间不宜过长，贵在坚持、循序渐进。

## 三、实施文化养老

### （一）文化养老的概念

随着社会的发展和人口老龄化进程的加剧，许多老年人对养老生活的需求已不仅仅满足于老有所养、老有所医，还渴望实现老有所学、老有所为、老有所乐，"文化养老"的概念应运而生。

文化养老是相对于传统的待遇养老、物质养老而提出的一种新的养老理念，它以老年人的全面发展为前提，以满足精神需求为基础，以沟通情感、交流思想、拥有健康体魄与心态为基本内容，以弘扬个性、享受快乐、愉悦精神为目标，是一种更高层次、更高水平的养老方式。这是一种相对于物质赡养而后起的积极的养老理念，同时也体现了中国传统文化和当代人文关怀。

**（二）实施文化养老的意义**

1. 文化养老是一种适应时代要求的养老方式 文化养老已成为体现了优秀传统文化和现代人文关怀良性互动的最佳养老方式，进而升华为以精神愉悦快乐为目标的养老形态。文化与养老一直联系紧密，不同时代，不同物质基础，有不同的内涵。倡导文化养老，是物质生产取得巨大发展的必然走向。文化养老在继承我国传统文化的同时，必将融入新时代的新元素。

2. 实施文化养老有利于弘扬中华传统文化 实施文化养老，不仅能充分调动老年人参与文化生活的热情，也有利于传播与弘扬包括孝文化、德文化在内的中华传统文化。在中国的传统中，文化和养老的关系十分密切。如所谓"大孝尊亲，其次弗辱，其下能养"中就蕴含着文化养老。尊亲，是最高层次的养老方式，指对老年人人格上的尊重和精神上的关爱；能养，是最基本的道德要求，主要指对老年人有一定的物质和经济方面的支持。孔子认为，"尊亲"和"能养"是有本质区别的。"今之孝者，是谓能养。至于犬马，皆能有养而不敬，何异乎？"因此，在传统文化中，既强调对老年人给予物质性的"能养"，更主张提供以"尊亲"和"孝敬"为标志的文化养老。因此，我们要提高对文化养老的思想认识，营造良好的文化养老氛围，将文化养老和弘扬中华优秀传统文化结合起来，为建设文化强国添砖加瓦。

3. 实施文化养老是凸显健康老龄化理念、提倡积极老龄观的现实要求 实施文化养老，将老年教育纳入终身教育体系，采取促进有条件的学校开展老年教育、支持社会力量举办老年大学（学校）等办法，推动扩大老年教育资源供给。帮助老年人扩大自己的生活领域，满足其精神交流的需要和情趣高雅的需要，使其晚年生活充实、丰富。

**（三）实施文化养老的内容和要求**

1. 实施文化养老，要坚持以提高老年人生命、生活质量为目的

实施文化养老，就是为了更好地满足老年人对精神文化生活的追求，帮助他们提高晚年生命、生活质量，使他们精神生活更加丰富多彩，身心更加健康幸福。作为人类文明进步的结晶，文化是凝结在物质之中又游离于物质之外，能够被传承的国家或民族的历史、地理、风土人情、传统习俗、生活方式、文学艺术、行为规范、思维方式、价值观念等，是人类之间进行交流的普遍认可的一种能够传承的意识形态，其中不乏可供老年人驰骋的领域，比如典籍、书画、收藏、写作等。老年人醉心其中，超然物外，可以消除寂寞无聊，感觉生活有意思、有奔头。实施文化养老，从老年人的实际需求出发，以文化学习增长老年人的才情智慧，以文化活动增进老年人的身心健康，以文化服务丰富老年人的精神生活，以文化参与滋润老年人的社会生活，使老年人精神充实、实现自我，融入社会，在文化养老中提高生命、生活质量，安享精神富有的幸福晚年。

2. 实施文化养老，要坚持以先进文化为导向

当前老年人队伍思想文化总体上是积极、健康、向上的，但也应该看到还存在一些不容忽视的消极因素和负面影响。这些消极因素如不及时化解，随着老年人口规模的持续增加，在老年人中有可能形成消极的"亚文化"现象，可能会对加强社会主义核心价值体系建设和维护社会和谐稳定带来不利影响。通过以先进文化为导向推进文化养老，能够有效发挥文化的引领力、感染力和凝聚力，在潜移默化中帮助老年人树立积极老龄化、健康老龄化的理念，以自尊、自爱、自立、自强的积极态度面对老年生活，用长期积累的丰富知识和经验参与社会发展，以实际行动践行社会主义核心价值观，做实现"中国梦"的积极参与者和坚定推动者。

第一,要注重发挥老年人在优秀传统文化和思想道德建设中的传承和引领作用,鼓励老年人参与"银龄行动"等各类公益服务活动,在治安维稳、环境保护、社区共建、卫生绿化、关心下一代等方面发挥积极作用。

第二,要发挥特殊贡献老年群体的先锋模范和带动辐射作用,组织老年志愿服务活动,通过养老机构定期服务、社区结对帮扶、农村邻里互助等形式,鼓励低龄健康老年人服务高龄失能老年人,传递友善关爱,缓解社会养老压力。

第三,要充分发挥基层老年协会的自我管理、自我教育、自我服务功能,组织更多老年人参与经济社会发展,实现老有所为。

3. 实施文化养老,要坚持以长效机制建设为保障

文化养老作为一项系统性工程,涉及面广,群众性强,各级政府和有关部门应当将其作为和谐社会的重要内容、社会文明程度的重要标志,放到改革发展稳定的大局中去谋划,列入工作议程。通过建立健全常态化、长效化的工作机制,确保老年人实现由待遇养老、物质养老向文化养老的更高层次转变。

第一,要完善养老制度和体系,大力发展老年产业,加大老年公共服务设施建设,为文化养老提供坚实基础。

第二,要坚持正确的舆论导向,大力倡导文化养老观念,为文化养老营造有力的舆论氛围,使文化养老深入人心并成为老年人的追求目标。

第三,要加强沟通协调,充分利用社区资源,从社会化居家养老入手,为老年人"四就近"服务工作注入文化养老内涵,把文化养老与居家养老、社会养老结合起来。要加强与医疗、卫生部门协调,积极组织健康讲座,开展义务诊疗,为老年人文化养老提供科学、健康、文明的生活方式和精神慰藉。

第四,要大力发展老年教育,使之真正成为终身教育体系中的一个重要组成部分,满足老年人日益增长的学习、活动等文化需求。

第五,要拓展渠道、搭建平台,为老年人充分发挥晚年价值提供机会,使他们活得更有尊严、更有价值、更有意义、更加幸福。

4. 实施文化养老,要坚持以提高老年工作水平为基础

传统的老年管理服务的工作重心,基本上是围绕满足老年人的政治、生活和医疗待遇等方面,即所谓的物质养老、待遇养老。新形势下,广大老年人的物质生活得到基本保障,对精神文化的需求不断增长。推进文化养老就是促进老年工作上台阶、上水平的有效载体和现实路径。老年工作要把握时代脉搏,在文化养老的内涵、外延、内容和形式上开拓创新、丰富完善。

第一,要着力加强离退休党支部、老年大学和老干部活动中心等阵地建设,为老年人搭建文化养老的坚实平台。

第二,要针对老年人的不同层次需求,有针对性地开展相应的精神文化活动。

第三,要多组织各类兴趣爱好活动,让老年人重拾梦想,得偿所愿;要多组织融入社会的群体活动,让老年人感受到社会的温暖。

第四,要积极为老年人开拓发挥余热、老有所为、展现风采的渠道,让老年人赢得社会的尊重和认可。

老年工作人员要树立文化养老新理念,围绕文化养老加强学习培训,提升自身综合素质,做文化养老的引导者、组织者和推动者。要对社会、心理、运动、养生、旅游,甚至花鸟鱼

虫、琴棋书画等方面知识也要有所涉猎,培养自己多方面的兴趣爱好、文化修养,便于与老年人进行交流、增强沟通,力求把工作做深、做细、做好、做活。总之,老年工作要勇于开拓,努力创新,不断提高工作水平。

(马少勇　章秋辞)

 **思考题**

1. 简述老年期认知、人格情绪和社会适应性的发展特点。

2. 简述离退休综合征、空巢综合征的识别与心理护理。

3. 简述老年期疑病症、老年期抑郁症的识别与心理护理。

4. 简述老年期心理健康的标准,以及如何维护和促进老年人心理健康? 实施文化养老有哪些要求?

# 第七章 失能老年人的护理

 情境导入

　　赵大爷,男,71 岁,10 年前出现手脚抖动的症状,在安静状态下表现得尤为明显,伴肌肉僵硬、运动迟缓、转身困难等表现,后确诊为帕金森病。近 5 年病情逐年恶化,目前出现肌无力,一级视力障碍等问题,不能长时间行走,仅能坐、躺。生活不能自理,需长时间有人陪伴。

　　1. 赵大爷的日常生活活动能力如何评估?

　　2. 老年人能力评估指标包括哪些一级指标和二级指标?

　　3. 照顾失能老年人的护理技术有哪些? 如何应用?

　　老年人由于机体功能衰退、退行性变及各种慢性疾病,是失能的高发人群。适时对老年人的能力状况进行监测、评价,是预防或减缓老年人失能的迫切需要,也是实施老年健康促进行动的必然要求。

## 第一节　失能老年人概述

### 一、失能与失能老年人概念

　　失能(disability)的概念,最早由社会学家 Nagi 在 1965 年提出,认为失能是由于疾病或身体受损等造成的个体在完成社会所期待的或特定社会角色时所表现出来的持续一定时间的功能的减弱或丧失。

　　2001 年世界卫生组织提出《国际功能、伤残和健康分类》(international classification of functioning, disability and health,ICF),失能被定义为包括身体结构和功能损伤、活动受限

和社会参与受限,涵盖身体结构和功能、活动、社会参与三个方面,具体体现在日常基本性/工具性生活活动能力、躯体活动能力、情感和认知功能、社会参与、交流能力和适应能力等多个维度。

失能是老年人在衰老或疾病时伴随产生的一系列表现。其表现形式有多种,可以表现为机体功能障碍,如身体失能(生活自理能力的减退或缺失)、感官失能(视力、听力等方面损伤);也可以表现为认知功能障碍,即认知能力减退或缺乏。

**(一) 机体功能障碍**

机体功能障碍包括日常生活能力(activities of daily living,ADL)的减退和感官失能。ADL 的衰退主要指老年人的日常起居及行动能力受衰老或疾病影响,无法自如地行走、穿衣、洗漱、如厕等,其日常生活受到很大影响,需要他人的帮助才能正常生活。感官失能则是感觉器官的功能减退甚至丧失,最常见的有视觉、听觉减退等。视力减退影响老年人的平衡稳定性,增加跌倒等损伤的风险;而听力减退则影响老年人的交流与沟通,给老年人的社会参与能力带来较大影响。

**(二) 认知功能障碍**

认知功能包括定向力、注意力、记忆力、计算力、分析能力、综合能力、理解力、判断力、视空间能力、执行功能等。认知功能对老年人能否独立生活以及生活质量有重要影响。认知功能障碍是大脑在摄取、存储、重整和处理信息等基本功能方面出现的障碍,包括判断障碍、注意障碍、记忆障碍、执行功能障碍、交流困难(失语)等,严重者可发展为痴呆。自然衰老及多种疾病均可以导致认知功能障碍,如脑血管病、颅脑创伤、帕金森病、阿尔茨海默病等。

北京大学一项人口学研究显示,到 2030 年,我国失能老年人规模将超过 7700 万人,失能老年人将经历 7.44 年的失能期。

## 二、日常生活活动的概念和内容

日常生活活动是指人们为了维持生存以及适应生存环境而每天必须反复进行的、最基本的、最具有共同性的活动。广义的日常生活活动指个体在家庭、工作机构与社区里自己管理自己的能力,除了最基本的生活能力之外,还包括与他人交往的能力,以及在经济上、社会上和职业上合理安排自己生活方式的能力。

老年人的日常生活活动能力受年龄、视力、运动功能、疾病因素、情绪因素等的影响,所以对老年人日常生活活动的评估应结合生理、心理和社会健康等因素全面进行。日常生活活动的评估内容包括基本日常生活活动能力、工具性日常生活活动能力和高级生活活动能力三个方面。

(1) 基本日常生活活动能力(basic activities of daily living,BADL)是个人为维持基本生活所需要的自我照顾能力和最基本的自理能力,是老年人每天必须从事的日常生活的能力。BADL 包括照料自己衣食住行和个人卫生所进行的一系列活动。如果该活动能力下降,将会影响老年人基本生活需要的满足,从而影响老年人的生活质量。日常生活活动能力的评估不仅是评估老年人功能状态的指标,也是评估老年人是否需要补偿服务的指标。

(2) 工具性日常生活活动能力(instrumental activities of daily living,IADL)是指老年人在家中寓所内进行自我护理活动的能力,包括购物、家庭清洁和整理、使用电话、洗衣、做饭和旅游等。这一层次的功能提示老年人是否能独立生活并是否具备良好的日常生活活动能力。

（3）高级日常生活活动能力（advanced activities of daily living，AADL）是反映老年人的智能能动性和社会角色功能的能力，主要包括参加社交、娱乐活动、职业等，是反映老年人整体健康状况的指标之一。一旦发现老年人有高级日常生活活动能力下降，则需要进一步评估基本日常生活活动和工具性日常生活活动能力。

# 第二节　常用老年人能力评估工具

目前国际上评估机体功能的量表多种多样，不同量表的评估内容有所不同。有的侧重躯体功能，如日常生活活动能力量表、工具性日常生活能力量表等，有的侧重于社会、心理、认知等功能，如社会功能活动问卷（functional activities questionnaire，FAQ）、简易智力状态检查量表（mini-mental state examination，MMSE）、长谷川痴呆量表（Hasegava dementia scale，HDS）、认知能力筛查量表等。由于日常工作中，日常生活活动能力是评估老年人是否失能的重要指标之一，现主要介绍侧重于日常生活活动能力的评估工具。认知功能障碍的评估详见第八章"认知障碍老年人的护理"。

## 一、日常生活活动能力评估量表

ADL 量表的基本情况：由 Katz 等在 1963 年率先提出，目前已成为国际上评估老年人机体功能通用标准，也是医疗和护理机构评估个体所需护理等级的首选方法。Katz 建立的原始量表包括六项活动：洗澡、穿衣、如厕、起床和躯体移动、大小便控制和进食。不同国家研究者出于本国研究的需要，在 Katz 六项基本内容的基础上进行了调整，因而各国 ADL 量表所包含的测量项目不尽相同，且在不同量表中同一项目的表述可能略有差异。

最常见且广为认可的六项活动包括：① 进食：为保障身体所需营养从容器中取拿食物或饮品并送进嘴里；② 穿衣：从衣柜里取出衣物并自己穿上，包括系扣、拉拉链、系背带等全部过程；③ 床椅移动：将自身躯体从一个平面转移至另一个平面，如从椅子上站起来、从椅子到床或者从椅子到椅子上；④ 室内走动：在室内从一个地方转移至另一个地方，如从卧室到厨房、从客厅到阳台等；⑤ 如厕：在有排泄欲望的时候，能自己走进卫生间、整理衣服、蹲下如厕、清洁自己、站起再次整理衣服、走出卫生间；⑥洗澡：包括打开水龙头、适时调节水温和水量、冲洗身体并使用沐浴露、擦干身体并穿上衣服等全过程。上述每个项目的完成情况分为三个等级，依次如下：能够独立完成、部分依赖和完全依赖，其中独立完成意味着能够在没有他人指导、监督和帮助下自己完成项目。

ADL 测量结果有两类评判方法：一类是等级结果，即对量表中的各项目按连续等级排列，即 Katz 指数；另一类是总和结果，即将量表中的每个项目的得分相加，得到评估分数，即为 Barthel 指数。

Katz 指数是依据六个项目（洗澡、穿衣服、如厕、床椅移动、大小便控制和进食）的三个等级排列，将失能分为八个等级，见表 7-1。

**表 7-1　Katz 失能等级分类标准**

| 分类标准 | 含义 |
|---|---|
| A | 洗澡、穿衣服、如厕、床椅移动、大小便控制和进食六个项目都能完成 |
| B | 六个项目中仅有一项不能独立完成 |
| C | 除了洗澡和一项辅助功能不能完成外,其余项目都能独立完成 |
| D | 除了洗澡、穿衣和一项辅助功能不能完成外,其余项目都能独立完成 |
| E | 除了洗澡、穿衣、如厕和一项辅助功能不能完成外,其余项目都能独立完成 |
| F | 除了洗澡、穿衣、如厕、床椅移动和一项辅助功能不能完成外,其余项目都能独立完成 |
| G | 六个项目都需要帮助 |
| 其他 | 至少有两项功能需要帮助并且不是 C、D、E、F 的分类方式 |

Barthel 指数是 Dorother Barthel 和 Floorence Mahoney 研究设计的。Barthel 指数的评定依据包含 10 个项目:进食、洗澡、保持整洁、穿衣、大便控制、小便控制、如厕、床椅移动、平地行走和上下楼梯。Barthel 指数总分为 100 分,不同项目存在障碍的程度有不同赋分方式,如洗澡等项目独立、部分独立分别赋 5 分、0 分;进食等项目独立、部分独立、需要极大帮助分别赋 10 分、5 分、0 分;床椅移动等项目独立、部分独立、需要极大帮助、完全依赖赋 15 分、10 分、5 分、0 分,见表 7-2。

**表 7-2　Barthel 指数**

| 项目 | 独立 | 部分独立 | 需要极大帮助 | 完全依赖 |
|---|---|---|---|---|
| 进食 | 10 | 5 | 0 | — |
| 洗澡 | 5 | 0 | — | — |
| 保持整洁 | 5 | 0 | — | — |
| 穿衣 | 10 | 5 | 0 | — |
| 大便控制 | 10 | 5 | 0 | — |
| 小便控制 | 10 | 5 | 0 | — |
| 如厕 | 10 | 5 | 0 | — |
| 床椅移动 | 15 | 10 | 5 | 0 |
| 平地行走 | 15 | 10 | 5 | 0 |
| 上下楼梯 | 10 | 5 | 0 | — |

将所有项目的评分合计汇总后,根据最终评判结果分为三个等级:61～100 分,轻度障碍但生活基本可以自理;41～60 分,中度功能障碍、生活部分能够自理但需要帮助;0～40 分,重度功能障碍、生活不能自理,完全依赖帮助。Barthel 指数评价简单方便、可信度及灵敏度高,在我国应用最为广泛,除用于失能老人的活动能力评价外,还被用于预测治疗效果、住院时间及预后。

Shah 等于 1989 年对 Barthel 指数评价进行了改良,内容仍为原 10 项,满分 100 分,详见表 7-3,但由于评定标准相对比 Barthel 指数复杂,应用相对较少。

**表 7-3 改良 Barthel 指数评定量表**

| 项目 | 完全依赖 | 较大帮助 | 中等帮助 | 最小帮助 | 完全独立 |
|---|---|---|---|---|---|
| 进食 | 0 | 2 | 5 | 8 | 10 |
| 洗澡 | 0 | 1 | 3 | 4 | 5 |
| 修饰 | 0 | 1 | 3 | 4 | 5 |
| 穿衣 | 0 | 2 | 5 | 8 | 10 |
| 控制大便 | 0 | 2 | 5 | 8 | 10 |
| 控制小便 | 0 | 2 | 5 | 8 | 10 |
| 如厕 | 0 | 2 | 5 | 8 | 10 |
| 床椅转移 | 0 | 3 | 8 | 12 | 15 |
| 平地走 45 米 | 0 | 3 | 8 | 12 | 15 |
| 使用轮椅* | 0 | 1 | 3 | 4 | 5 |
| 上下楼梯 | 0 | 2 | 5 | 8 | 10 |

注*:只有在行走评定为完全依赖时,才评定轮椅使用。

评定标准:① 完全依赖:完全依赖别人完成整项活动;② 较大帮助:某种程度上能参与,但在整个活动中(一半以上)需要别人提供协助才能完成;③ 中等帮助:能参与大部分的活动,但在某些过程中(一半以下)需要别人提供协助;④ 最小帮助:除了在准备和收拾时需要协助,患者可以独立完成整项活动,或进行活动时需要别人从旁监督或提示,以保安全;⑤ 完全独立:可以独立完成整项活动而不需别人的监督、提示或协助。

ADL 量表在我国应用广泛。除了上述两种量表评定方法外,在实际操作中也有许多研究选择更为简单的失能分类方法,如仅按照是否有失能、有多少失能项目数等标准对老年人失能状况进行分类。例如,中国老龄科学研究中心课题组在判定失能老人程度时,将有 1～2 项 ADL 失能定义为轻度失能;3～4 项 ADL 失能定义为中度失能;5 项及以上 ADL 失能定义为重度失能。

## 二、工具性日常生活活动能力评估量表

由于 ADL 量表更适用于失能程度严重的群体,对于失能程度较轻的人群难以识别,1969 年,Lawton 和 Brody 对 ADL 量表的内容进行了补充,开发了 IADL 量表,用于评估比 ADL 更为复杂的生理或认知能力。

量表包括八个项目:① 使用电话:包括查电话簿、拨号、接电话、挂断等全过程;② 购物:购买自己生活所需的用品,包括上街、挑选商品、询价议价、付钱等;③ 做饭:在适当的时间,根据就餐人数,自行计划、准备食材和佐料,选择适当的烹饪方式、端上餐桌等;④ 做家务:保持家居环境整洁有序,能做较繁重的家务,如搬动沙发、擦窗户、拖地等,以及较精细的家务,如洗碗、铺床、叠被等;⑤ 洗衣物:能及时清洗脏衣物,包括选择合适的清洗方式、倒入洗衣液、洗涤、拧干、晾晒等;⑥ 乘坐交通工具:根据明确的目的地,选择合适的交通工具,如骑车、开车、乘坐公共交通工具等;⑦ 服药:明确自己的病情状况,在正确的时间遵医嘱服用正确的药物和准确的药量;⑧ 理财:根据实际财务情况和购买需求,独立处理财务支出。

以上项目包含了老年人独立生活所需的主要技能,其不能反映老年人社会参与功能的

减退,因此,IADL 量表更适用于社区居住的老年人,不适用于长期居住在养老机构的老年人。IADL 量表可以通过多种方式评分,最常用的三种方法如下:① "有困难"赋值为 0,"没有困难"赋值为 1;② "无法完成"赋值为 1,"需要帮助"赋值为 2,"独立完成"赋值为 3;③ "根本没法做"赋值为 1,"需要帮助"赋值为 2,"有些困难"赋值为 3,"自己完全可以做"赋值为 4。根据各项得分求和,得到 IADL 量表评估分数,分值越高,个体的自理能力越强。

## 三、世界卫生组织失能评定量表

为了便于不同国家地区之间的比较,1988 年世界卫生组织编制了失能评估量表(disability assessment schedule,DAS),并于 2010 年对该量表进行了修订形成了 WHO DAS 2.0 量表。该量表以国际功能、疾病和健康分类(international classification of functioning, disability and health, ICF)的概念框架为基础,包括六个维度:① 意识:理解与交流;② 身体移动:移动并四处走动的能力;③ 自我照顾:能够自理个人卫生、穿衣服和饮食,以及独自生活;④ 与他人相处:能够与他人交流沟通;⑤ 生活活动:能够在家庭、工作和学校履行相应职责;⑥ 社会参与:能够参与社区、民事和娱乐活动的能力。各维度又分别包括多个条目,共36 个条目,以生活活动为例,包括洗澡、穿衣、进食及自己生活等 4 个条目。

WHO DAS 2.0 量表的评分有简单和复杂两种方式。前者是将每个条目分别按以下规则赋值:"没有困难"赋 1 分、"轻度困难"赋 2 分、"中度困难"赋 3 分、"重度困难"赋 4 分、"极度困难"赋 5 分,各条目赋分求和得到量表总评分。在复杂评分中,同样按难度级别区分,但每个条目的响应(轻度、中度严重和极端)被单独处理,并根据不同项目的严重性赋予权重,再加权求总分。WHO DAS 2.0 量表是各国和地区制定本国或本地区老年人失能量表的标尺,具有较强的实用性,目前我国已在不少医院及研究机构推广。

## 四、快速残疾评定量表

快速残疾评定量表(rapid disability rating scale,RDRS)是由 Lin(1967)研发的,M. W. Linn 和 B. S. Linn 于 1982 年进行了修订,主要适用于住院和在社区中生活的老年患者。该量表包括三个方面的内容:① 日常生活需要帮助程度:包括进食、行走、洗澡、穿衣、如厕、梳洗装扮、适应性项目(如打电话等);② 残疾程度:包括交谈、听力、视力、用药、饮食、大小便及白天卧床等;③ 特殊问题程度:包括精神错乱、抑郁、不合作(对医疗持敌视态度)。

# 第三节　我国老年人能力评估体系

为了满足老年人养老服务需求,我国学者在参考美国、日本、澳大利亚、英国等国家和地区老年人能力评估工具的基础上编制了老年人能力评估指标体系,该指标体系为我国老年人能力评估提供了统一、规范和可操作的判断依据。

## 一、老年人能力评估指标体系内容

老年人能力评估指标体系由四个一级指标构成。

(1) 日常生活活动能力,指个体为独立生活而每天必须反复进行的、最基本的、具有共同性的身体动作群,即完成进食、洗澡、修饰、穿衣、大小便控制、如厕、床椅转移、行走、上下楼梯等日常活动的能力。

（2）精神状态（mental status），指个体在认知功能、行为、情绪等方面的表现。

（3）感知觉与沟通（sensory and communication），指个体在意识水平、视力、听力、沟通交流等方面的能力。

（4）社会参与（socialinvolvement），指个体与周围人群和环境的联系与交流的能力，包括生活能力、工作能力、时间/空间定向、人物定向、社会交往能力。

上述每个一级指标又分为若干个二级指标。其中，日常生活活动能力包括 10 个二级指标；精神状态包括 3 个二级指标；感知觉与沟通包括 4 个二级指标；社会参与包括 5 个二级指标。即二级指标共 22 个，详见表 7-4。

**表 7-4 老年人能力评估指标**

| 一级指标 | 二级指标 |
| --- | --- |
| 日常生活活动能力 | 进食、洗澡、修饰、穿衣、大便控制、小便控制、如厕、床椅转移、平地行走、上下楼梯 |
| 精神状态 | 认知功能、攻击行为、抑郁症状 |
| 感知觉与沟通 | 意识水平、视力、听力、沟通交流 |
| 社会参与 | 生活能力、工作能力、时间/空间定向、人物定向、社会交往能力 |

## 二、老年人能力评估实施

### （一）评估环境

（1）评估环境应安静、整洁、光线明亮、空气清新、温度适宜。

（2）至少有 3 把椅子和 1 张诊桌、4～5 个台阶，以供评估使用。台阶的踏步宽不小于 0.30 米，踏步高度 0.13～0.15 米，台阶有效宽度不应小于 0.9 米（GB/T50340—2003）。

### （二）评估提供方

（1）评估机构。应获得民政部门的资格认证或委托，至少应有 5 名评估员。

（2）评估员。应具有医学或护理学学历背景，或获得社会工作者资格证书，或获得高级养老护理员资格证书，并经过专门培训获得评估员资格认证。

### （三）评估方法

（1）每次评估由 2 名评估员同时进行。

（2）评估员通过询问老年人或其主要照顾者获取相关基本信息，填写"老年人能力评估基本信息表"（附表 1）。

（3）评估员按照"老年人能力评估表"（附表 2）进行逐项评估，填写每个项目的评分，并确定各一级指标的分级，填写在"老年人能力评估表"中。

（4）评估员根据 4 个一级指标的分级，使用"老年人能力评估结果评定卡"（附表 4），最终确定老年人能力等级，填写"老年人能力评估报告"（附录 3），经 2 名评估员确认，并签名。同时请信息提供者签名。

（5）老年人能力评估应为动态评估，在接受养老服务前进行初始评估；接受养老服务后，若无特殊变化，每 6 个月评估一次；出现特殊情况导致能力发生变化时，应进行即时评估。

为保证评估的真实准确，评估员应注意做到以下几点：① 提前了解老年人的基本信息；

② 熟悉老年人能力评估表等相关表格的内容,系统且有针对性地进行提问,避免遗漏或失误;③ 通过老人主要照顾者获取一些无法与老人当面询问的信息,全面了解老人身体或精神状况。

## 三、老年人能力评估结果

### (一) 一级指标的分级

1. 日常生活活动 日常生活活动通过对 10 个二级指标的评定,将其得分相加得到总分,等级划分见表 7-5。

**表 7-5 日常生活活动等级划分**

| 分级 | 分级名称 | 分级标准 |
|---|---|---|
| 0 | 能力完好 | 总分为 100 分 |
| 1 | 轻度受损 | 总分为 60～99 分 |
| 2 | 中度受损 | 总分为 40～60 分 |
| 3 | 重度受损 | 总分低于 40 分 |

2. 精神状态 精神状态通过对 3 个二级指标的评定,将其得分相加得到总分,等级划分见表 7-6。

**表 7-6 精神状态等级划分**

| 分级 | 分级名称 | 分级标准 |
|---|---|---|
| 0 | 能力完好 | 总分为 0 分 |
| 1 | 轻度受损 | 总分为 1 分 |
| 2 | 中度受损 | 总分为 2～3 分 |
| 3 | 重度受损 | 总分为 4～6 分 |

3. 感知觉与沟通 感知觉与沟通通过对 4 个二级指标的评定,将其得分相加得到总分,等级划分见表 7-7。

**表 7-7 感知觉与沟通等级划分**

| 分级 | 分级名称 | 分级标准 |
|---|---|---|
| 0 | 能力完好 | 意识为清醒,视力和听力评定为 0 或 1,沟通评定为 0 |
| 1 | 轻度受损 | 意识为清醒,但视力或听力中至少有一项评定为 2,或沟通评定为 1 |
| 2 | 中度受损 | ① 意识为清醒,但视力或听力中至少有一项评定为 3,或沟通评定为 2<br>② 或意识为嗜睡,视力或听力评定为 3 及以下,沟通评定为 2 及以下 |
| 3 | 重度受损 | ① 意识为清醒或嗜睡,视力或听力中至少有一项评定为 4,或沟通评定为 3<br>② 或意识为昏睡或昏迷 |

4. 社会参与 社会参与通过对 5 个二级指标的评定,将其得分相加得到总分,等级划分见表 7-8。

**表 7-8 社会参与等级划分**

| 分级 | 分级名称 | 分级标准 |
| --- | --- | --- |
| 0 | 能力完好 | 总分为 0~2 分 |
| 1 | 轻度受损 | 总分为 3~7 分 |
| 2 | 中度受损 | 总分为 8~13 分 |
| 3 | 重度受损 | 总分为 14~20 分 |

### (二) 老年人能力等级划分

综合日常生活活动能力、精神状态、感知觉与沟通、社会参与 4 个一级指标的分级,将老年人能力划分为四个等级,能力等级划分标准见表 7-9。

**表 7-9 老年人能力等级划分**

| 能力等级 | 等级名称 | 等级标准 |
| --- | --- | --- |
| 0 | 能力完好 | 日常生活活动、精神状态、感知觉与沟通评定均为 0,社会参与评定为 0 或 1 |
| 1 | 轻度失能 | ① 日常生活活动评定为 0,但精神状态、感知觉与沟通中至少有一项评定为 1 或 2,或社会参与的评定为 2 <br> ② 或日常生活活动评定为 1,精神状态、感知觉与沟通、社会参与中至少有一项的评定为 0 或 1 |
| 2 | 中度失能 | ① 日常生活活动评定为 1,但精神状态、感知觉与沟通、社会参与评定均为 2,或有一项为 3 <br> ② 或日常生活活动评定为 2,且精神状态、感知觉与沟通、社会参与中有 1~2 项的评定为 1 或 2 |
| 3 | 重度失能 | ① 日常生活活动的评定为 3 <br> ② 或日常生活活动、精神状态、感知觉与沟通、社会参与评定均为 2 <br> ③ 或日常生活活动评定为 2,且精神状态、感知觉与沟通、社会参与中至少有一项评定为 3 |

注:① 处于昏迷状态者,直接评定为重度失能。

② 有以下情况之一者,在原有能力级别上提高一个级别:(a) 有认知障碍/痴呆;(b) 有精神疾病;(c) 近 30 天内发生过 2 次及以上跌倒、噎食、自杀、走失。

## 第四节 照护失能老年人的护理技术

失能老年人护理(disabled elderly care)就是运用现代护理理念,根据老年人的心身特点,以老年人为中心,以社区和家庭为重点,以解决老年人常见健康护理问题、促进康复和最大限度地减少致残为目标,运用护理程序,在不同条件下利用现代护理技术手段对失能老年人进行持续性的护理,护理内容包括医疗救治、居家看护、运送服务、社会互助和其他支持性帮助的服务。下面将重点介绍照护失能老年人的护理技术。

## 一、饮食护理技术

由于失能老年人代谢、生理功能及饮食习惯的改变,摄取的营养物质减少,影响其健康,因此,合理的饮食、饮水有助于维持其机体功能,帮助他们维护健康、预防疾病以及延缓衰老。而对于病情危重、存在消化功能障碍、不能经口或不愿经口进食的老年人,需给予特殊饮食,包括胃肠内营养和胃肠外营养。其中,鼻饲法是胃肠内营养中常用的一种护理技术。

### (一) 喂食法

1. 目的

(1) 维持机体各种生理功能。

(2) 预防疾病及促进疾病康复。

(3) 促进组织修复,提高机体免疫力。

2. 适应证  不能下床和吞咽困难者、自主进食困难者。

3. 操作前评估

(1) 评估老年人:病情及自理能力、吞咽功能情况、是否佩戴义齿、是否有餐前服药。

(2) 评估并准备用物:餐具(碗、筷、汤匙)、食物、毛巾/围裙、水杯、漱口杯、吸管等(或根据情况准备相应的物品,如轮椅支架、餐板等)。

4. 操作步骤及要求  见表 7-10。

表 7-10  喂食法操作步骤及要求

| | 操作步骤及要求 |
|---|---|
| 评估<br>准备 | (1) 照护人员准备:着装整洁,洗手、戴口罩<br>(2) 环境准备:安静整洁,温度适宜,无异味<br>(3) 老年人:<br>　① 问候老年人并说明进食的时间和种类<br>　② 解释操作目的、需要配合的事项<br>　③ 询问是否需要大小便,协助洗手<br>(4) 物品准备:根据情况备齐并检查用物 |
| 实施 | (1) 根据老年人情况采取适宜进餐体位<br>(2) 为老年人带上围裙或铺垫毛巾<br>(3) 手腕内侧测试食物温度,不烫为宜<br>(4) 嘱老年人进食时细嚼慢咽,避免边进食边说话,防止呛咳<br>(5) 用汤匙喂食时,每次为汤匙的 1/3 量<br>(6) 等老年人完全咽下后,再喂下一口<br>(7) 协助老年人进餐后漱口,用毛巾擦干嘴角水痕 |
| 整理<br>记录 | (1) 叮嘱老年人保持进餐体位 30 分钟后再取适宜体位<br>(2) 整理床单位<br>(3) 整理餐具放回原处备用,必要时进行消毒,洗手<br>(4) 记录老年人进食时间、数量及种类 |

| 操作步骤及要求 | |
|---|---|
| 整体<br>评价 | (1) 操作流程合理、流畅、全面<br>(2) 与老年人沟通耐心、态度和蔼<br>(3) 体现尊老、爱老,有责任心 |

5. 注意事项

(1) 食物温度适宜。食物温度太高,则会发生烫伤;温度太低,则会引起胃部不适。

(2) 对于咀嚼或吞咽困难的老年人,可将食物打碎成糊状,再协助进食。

(3) 老年人进食时,如发生呛咳、噎食等现象,立即进行急救处理并通知医护人员或家属。

(4) 喂食过程中说话、看电视、速度过快等容易发生呛噎。因此,老年人进食时应尽可能采取坐位或者半卧位,并集中注意力。

(5) 进食后不宜立即平卧,减少或避免长久增加腹压的动作和姿势,防止食物反流。

(6) 对双目失明或双眼被遮盖的老年人,除上述喂食要求外,还应在喂食前告知食物名称以增加兴趣,促进消化液分泌。如老年人要求自己进食,可设置"时钟形"平面图放置食物。

**(二) 进水法**

1. 目的

(1) 补充水分,维持机体正常的生理功能。

(2) 促进代谢,预防疾病及促进疾病康复。

2. 适应证　不能下床和吞咽困难者、自主进水困难者。

3. 操作前评估

(1) 评估老年人:病情及自理能力、吞咽功能情况。

(2) 评估并准备用物:茶杯或小水壶盛装 1/2～2/3 满的温开水(触及杯壁时温热不烫)、吸管、汤匙、小毛巾、记录本、笔。

4. 操作步骤及要求　如表 7-11 所示。

表 7-11　进水法操作步骤及要求

| 操作步骤及要求 | |
|---|---|
| 评估<br>准备 | (1) 照护人员准备:着装整洁,洗净双手<br>(2) 环境准备:安静整洁,温度适宜,无异味<br>(3) 老年人:<br>　① 问候老年人并说明进水的时间<br>　② 解释操作目的、需要配合的事项<br>　③ 评估老年人病情、吞咽反射情况<br>　④ 询问是否需要大小便,协助洗手<br>(4) 物品准备:根据情况备齐并检查用物 |

| | 操作步骤及要求 |
|---|---|
| 实施 | (1) 摆放体位:协助老年人取安全、舒适可操作体位(如轮椅坐位、床上坐位、半坐卧位、侧卧位),面部侧向照护人员,将小毛巾围在老年人颌下<br>(2) 测试水温:手腕内侧测试水温(以不烫为宜)<br>(3) 协助喂水:<br>① 能够自己饮水的老年人:鼓励手持水杯或借助吸管饮水,叮嘱老年人饮水时身体坐直或稍前倾,小口饮用,以免呛咳。出现呛咳时,应稍休息再饮用<br>② 不能自理的老年人:可借助吸管饮水;使用汤匙喂水时,水盛汤匙的1/2~2/3 为宜,见老年人咽下后再喂下一口,不宜太急 |
| 整理<br>记录 | (1) 将水杯或小水壶清洗、晾干、备用<br>(2) 洗手<br>(3) 记录老年人的进水时间和饮水量 |
| 整体<br>评价 | (1) 操作流程合理、流畅、全面<br>(2) 耐心沟通、态度和蔼<br>(3) 维护老年人自尊 |

5. 注意事项

(1) 开水晾至温度适宜后再递至老年人手中或进行喂水,防止发生烫伤。

(2) 老年人饮水后不能立即平卧,防止返流,发生呛咳、误吸。

(3) 对不能自理的老年人每日分次定时喂水。

**(二) 鼻饲术**

1. 目的　帮助不能进食的老年人摄取营养。

2. 适应证　不能经口进食者,插有鼻胃管的老年人。

3. 操作前评估

(1) 评估老年人:意识状态、自理能力及身体状况。

(2) 评估并准备用物:饮食单、餐具及鼻饲饮食(38~40 ℃)200 毫升、水杯(内盛 100 毫升温开水)、50 毫升注射器、弯盘、餐巾纸、毛巾、纱布、橡胶圈、别针、记录单、笔,必要时备软枕。

4. 操作步骤及要求　见表 7-12。

**表 7-12　鼻饲术操作步骤及要求**

| | 操作步骤及要求 |
|---|---|
| 评估<br>准备 | (1) 照护人员准备:着装整洁,洗手、戴口罩<br>(2) 环境准备:安静整洁,温度适宜,无异味<br>(3) 老年人:<br>① 核对床号、姓名、饮食单并说明进食的种类和量<br>② 说明操作目的及需要配合事项<br>③ 询问是否需要大小便,根据需要协助排便<br>(4) 物品准备:根据情况备齐并检查用物 |

续表

| | 操作步骤及要求 |
|---|---|
| 实施 | (1) 摆放体位:对于上半身功能较好的老年人,照护人员应协助老年人采用坐位或半坐位;对于平卧的老年人,照护人员应将床头摇高或使用软枕垫起,使之与床水平线呈 30～45°角<br>(2) 在老年人颌下垫毛巾<br>(3) 检查鼻饲管<br>① 首先检查固定是否完好,插入长度与鼻饲管标记是否一致<br>② 检查鼻饲管是否在胃内:在鼻胃管末端连接注射器抽吸,能抽出胃液,表示在胃内<br>(4) 测试鼻饲液温度:照护人员应将鼻饲饮食少量滴在自己的手腕内侧,以感觉温热,不烫为宜<br>(5) 用注射器抽吸 20 毫升温开水注入胃管,以确定胃管是否通畅,同时润滑管腔,刺激胃液分泌<br>(6) 用注射器抽吸鼻饲饮食(每次 50 毫升/管),缓慢注入胃管,速度:10～13毫升/分,注完后盖好盖帽,再次抽吸鼻饲饮食,同法至鼻饲饮食全部灌注完毕<br>(7) 鼻饲完毕,用注射器抽吸 30～50 毫升温开水注入胃管,冲净鼻饲管内食物残渣<br>(8) 叮嘱老年人不能立即平卧,保持进餐体位 30 分钟后再卧床休息,有利于食物消化与吸收,以防喂食后食物反流引发误吸 |
| 整理记录 | (1) 撤去毛巾,整理床单位。清洗用物,将注射器清洗干净后放入碗内,覆盖纱布备用<br>(2) 洗手<br>(3) 准确记录食物种类、鼻饲时间和量以及老年人的反应<br>(4) 注意观察鼻饲后有无腹胀、腹泻等不适症状 |
| 整体评价 | (1) 动作轻稳、准确、安全、节力;语言恰当,态度真诚<br>(2) 床单整洁,卧位舒适<br>(3) 关注老年人,及时观察病情变化 |

5. 注意事项

(1) 喂食前必须将老年人的头胸部抬高,喂食后保持其体位 30～60 分钟,再恢复原体位,以免喂食后胃内容物反流发生吸入性肺炎等。

(2) 食物温度适宜。每次准备的流食以一餐为准,鼻饲量每次不可超过 200 毫升(约一中碗),每日 4～5 次,间隔时间大于 2 小时,两次之间应加喂水。剩余流食不可留到下次使用。

(3) 喂食时注入的速度应缓慢,推注时间以 15～20 分钟为宜,以免引起呕吐或老年人的不舒适。如发生呛咳,立即停止操作,并通知医护人员。

(4) 鼻饲药物要研细,并充分溶解后灌入,以防胃管阻塞。

(5) 鼻饲的用物必须保持清洁,以防消化道的感染。

(6) 喂食中如发现老年人的胃液呈深棕色,或鼻胃管的位置不正确,或老年人有异常情况时,应停止喂食,报告医生或护士。

(7) 长期鼻饲者应每日进行口腔清洁。定期更换胃管,换管时胃管应在晚上鼻饲后拔出,次日再由另一侧鼻孔插入。

## 二、清洁护理技术

由于失能老年人自身的生理性变化,无法顺利进行衣服的更换、口腔及皮肤的清洁,在一定程度上影响到他们的舒适性及自尊心,加之失能老年人本身抵抗力较低,容易细菌入侵,导致感染。因此,为了保持老年人的清洁,防止并发症,维持他们的自尊,需要帮助他们加强清洁护理。

### (一) 穿脱衣服

1. 目的

(1) 协助失能老年人穿脱衣裤。

(2) 满足失能老年人清洁与舒适的需要。

2. 适应证　术后、昏迷、卧床、自理能力差的老年人。

3. 操作前评估

(1) 评估老年人:病情、意识、肌力、移动能力、有无肢体偏瘫、手术、引流管等。

(2) 评估并准备用物:清洁的开襟上衣或套头上衣、裤子,必要时准备脸盆(内盛温水)、毛巾、润肤油。

4. 操作步骤及要求　见表 7-13。

表 7-13　穿脱衣服操作步骤及要求

| 操作步骤及要求 | | |
|---|---|---|
| 评估<br>准备 | (1) 照护人员准备:着装整洁,修剪指甲,洗净并温暖双手<br>(2) 环境:温度适宜(冬季室温 24~26 ℃),关闭门窗,必要时遮挡<br>(3) 老年人:<br>　① 核对房间号、床号、姓名、性别<br>　② 解释操作目的和方法,以取得老年人配合<br>　③ 评估身体状况、皮肤情况<br>　④ 根据老年人的情况取坐位或卧位<br>(4) 物品准备:根据情况备齐并检查用物 | |
| 实施 | 开襟<br>上衣 | (1) 掀开盖被,解开纽扣,先脱下健侧衣袖,再协助老年人翻身侧卧(健侧卧位),脱下患侧衣袖,注意保暖<br>(2) 取清洁开襟上衣穿好患侧的衣袖,其余部分平整地掖于老年人背下<br>(3) 协助老年人取仰卧位,将衣服拉出,穿好健侧衣袖<br>(4) 扣上纽扣并整理上衣,盖好盖被 |
| | 套头<br>上衣 | (1) 老年人取仰卧位,掀开盖被,套头上衣的下端向上拉至胸部,托起老年人颈肩部,从背后向前脱下衣身部分,脱下健侧衣袖再脱患侧衣袖<br>(2) 取清洁上衣,先穿两侧衣袖(先患侧后健侧),托起老年人颈肩部<br>(3) 将领口部分套入头部,整理衣服,盖好盖被 |

续表

| 操作步骤及要求 | |
|---|---|
| | (1) 老年人取仰卧位,掀开盖被,一手托起腰骶部,另一手将裤腰向下退至臀部以下<br>(2) 双手分别拉住两裤管口向下将裤子完全脱下<br>(3) 取清洁裤子区分正反面,将裤腿套入照护人员右手臂上,轻握老年人脚踝,左手将裤管套入老年人小腿部分,同样的方法穿上另一侧(先远侧后近侧)<br>(4) 照护人员两手分别拉住两侧裤腰部向大腿方向提拉,抬起臀部向上提拉至老年人腰部,将松紧调整舒适,盖好盖被 |
| 整理<br>记录 | (1) 协助老年人取舒适卧位,确保身下衣服平整无褶皱,整理床铺<br>(2) 清洗衣物,洗手<br>(3) 记录操作的时间及老年人皮肤情况 |
| 整体<br>评价 | (1) 操作流程合理、流畅、全面<br>(2) 耐心沟通、态度和蔼<br>(3) 维护老年人自尊,注意保护隐私 |

5. 注意事项

(1) 操作前向老年人做好解释,取得老年人的配合。

(2) 操作轻柔、快捷,避免老年人受凉。

(3) 协助老年人翻身时,注意安全,及时拉起床挡。

(4) 观察皮肤及患侧肢体情况,发现异常及时处理。

(5) 穿脱裤子不可拖、拉、拽,以免引起擦伤。

(6) 必要时清洗被尿液浸润的皮肤,擦干,涂护肤油。

**(二) 口腔清洁**

1. 目的

(1) 去除口腔污物,保持口腔清洁。

(2) 预防感染,保持口腔功能。

(3) 促进口腔清洁、舒适、湿润,增进食欲。

(4) 观察口腔情况,有利于病情观察。

2. 适应证 缺乏自理能力的老年人。

3. 操作前评估

(1) 评估老年人:意识状况、自理能力和合作程度。

(2) 评估并准备用物:① 部分自理的患者:漱口水、牙膏、牙刷、毛巾、脸盆等;② 完全不能自理的患者:治疗碗或漱口杯、温开水、漱口液、棉球、毛巾或治疗巾、弯盘、纱布、血管钳、镊子、压舌板、手电筒、口腔局部用药(必要时)、开口器(必要时)、润唇膏(必要时)。

4. 操作步骤及要求 见表 7-14。

**表 7-14　口腔清洁操作步骤及要求**

| | | 操作步骤及要求 |
|---|---|---|
| 评估<br>准备 | | (1) 照护人员准备:着装整洁,修剪指甲,洗净并温暖双手<br>(2) 环境:温度适宜(冬季室温 24~26 ℃),清洁、明亮<br>(3) 老年人:<br>　① 核对房间号、床号、姓名、性别<br>　② 解释操作目的及注意事项,取得配合<br>　③ 检查口腔情况,有无义齿、口腔溃疡和牙龈出血<br>　④ 询问是否需要大小便及有无其他需要<br>(4) 物品准备:根据情况备齐并检查用物 |
| 实施 | 部分<br>自理 | (1) 协助老年人取坐位或者半坐卧位<br>(2) 毛巾铺在老年人颌下至胸前,脸盆置于正前方<br>(3) 协助老年人用清水漱口,将挤好牙膏的牙刷递至老年人手上<br>(4) 刷牙:<br>　① 牙刷毛面与牙齿成 45°,刷头指向牙根方向(上颌牙向上,下颌牙向下),轻微加压,使刷毛部分进入龈沟,部分置于牙龈边缘上<br>　② 以 2~3 颗牙齿为一组,以短距离水平颤动刷牙 4~6 次,动作幅度不宜过大<br>　③ 接着刷牙齿内侧面,方法同上<br>　④ 门牙可进行上下提拉,沿着牙缝方向纵向刷牙<br>(5) 轻刷舌面:刷完牙齿,再由内向外刷洗舌面<br>(6) 清洁漱口:协助老年人彻底漱口直至口腔清洁<br>(7) 协助老年人擦净口唇及面部 |
| | 完全<br>不能<br>自理 | (1) 协助老年人取侧卧或平卧,头偏向照护人员一侧,如有义齿,帮助取下<br>(2) 毛巾铺在老年人口角或胸前,弯盘置于口角边<br>(3) 取棉球蘸漱口水擦拭口腔,每个棉球擦拭一个部位<br>(4) 擦拭顺序:牙齿外侧面、内侧面、咬合面、两侧颊部、上颚、舌面、舌下<br>(5) 外侧面和内侧面由内而外纵向擦拭至门齿,咬合面螺旋擦拭<br>(6) 检查是否擦拭干净<br>(7) 擦净口角水痕,必要时涂润唇膏 |
| 整理<br>记录 | | (1) 撤去用物,洗手<br>(2) 协助老年人取舒适卧位,整理床单位<br>(3) 处理用物,记录操作的时间、老年人口腔情况及操作过程中的感受 |
| 整体<br>评价 | | (1) 操作流程合理,流畅,全面<br>(2) 体现尊老爱老,有责任心<br>(3) 耐心沟通,态度和蔼 |

5. 注意事项

(1) 正确选用口腔清洁用具,应选用无腐蚀性的牙膏,含氟牙膏具有抑菌和保护牙齿的作用,推荐使用。牙刷建议每隔 3 个月更换一次,使用间隔期间应保持清洁、干燥。

（2）采用正确的刷牙方法，使用温水刷牙。晨起、餐后及睡前建议刷牙，每次刷牙时间不少于 3 分钟。

（3）口腔清洁时动作轻柔，避免损伤口腔黏膜。

（4）牙关紧闭者使用开口器应从臼齿处进入，动作轻柔，不得暴力操作。

（5）棉球要拧干夹紧，防止呛咳或棉球掉落在口腔。

（6）对于口腔异味、感染或污渍严重者可增加口腔清洁次数。

（7）对意识不清或吞咽障碍易呛咳的老年人禁止漱口。

（8）擦拭上颚及舌面时，位置不可以太靠近咽部，避免引起老年人不适。

**（三）床上洗头**

1. 目的

（1）去除头皮屑及污垢，保持干净，预防感染。

（2）按摩头皮，促进头部血液循环及头发生长代谢。

（3）增进舒适感，促进身心健康。

2. 适应证　适用于卧床不能自理、关节活动受限、肌肉张力低、共济失调的老年人。

3. 操作前评估

（1）评估老年人：年龄、病情、意识状况、心理状态、配合程度及头发卫生情况。

（2）评估并准备用物：洗发水、梳子、水壶（内盛 43～45 ℃热水，按年龄、季节和个人习惯增减水温）、水桶、电吹风、垃圾桶，其他物品依据不同方法准备如下：

① 马蹄形垫洗头法：一次性护理垫、毛巾、浴巾、别针、眼罩、纱布、耳塞或棉球（不吸水棉球）、量杯、橡胶马蹄形卷或自制马蹄形卷。

② 扣杯式床上洗头法：毛巾 2 条、脸盆 1 个、搪瓷杯、橡胶管（或床上洗头盆）或洗头盆。

③ 洗头车床上洗头法：洗头车、毛巾、眼罩或纱布、不脱脂棉球。

4. 操作步骤及要求　见表 7-15。

**表 7-15**

| | 操作步骤及要求 |
|---|---|
| 评估<br>准备 | （1）照护人员准备：着装整洁，修剪指甲，洗净双手，戴口罩<br>（2）环境准备：光线明亮，关闭门窗，温度适宜（调节室温 24 ℃以上）<br>（3）老年人：<br>　① 解释操作目的、方法及注意事项，征得老年人同意，取得配合<br>　② 评估身体情况、疾病情况<br>　③ 询问是否需要大小便及有无其他需要<br>（4）物品准备：根据情况备齐并检查用物 |
| 实施 | （1）移开床头桌，关闭门窗<br>（2）协助老年人取仰卧位，上半身斜向床边，将衣领松开向内折，将毛巾围于颈下，用别针别好<br>（3）将一次性护理垫铺于枕上，且将枕垫于老年人肩下<br>（4）将洗发器置于老年人头下，开口处置于老年人后颈下，头部置于水槽中，排水管下端置于脸盆或污水桶中<br>（5）用棉球塞好双耳，用眼罩或纱布盖好双眼<br>（6）松开老年人头发，测量水温，将水壶内的温水倒入量杯中备用<br>（7）根据老年人情况选择洗头方法： |

续表

| 操作步骤及要求 | | |
|---|---|---|
| 实施 | 马蹄形垫洗头法 | ① 协助老年人取仰卧位,上半身斜于床边,将枕垫于其肩下<br>② 置马蹄形垫(如无马蹄形垫,可自制马蹄形卷替代)于老年人后颈下,使其颈部枕于马蹄形垫的突起处,头部置于水槽中;马蹄形垫下端置于脸盆或污水桶中 |
| | 扣杯式床上洗头法 | ① 协助老年人取仰卧位,置枕垫于肩下<br>② 铺一次性护理垫于老年人头部;取脸盆 1 个,盆底放 1 条毛巾,倒扣搪瓷杯于盆底毛巾上,杯上垫折成四折并外裹有防水薄膜的毛巾,将老年人头部枕于毛巾上,脸盆内置一根橡胶管,下接污水桶(利用虹吸原理,将污水引入污水桶) |
| | 洗头车床上洗头法 | 协助老年人取仰卧位,上半身斜向床边,头部枕于洗头车的头托上,将接水盆置于其头下 |
| | (8) 用温水慢慢湿润头发,均匀涂上洗发水,由前额发际至脑后部反复揉搓,同时用指腹轻轻按摩头皮<br>(9) 一只手抬起头部,另一只手洗净脑后部头发<br>(10) 用温水冲洗头发,直至冲净<br>(11) 解下颈部毛巾,擦去头发上的水分,取下眼罩(或纱布)和耳内棉球,用毛巾包好头发,擦干面部<br>(12) 撤去用物,将枕头从老年人肩下移向床头,协助老年人仰卧于床正中,头枕于枕上<br>(13) 解下包头的毛巾,再用浴巾擦干头发,用电吹风吹干头发,梳理成型 | |
| 整理记录 | (1) 撤去垫巾、浴巾,整理用物<br>(2) 协助老年人取舒适卧位,盖好盖被,拉起床挡,开窗通风<br>(3) 洗手、记录 | |
| 整体评价 | (1) 操作流畅、全面<br>(2) 耐心沟通,态度和蔼,配合良好<br>(3) 老年人舒适度增加 | |

5. 注意事项

(1) 床上洗头频率依据老年人日常习惯和头发卫生情况而定,出汗较多或头发上沾有各种污渍的老年人,应酌情增加洗头次数。

(2) 注意调节室温和水温,及时擦干头发,防止老年人着凉。

(3) 注意调整舒适体位,保护伤口及各种管路,避免水流入眼、入耳。

(4) 操作动作轻、稳、快,减少老年人的疲劳不适感。

(5) 注意观察老年人的面色、呼吸等变化,如发现异常,应立即停止洗头,及时处理。

(6) 对于衰弱、垂危的老年人,最好不要进行床上洗头;如有头部外伤,可酌情避免床上洗头。

**(四) 床上擦浴**

1. 目的

(1) 去除皮肤污垢,保持皮肤清洁,促进身心舒适,增进健康。

(2) 促进皮肤血液循环,预防感染和压力性损伤等并发症的发生。

(3) 维持皮肤完整性,有利于观察和治疗。

(4) 增加活动,防止肌肉挛缩和关节僵硬等。

2. 适应证　适用于病情较重、长期卧床、制动或活动受限(如使用石膏等)、身体衰弱而无法自行沐浴的老年人。

3. 操作前评估

(1) 评估老年人:年龄、病情、意识状况、心理状态、合作程度及皮肤情况。

(2) 评估并准备用物:脸盆 3 个、毛巾 3 条、浴巾 2 条、浴液、指甲钳、梳子、清洁衣裤、护肤品(如润肤剂、爽身粉等)、水桶 2 个(一个桶盛 50～52 ℃热水,按年龄、季节和个人习惯增减水温;另一个桶盛放污水),备便盆,必要时备屏风。

4. 操作步骤及要求　见表 7-16。

**表 7-16　床上擦浴操作步骤及要求**

| 操作步骤及要求 | | |
| --- | --- | --- |
| 评估准备 | (1) 照护人员准备:着装整洁,修剪指甲,洗净双手、戴口罩<br>(2) 环境准备:关闭门窗,温度适宜(调节室温 24 ℃以上),必要时遮挡<br>(3) 老年人:<br>　① 解释操作目的、方法及注意事项,征得老年人同意,取得配合<br>　② 评估身体情况、疾病情况<br>　③ 询问是否需大小便及有无其他需要<br>(4) 物品准备:根据情况备齐并检查用物 | |
| 实施 | 携用物至床旁,将盛装温水的脸盆放于床尾凳上,放下一侧床挡,另一侧床挡拉起,协助老年人脱去衣裤,盖好盖被 | |
| | 擦洗面、颈部 | (1) 将脸盆和浴液放于床旁桌上,倒入温水约 2/3 满;将一条浴巾铺于老年人枕上,另一条浴巾盖于其胸部;将毛巾叠成手套状,包于照护人员手上。将包好的毛巾放入水中,彻底浸湿<br>(2) 先用温水擦洗老年人眼部,由内眦至外眦,使用毛巾不同部位轻轻擦干眼部<br>(3) 按顺序洗净并擦干前额、面颊、鼻翼、耳后、下颌直至颈部 |
| | 擦洗上肢 | (1) 为其脱去上衣,盖好浴巾。先脱近侧后脱远侧;如有肢体外伤或活动障碍,应先脱健侧,后脱患侧<br>(2) 移去近侧上肢浴巾,将浴巾纵向铺于老年人上肢下面<br>(3) 将毛巾涂好浴液,擦洗其上肢,直至腋窝,而后用清水擦净,并用浴巾擦干<br>(4) 将浴巾对折,放于床边处。置脸盆于浴巾上。协助其手浸于脸盆中,洗净并擦干;根据情况修剪指甲。操作后移至对侧,同法擦洗对侧上肢 |

续表

操作步骤及要求

| | | |
|---|---|---|
| 实施 | 擦洗胸部腹部 | (1) 根据需要换水,测试水温<br>(2) 将一条浴巾盖于胸部,将另一条浴巾向下折叠至脐部。照护人员一只手掀起浴巾一边,用另一只包有毛巾的手擦洗其胸部。擦洗女性老年人乳房时应环形用力,注意擦净乳房下皮肤皱褶处。必要时,可将乳房抬起以擦洗皱褶处皮肤。彻底擦干胸部皮肤<br>(3) 将一条浴巾纵向盖于胸、腹部(可使用2条浴巾),另一条浴巾向下折叠至会阴部;照护人员一只手掀起浴巾一边,用另一只包有毛巾的手擦洗其腹部一侧,同法擦洗腹部另一侧;彻底擦干腹部皮肤 |
| | 擦洗背部臀部 | (1) 协助老年人取侧卧位,背向照护人员;将浴巾纵向铺于老年人身下<br>(2) 将浴巾盖于老年人肩部和腿部<br>(3) 依次擦洗后颈部、背部至臀部<br>(4) 进行背部按摩<br>(5) 协助其穿好清洁上衣;先穿远侧,后穿近侧;如有肢体外伤或活动障碍,应先穿患侧,后穿健侧<br>(6) 将浴巾盖于胸、腹部,换水 |
| | 擦洗下肢、足部和会阴部 | (1) 协助老年人平卧<br>(2) 将浴巾撤至床中线处,盖于远侧腿部,确保遮盖会阴部位。将浴巾纵向铺于近侧腿部下面<br>(3) 依次擦洗大腿、膝关节、踝部洗净后彻底擦干<br>(4) 照护人员移至床对侧:将浴巾盖于洗净的腿上,同法擦洗对侧腿部<br>(5) 移盆于足下,盆下垫浴巾<br>(6) 一只手托起小腿部,将足部轻轻置于盆内,浸泡后擦洗足部;根据情况修剪趾甲;彻底擦干足部;若足部较干燥,可使用润肤剂;擦洗后,用浴巾盖好,换盆换水<br>(7) 用浴巾盖好上肢、胸部和下肢,只暴露会阴部。洗净并擦干会阴部<br>(8) 协助其穿好清洁裤子 |
| 整理记录 | | (1) 协助老年人取舒适体位,为其梳头<br>(2) 为老年人盖好盖被,拉起床挡,整理用物,开窗通风<br>(3) 洗手、记录 |
| 整体评价 | | (1) 操作流程合理、流畅、全面<br>(2) 耐心沟通,态度和蔼<br>(3) 体现尊老爱老,有责任心 |

5. 注意事项

(1) **擦浴时**:拉起床挡,防止坠床;注意保暖,控制室温,随时调节水温,及时为老年人盖好浴毯;注意保护老年人隐私,尽可能减少暴露;动作敏捷、轻柔,减少翻动次数。通常于15～30分钟内完成擦浴。

(2) 擦浴过程中,注意遵循节力原则;注意保护伤口和管道,避免伤口受压、管道打折或扭曲;注意老年人的面色、呼吸等情况,如出现呼吸急促、面色苍白等立即停止并做出相应处理。

## 三、排泄护理技术

排泄是机体将新陈代谢所产生的废物排出体外的生理活动过程,是人体的基本生理需要之一,也是维持生命的必要条件之一。照护好失能老年人的排泄护理,有助于保持老年人的健康。

### (一) 如厕护理

1. 目 的 协助老年人安全如厕。

2. 适 应 证 适用于意识清醒、病情较轻、有一定自理能力的老年人。

3. 操作前评估

(1) 评估老年人:病情、意识状况、自理能力、配合程度、如厕环境。

(2) 评估并准备用物:轮椅、卫生间座便器或床旁座便椅、卫生纸。

4. 操作步骤及要求 见表 7-17。

表 7-17 如厕护理操作步骤及要求

| | 操作步骤及要求 |
| --- | --- |
| 评估<br>准备 | (1) 照护人员准备:着装整洁,洗手、戴口罩<br>(2) 环境准备:安静整洁,室温适宜,地面无积水<br>(3) 老年人:<br>　① 评估老年人日常排便情况<br>　② 询问是否有便意<br>(4) 物品准备:根据情况备齐并检查用物 |
| 实施 | (1) 协助进卫生间:老年人自己行走或由照护人员搀扶进卫生间,关好厕门,注意保护隐私<br>(2) 脱裤:照护人员一只手扶老年人的腋下(或腰部),另一只手协助老年人(或老年人自己)脱下裤子;保护老年人,防止跌倒<br>(3) 坐于便器:照护人员双手扶住老年人腋下,协助老年人坐在座便器上,嘱老年人坐稳,抓握扶手<br>(4) 擦肛门:鼓励老年人便后自己擦净肛门或照护人员协助,从前往后的顺序擦净肛门<br>(5) 穿裤:老年人自己借助身旁扶托物支撑身体(或照护人员协助)起身,老年人自己(或照护人员协助)穿好裤子<br>(6) 按压座便器冲水按钮冲水<br>(7) 能采取坐位但行走不便的老年人,照护人员可协助其在床旁使用坐便椅排便,方法同上 |
| 整理<br>记录 | (1) 开窗通风,清洗坐便器或坐便椅<br>(2) 协助老年人洗手<br>(3) 洗手、记录:记录排泄的次数、量、颜色、性状 |

续表

| | 操作步骤及要求 |
|---|---|
| 整体评价 | (1) 操作流程合理、流畅、全面<br>(2) 操作规范、安全,达到预期目标<br>(3) 搀扶体位正确<br>(4) 老年人对所给予的解释和护理表示满意 |

5. 注意事项

(1) 注意保暖,保护隐私。

(2) 蹲厕时间不可过久、起身速度要慢,预防跌倒。

(3) 房间靠近卫生间,方便老年人如厕。

(4) 保持卫生间地面清洁、无水渍,以免老年人滑倒。

(5) 卫生用品放在老年人易取的位置。

(6) 卫生间设有坐便器并安装扶手,保持洁净,方便老年人坐下和站起。

(7) 及时和老年人沟通,消除顾虑。

**(二) 床上排便护理**

1. 目的　协助卧床老年人排便,满足基本需求。

2. 适应证　适用于意识清醒、自理能力差、体弱的老年人。

3. 操作前评估

(1) 评估老年人:病情、意识状况、自理能力、配合程度、如厕环境。

(2) 评估并准备用物:便盆、便壶(男或女)、一次性护理垫、卫生纸、必要时备温水、水盆、毛巾。

4. 操作步骤及要求　见表 7-18。

表 7-18　床上排便护理操作步骤及要求

| | | 操作步骤及要求 |
|---|---|---|
| 评估准备 | | (1) 照护人员准备:着装整洁,洗净并温暖双手、戴口罩<br>(2) 环境准备:安静整洁,温湿度适宜,必要时遮挡<br>(3) 老年人:<br>　① 评估老年人日常排便情况<br>　② 询问是否有便意<br>　③ 告知老年人便盆使用的方法、注意事项及配合要点<br>(4) 物品准备:根据情况备齐并检查用物 |
| 实施 | 使用便盆 | (1) 放置便盆:<br>　① 仰卧位放置便盆法:<br>　照护人员协助老年人取仰卧位,掀开盖被折向远侧,协助其脱下裤子至膝部。嘱其屈膝抬高臀部,同时一只手托起老年人的臀部,另一只手将一次性护理垫垫于老年人的臀部,并将便盆放置于臀下(便盆窄口朝向足部)。为防止其排尿溅湿盖被,可在会阴上部覆盖一张一次性护理垫,为其盖好盖被 |

| | | 操作步骤及要求 |
|---|---|---|
| 实施 | 使用便盆 | ② 侧卧位放置便盆法：<br>照护人员将老年人裤子脱至膝部,双手扶住其肩部及髋部翻转身体,使其面向自己呈侧卧位,掀开盖被折向自己一侧,暴露臀部,将一次性护理垫垫于腰及臀下,再将便盆扣于臀部(便盆窄口朝向足部),协助老年人恢复仰卧位,在会阴上覆盖一张一次性护理垫,为其盖好盖被<br>(2) 排便后,照护人员一手扶稳便盆一侧,另一手协助老年人侧卧,取出便盆放于地上<br>(3) 取卫生纸为其擦净肛门,必要时用温水清洗肛门及会阴部并擦干<br>(4) 撤去一次性护理垫 |
| | 使用尿壶 | (1) 照护人员协助老年人仰卧位,掀开盖被折向远侧,协助其脱下裤子至膝部<br>(2) 叮嘱老年人配合,屈膝抬高臀部,同时一只手托起臀部,另一只手将一次性护理垫垫于臀下<br>(3) 叮嘱老年人屈膝,双腿呈"八"字分开,照护人员手持尿壶,将开口边缘贴紧会阴部,盖好盖被<br>(4) 排尿后,照护人员撤下尿壶<br>(5) 用卫生纸擦干老年人会阴部,必要时,照护人员为其清洗或擦拭会阴部<br>(6) 撤去一次性护理垫 |
| 整理记录 | | (1) 协助老年人取舒适卧位,穿好裤子,整理床单位,必要时协助洗手<br>(2) 开窗通风,观察、倾倒大便/尿液、冲洗消毒便盆/尿壶,晾干备用<br>(3) 洗手、记录:记录排泄的量、颜色、性状 |
| 整体评价 | | (1) 操作流程合理、流畅、全面<br>(2) 操作规范、安全,达到预期目标<br>(3) 沟通良好,态度和蔼<br>(4) 老年人对所给予的解释和护理表示满意 |

5. 注意事项

(1) 避免长时间暴露老年人身体,防止受凉。

(2) 便盆应及时倾倒,并清洗消毒,避免污渍附着。

(3) 放置便盆时不可硬塞,以免损伤皮肤。

(4) 如老年人出现排便困难,可通过抬高卧位、环形按摩、使用简易通便器等方法协助排便。

(5) 如老年人因自行排尿困难而有意识采取限水行为,应及时健康宣教,如多饮水有利于冲洗尿道、减少尿路感染的发生。

**(三) 纸尿裤更换**

1. 目的　帮助尿失禁老年人更换纸尿裤,保持清洁,增进舒适,预防压力性损伤等并发症的发生。

2. 适应证　适用于中重度失禁、瘫痪卧床的老年人。

3. 操作前评估

(1) 评估老年人:年龄、病情、意识状况、心理状态、合作程度及皮肤情况。

(2) 评估并准备用物:一次性纸尿裤、卫生纸、屏风、水盆(内盛温水)、毛巾。

4. 操作步骤及要求　见表 7-19。

表 7-19　纸尿裤更换操作步骤及要求

| | 操作步骤及要求 |
|---|---|
| 评估准备 | (1) 照护人员准备:着装整洁,洗净并温暖双手<br>(2) 环境准备:整洁,温度适宜,关闭门窗,必要时屏风遮挡<br>(3) 老年人:<br>　① 解释更换纸尿裤的目的及方法,取得配合<br>　② 评估意识状态、自理能力及心理需求,皮肤状况<br>　③ 查看纸尿裤有无污染,询问其有无其他需要<br>(4) 物品准备:根据情况备齐并检查用物 |
| 实施 | (1) 携用物至床旁<br>(2) 放下床挡,协助老年人取仰卧位,解开尿裤粘扣,展开两翼至老年人身体两侧,将前片从两腿间后撤<br>(3) 协助老年人侧卧,将污染纸尿裤内面对折于臀下,注意观察有无皮肤湿疹、压力性损伤等<br>(4) 用温热毛巾按照从前往后的顺序擦拭会阴部<br>(5) 将清洁的尿裤(贴皮肤面朝内)对折,铺于老年人翻起的一侧臀下<br>(6) 协助老年人翻身至另一侧<br>(7) 撤下污染的纸尿裤放入污物桶<br>(8) 打开身下清洁尿裤平铺,整理平整<br>(9) 翻转老年人取仰卧位<br>(10) 从两腿间向前向上拉起尿裤前端,整理大腿内侧边缘,将两翼粘扣粘好<br>(11) 协助老年人卧位舒适,穿好裤子,整理床单位,拉起床挡 |
| 整理记录 | (1) 使用后的物品清洗备用,垃圾分类处理<br>(2) 洗手、记录<br>(3) 开窗通风 |
| 整体评价 | (1) 操作流程合理、流畅、全面<br>(2) 耐心沟通、态度和蔼<br>(3) 动作轻柔,以防皮肤损伤,预防坠床<br>(4) 水温适宜,避免烫伤<br>(5) 维护老年人自尊,注意保护隐私 |

5. 注意事项

(1) 根据老年人自身情况选择适宜尺寸纸尿裤。

(2) 定时查看纸尿裤浸湿情况,观察老年人会阴部皮肤情况,避免发生尿疹。

(3) 更换一次性纸尿裤时,注意遮挡,保护老年人隐私。

(4) 操作过程动作轻快稳,注意保暖,避免老年人受凉。

(5) 更换纸尿裤时,避免拖、拉、拽,防止侧漏。

(6) 每次更换纸尿裤时,应用温水擦洗清洁会阴部,减轻异味,保持干燥。

(7) 观察排泄物的性质、量、颜色、气味。如有异常,及时报告并处理。

## 四、移动护理技术

对瘫痪的失能老年人来说,长期卧床,心身压力很大,易出现精神萎靡、消化不良、便秘、肌肉萎缩等;由于局部皮肤长期受压,血液循环不通畅,呼吸道分泌物不易咳出,有些会出现压力性损伤、坠积性肺炎等并发症。因此,应定时协助变换卧位,以预防并发症的发生。另外,对于部分能耐受轮椅坐位、没有不稳定的骨折等不安全因素的失能老年人,床和轮椅间的转移是进行活动的第一步。

### (一)床上移动

1. 目的

(1) 变换姿势,增进舒适度。

(2) 预防并发症,如压力性损伤、坠积性肺炎等。

(3) 适应治疗、护理的需要。

(4) 协助恢复正确舒适的卧位。

2. 适应证　适用于各种原因卧床无法自行活动的老年人。

3. 操作前评估

(1) 评估老年人:年龄、体重、病情、心理状态、局部皮肤受压情况,手术部位及引流情况等。

(2) 评估并准备用物:软枕,必要时备干净衣裤、床单。

4. 操作步骤及要求　见表 7-20。

表 7-20

| 操作步骤及要求 | |
| --- | --- |
| 评估<br>准备 | (1) 照护人员准备:着装整洁,洗净并温暖双手,戴口罩<br>(2) 环境准备:安静整洁,光线明亮,关门窗,调节室温,必要时遮挡<br>(3) 老年人:<br>　① 向老年人解释目的、方法及配合要点<br>　② 评估老年人的配合程度<br>　③ 询问老年人是否需要大小便及有无其他需要<br>(4) 物品准备:根据情况备齐并检查用物 |
| 实施 | (1) 协助老年人移向床头<br>　① 松开床尾,将盖被折叠至一侧或床尾<br>　② 根据病情放平床头,使老年人呈去枕仰卧位,枕头横立于床头<br>　③ 协助移动 |

<table>
<tr><th colspan="2">操作步骤及要求</th></tr>
<tr>
<td rowspan="3">实施</td>
<td>

A. 一人协助移动法：适用于体重较轻或轻症能配合的老年人

a. 老年人仰卧、双腿屈曲，双脚平放于床面上

b. 照护人员一手经老年人颈后伸到对侧腋下，托起老年人的肩部，另一手托住老年人臀部，嘱老年人用脚蹬床面，同时自己用力将老年人身体抬起向床头移动

B. 两人协助移动法：适用于体重较重或病情较重无法配合的老年人

    a. 老年人仰卧屈膝，两名照护人员分别站在床的两侧

    b. 照护人员分别托住老年人的颈肩部和臀部，或者一人托住肩及腰部，另一人托住臀部和腘窝，两人同时将老年人抬起移向床头

④ 放回枕头，协助老年人取舒适卧位

</td>
</tr>
<tr>
<td>

（2）协助老年人移向床边

① 根据情况松开盖被，折叠至一侧或床尾

② 协助移动

A. 一人协助移动法：适用于体重较轻或轻症的老年人

    a. 照护人员站在床边，协助老年人环抱双臂并放于胸前，将枕头移到近侧，慢慢将老年人的头部移至枕头上

    b. 照护人员两腿分开 10~15 厘米，屈膝以降低重心，保持平衡

    c. 分段移位法：照护人员一只手经老年人颈后抱住其对侧肩部，另一只手经臀下抱住其对侧髋部，将老年人的上半身移向近侧；一只手经臀下抱住其对侧髋部，另一只手抱住腘窝，将老年人的下半身移向近侧

B. 两人协助移动法：适用于体重较重或病情较重的老年人

    a. 两名照护人员分别站于床两侧，协助老年人环抱双臂并放于胸前，将枕头移到近侧，并将老年人的头部移至枕头上

    b. 一人托住老年人的颈肩部和腰部，另一人托住臀部和腘窝，两人同时抬起老年人并移向近侧

</td>
</tr>
<tr>
<td>

（3）协助老年人翻身

① 老年人仰卧位，两手放于腹部，两腿屈曲（如有床挡，照护人员拉起床挡保证老年人安全）

② 翻身

A. 一人协助移动法：适用于体重较轻或轻症能部分配合的老年人

    a. 照护人员将老年人肩部和臀部移至近侧床缘，再将老年人双下肢移近并屈膝

    b. 照护人员一只手扶肩，另一只手扶住膝部，轻轻推动老年人转向对侧，使其背向照护人员

B. 两人协助移动法：适用于体重较重或病情限制的老年人

    a. 两名照护人员分别站于床两侧，一人托住老年人的颈肩部和腰部，另一人托住臀部和腘窝

    b. 两人同时将老年人抬起移向同侧，然后分别扶住肩、腰、臀、膝部，轻推老年人转向对侧

③ 翻身侧卧后，协助老年人两臂屈肘，一手放于胸前，一手放于枕旁，下腿稍伸直，上腿弯曲；在两膝间、背后、胸前放置软枕，以扩大支撑面

</td>
</tr>
</table>

续表

| | 操作步骤及要求 |
|---|---|
| 整理<br>记录 | (1) 协助取舒适体位,整理床单位,询问有无不适<br>(2) 整理用物,做好及时处理<br>(3) 洗手、记录 |
| 整体<br>评价 | (1) 操作流程流畅、合理<br>(2) 与老年人沟通耐心,态度良好<br>(3) 维护老年人尊严,体现尊老 |

5. 注意事项

(1) 动作轻柔,忌生搬硬拉,注意安全,防止坠床。

(2) 循序渐进,协助移动再过渡到独立移动。

(3) 注意观察老年人的面色、脉搏、呼吸,一旦出现不适,应立即暂停并及时处理。

(4) 注意适当覆盖,保护老年人的隐私。

(5) 移动后保持肢体良肢位,预防痉挛。

**(二) 床和轮椅间转移**

1. 目的

(1) 变换姿势,增进舒适度。

(2) 协助老年人完成一些日常活动。

(3) 护送老年人治疗和室外活动。

(4) 促进血液循环和体力的恢复。

2. 适应证 适用于不能行走但能坐起的老年人。

3. 操作前评估

(1) 评估老年人:年龄、体重、病情、心理状态、肌张力、平衡能力、患肢关节活动度及合作能力;另评估有无直立性低血压。

(2) 评估并准备用物:轮椅、外衣,必要时备毛毯。

4. 操作步骤及要求 见表 7-21。

表 7-21 床和轮椅间转移操作步骤要求

| | 操作步骤及要求 |
|---|---|
| 评估<br>准备 | (1) 照护人员准备:着装整洁,洗净并温暖双手,戴口罩<br>(2) 环境准备:安静整洁,光线明亮,关门窗,必要时遮挡<br>(3) 老年人:<br>    ① 向老年人解释目的、方法及配合要点<br>    ② 评估老年人的配合程度<br>    ③ 询问老年人是否需要大小便及有无其他需要<br>(4) 物品准备:备齐并检查物品。检查轮椅,特别注意轮胎、刹车、安全带是<br>    否完好 |

续表

| | 操作步骤及要求 |
|---|---|
| 实施 | （1）偏瘫老年人床椅间的转移<br>① 从床到轮椅的转移<br>A. 轮椅置于老年人健侧的床旁，与床呈 30～45°角，刹住车闸，移开脚踏板<br>B. 老年人坐在床边，两脚着地。照护人员与老年人面对面弯腰站立，用膝盖顶住老年人患侧下肢膝盖，双手抱住老年人腰部或背部，老年人健手抱住照护人员的颈部或肩膀<br>C. 照护人员使老年人身体向前倾斜，将其重心移到脚上，用力其使臀部离开床面，同时以健脚为轴，向健侧旋转身体，使臀部对准椅面坐下<br>D. 整理好老年人坐位姿势，打开车闸，向后驱动轮椅离开床，翻下脚踏板，将双脚放在脚踏板上<br>② 从轮椅到床的转移<br>A. 将轮椅驱动至床边，健侧靠近床，使轮椅与床之间呈 30～45°角，刹住车闸，老年人身体向前移动，双脚放至地上，翻起脚踏板<br>B. 照护人员将一只脚插入老年人两腿之间，用手抱起老年人腰背部，嘱老年人同时用力，协助站起<br>C. 以健腿为轴，协助老年人缓慢转动身体，坐到床沿<br>D. 调整老年人坐位姿势<br>（2）截瘫老年人床椅间转移<br>① 从床到轮椅的转移<br>a. 轮椅置于床旁与床呈 30～40°角，刹住车闸，移开脚踏板<br>b. 协助老年人坐起移至床边，双脚着地，躯干略前倾；照护人员屈髋面向老年人站立，双下肢分开位于老年人双腿两侧，双膝夹紧老年人双膝外侧并固定，双手抱住老年人臀部或拉住腰部皮带，老年人双臂抱住照护人员的颈部，并将头放在照护人员靠近轮椅侧的肩上；照护人员挺直后背并后仰将老年人拉起完全离开床面并站立<br>c. 在老年人站稳后照护人员以足为轴旋转躯干，使老年人背部转至轮椅，臀部正对轮椅正面<br>d. 使老年人慢慢弯腰，平稳入坐<br>e. 帮助老年人坐好，翻下脚踏板，将双脚放在脚踏板上<br>② 从轮椅到床的转移<br>a. 将老年人推至床旁，使轮椅面向床，距离床约 20～40 厘米，并与床成直角，刹住车闸<br>b. 照护人员协助老年人抬起双腿，将下肢放于床上并伸直<br>c. 照护人员站于轮椅的一边，打开车闸并用身体稳定轮椅。一只手扶住老年人的肩胛部，另一只手置于老年人大腿下，往前推动轮椅，使老年人双腿移至床上，至轮椅靠近床时再次刹住车闸<br>d. 照护人员仍一只手扶住老年人的肩胛部，另一只手置于老年人大腿下，老年人双手抓住轮椅扶手，两人同时用力，老年人尽可能撑起躯干并将臀部向前移动，使老年人的臀部从轮椅上移至床上<br>e. 打开车闸，推走轮椅，协助老年人取床上坐位或者卧位<br>f. 整理床单位，使老年人舒适并保持关节功能位 |

续表

| | 操作步骤及要求 |
|---|---|
| 整理记录 | (1) 协助取舒适体位,整理床单位,询问有无不适<br>(2) 整理用物,做好及时处理<br>(3) 洗手、记录 |
| 整体评价 | (1) 操作流程流畅、合理<br>(2) 与老年人沟通耐心,态度良好<br>(3) 维护老年人尊严,体现尊老 |

5. 注意事项

(1) 保护患肢,避免受伤。

(2) 进行轮椅转移前,关住车闸,确保安全。

(3) 转移后保持良肢位,预防痉挛。

(4) 注意保暖和舒适,必要时在背部垫软枕、腿及腹部盖上毛毯。

(5) 转移全程注意观察老年人反应,有无面色苍白、眩晕感等,如有不适,立即暂停及时处理。

(王亚娟　王方方)

**思考题**

1. 简述失能与失能老人的概念。

2. 解释基本日常生活活动能力、工具性日常生活活动能力、高级日常生活活动能力。

3. 如何进行老年人能力评估。

4. 老年人能力等级如何划分和评定?

# 第八章　认知障碍老年人的护理

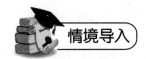 情境导入

　　严大爷,72岁,大学文化,从医院科室主任岗位上退休。近1年来,严大爷家人感觉他的记忆力明显变差,经常忘记东西放哪了,想不起来今天星期几、几月份,有时出门溜达后找不到回家的路。原先老人温文儒雅,如今变得焦躁,动辄与家人争吵,有时又沉默寡言,情绪很不稳定。有一次,在公交车上遇见自己的得意门生,对方热情的向老人打招呼,老人竟然不认识对方,尴尬地说"哦,你好"。家人担心老人有认知障碍,带他到医院做了头颅CT检查,结果显示:脑萎缩、脑白质脱髓鞘改变、多发腔隙性脑梗死。严大爷有家族遗传性高血压和糖尿病史。家人想了解目前老人是否诊断为认知障碍。

　　1. 严大爷的表现符合认知障碍的早期表现吗?

　　2. 如何诊断?

　　3. 认知障碍如何早期识别和干预?

　　认知障碍又称认知缺陷,指大脑记忆、语言、情感、推理、计算、注意力、定向力、执行能力等方面出现的异常,可同时出现性格、情绪改变、行为异常等表现,从而导致学习、记忆障碍,影响患者社会功能和生活质量。随着人口老龄化,认知障碍已经成为继心脑血管疾病和癌症后威胁老年人身心健康的第四大杀手。

## 第一节　老年期认知障碍概述

　　老年期认知障碍包括轻度认知功能障碍和痴呆。老年期认知障碍成因复杂,增龄是其中一个重要因素,此外合并躯体疾病,生活方式、环境因素等也会影响认知障碍的发展。

## 一、认知障碍病因及临床表现

### (一) 病因

引起认知障碍的因素包括疾病因素和非疾病因素两大方面。

1. 疾病因素　　如颅脑外伤、颅内肿瘤;脑血管疾病:脑出血、脑梗死等;慢性全身性疾病:高血压、心力衰竭、糖尿病、慢性阻塞性肺部疾病等;全身代谢障碍性疾病:如肝性脑病、甲状腺疾病、电解质紊乱、酸碱平衡失调、维生素 B 和叶酸缺乏等;精神心理疾病:如抑郁、孤独等。

2. 非疾病因素　　如环境因素:毒品、药品、酒精、重金属中毒等均可直接造成脑细胞受损。年龄因素是老年人认知障碍的重要因素,认知功能随年龄增长(60 岁以后)而下降,老年人多有脑动脉硬化,脑血液供应减少,神经元发生退行性变,甚至导致神经元发生坏死或凋亡。老年人视力、听力下降使其与外界环境的接触以及对外界刺激的反应减少,降低了老年人对外界环境的感知和认同。躯体功能,特别是操作性活动减少,也可导致认知功能减退。此外,文化程度低、性格孤僻、空巢、独居、缺乏兴趣爱好、吸烟等都是导致认知障碍的危险因素。

### (二) 老年期认知障碍临床表现

1. 记忆障碍　　随着时间的推移,老年人首先感到记忆力大不如前,容易忘事,常丢三落四,尤其是近事易忘,记不住刚发生的事情,如找不到刚放下的钥匙、钱包,不记得刚吃什么东西。随着病程发展,患者远事记忆也会下降,将过去印象深刻的事情也忘记了。

2. 定时、定位障碍　　如患者把上午当成下午,把秋天当成春天,常走错楼层,敲错房门,找不到回家的路等。

3. 视觉、空间技能减退　　患者常因不能准确判断物品放置的位置而伸手抓空,或抓错物品或过度抓握,或不能判断物品原有位置,以致碰撞他物而发生意外,弄得手忙脚乱。

4. 判断力障碍　　患者由于记忆逐渐衰退而扩展为判断力差,注意力分散。例如,分不清食物的好坏,不能辨别物品的质量好坏。

5. 语言障碍　　说话时常找不到合适的词语,或说话时结巴,或张冠李戴,或沉默寡言,让人不知所云。

6. 性格怪异　　由于记忆、思维能力下降,患者性格发生改变,如变得敏感、多疑、爱生气、急躁、冷漠、固执等。

7. 行为障碍　　患者或在屋内走来走去、进进出出,或翻箱倒柜,做没有目的、没有效果的劳动,甚至把收集垃圾当成乐趣等。

8. 社交障碍　　中晚期患者一般故步自封,闭门不出,对任何事情和人物都缺乏兴趣,不愿与人接触,不愿参与社交活动。

9. 生活能力衰退　　日常生活不能自理,不会穿衣,不会吃饭,不知道饿了、渴了,不会洗澡、排便等。

10. 认知一片空白　　晚期患者对世界一片朦胧,对自己无欲无求,对时空混沌迷茫。

## 二、老年期认知障碍分类

轻度认知功能障碍(MCI)和老年期痴呆是我国老年期认知障碍的主要表现形式。

**（一）轻度认知功能障碍**

轻度认知功能障碍指轻度记忆功能或认知功能的损害，但未发生痴呆，是介于年龄相关的认知功能减退和早期痴呆间的一种重要过度状态。轻度认知功能障碍一般分为遗忘型（aMCI）和非遗忘型（naMCI）两类，遗忘型仅为记忆障碍，非遗忘型为无记忆障碍和其他认知功能损害。伴随 MCI 患者的病情不断发展，遗忘型轻度认知功能障碍（aMCI）易发展为阿尔兹海默病（AD），非遗忘型轻度认知功能障碍（naMCI）易发展成为其他类型的痴呆，如血管性痴呆（VD）或路易体痴呆、额颞叶痴呆等。

**（二）老年期痴呆**

老年期痴呆包括阿尔兹海默病、血管性痴呆、路易体痴呆、额颞叶痴呆。

1. 阿尔兹海默病　阿尔兹海默病是认知障碍的主要类型，占总发病率的 50%～70%。调查数据显示，我国阿尔兹海默病患者呈倍数增长，65 岁及以上老年人年龄每增长 5 岁，其患病风险会增加 1 倍。2016 年，我国患病人数达到 900 万人，居世界首位；预计到 2050 年，患病人数将高达 3600 万人。

AD 患者脑组织特征性的病理改变是 β 淀粉样蛋白沉积形成斑块（Aβ）及 tau 蛋白过度磷酸化形成的神经原纤维缠结（NFT），这些病理改变使神经元信息传递产生障碍，导致脑细胞萎缩，甚至死亡。AD 患者的神经递质乙酰胆碱的含量明显低于正常同龄者。

随着病程发展，不同部位的脑细胞萎缩，而且管理记忆功能的大脑区域是主要萎缩部位，因此记忆力减退为较早症状之一，其他罕见症状包括视力和语言受损、定向力障碍、失语、失认、失用等。病程多呈缓慢、持续和不可逆性发展。一般情况下自发病到死亡持续时间为 7～10 年，由于个体差异性，疾病症状和体征也有很大区别。

2. 血管性痴呆　血管性痴呆是认知障碍的第二大常见类型。由于脑血管病引起的血流量减少或受阻，导致营养物质无法满足脑细胞的需求，引起神经元坏死。常见于脑梗死、脑出血、脑缺血缺氧等。肥胖、吸烟、糖尿病、高血压、低血压、脑卒中病史者为高发人群。

因受损部位及程度不同而表现出不同的症状和体征，通常会相继出现记忆衰退、思维和判断力下降。病程发展过程与脑血管疾病的再次发作有密切关系，呈阶梯式加重。一般情况下，自出现症状开始平均生存期约为 5 年，大部分的死亡原因为脑卒中的复发和心脏病。

3. 路易体痴呆　路易体痴呆本病以发现此蛋白的德国医生 Lewy Bodies 命名。微小的 Alpha Synuclein 蛋白质在神经元上聚集沉积导致脑细胞死亡。神经元出现 Alpha Synuclein 蛋白质的原因以及此蛋白引起认知障碍的机制目前还不清楚，但与此有关联的因素为传递神经元信息的内分泌物质乙酰胆碱与多巴胺的含量减少和神经细胞之间失去突触联系导致细胞死亡。

疾病早期对患者的影响不大，随病程发展会持续性加重，最终影响患者的日常生活。认知障碍患者出现的症状差异性大，通常会有阿尔兹海默病和帕金森综合征的混合表现。如注意力和视觉功能异常、出现幻觉或妄想、行动缓慢、稳定性差、容易跌倒、睡眠障碍等。病程长短因人而异，一般为 8～10 年。

4. 额颞叶痴呆　额颞叶痴呆是认知障碍的少见类型。发病原因不明，目前认为与遗传、疾病、生活习惯等综合影响有关。该病与高龄无紧密关联，患者多为 65 岁以下老人，有家族遗传倾向，主要对大脑的额叶和两侧颞叶造成损伤。典型的症状包括行为改变、语言障碍和语意型认知障碍，如说话语句缓慢、吞吞吐吐、语句不通、无法理解复杂句子，甚至交流困难。晚期症状与其他认知障碍类似，症状持续加重，直到不能自理，病程一般为 8～10 年。

### 三、老年期认知功能检查

认知功能检查包括神经、心理检查、血液及影像学检查。有的是针对认知功能障碍原因的检查,如血液检查,了解有无贫血、肝肾功能异常、酸碱平衡失调、电解质紊乱、维生素 $B_{12}$、叶酸缺乏、甲状腺功能减退等情况;影像学检查了解颅内有无占位、脑萎缩、脑梗塞、脑出血等情况。有的是针对认知状态的检查,一般通过问卷的形式进行评估。

**(一) 评估内容**

评估内容包括意识状态、听觉功能、视觉功能、定向力(时间、地点、空间、人物)、注意力、计算能力、思维判断能力、理解能力、记忆力、语言表达能力等。

**(二) 常用评估工具**

认知功能评估多采用智力评定量表,如简易智能精神状态检查(Mini-Mental State Examination,MMSE)、长谷川痴呆量表(Hasegama's dementia scale,HDS)、痴呆简易筛查量表(Brief Screening Scale for Dementia,BSSD)、蒙特利尔认知评估量表(Montreal Cognitive Assessment,MoCA)等。

1. 简易智能精神状态检查　见表8-1。

**表 8-1　简易智能精神状态检查(MMSE)**

姓名:_____ 性别:_____ 年龄:_____ 文化程度:_____ 评定日期:_____

| 项目 | | 记录 | 评分 |
|---|---|---|---|
| ① 定向力<br>(10分) | 星期几 | | 0　1 |
| | 几号 | | 0　1 |
| | 几月 | | 0　1 |
| | 什么季节 | | 0　1 |
| | 哪一年 | | 0　1 |
| | 省市 | | 0　1 |
| | 区县 | | 0　1 |
| | 街道或乡 | | 0　1 |
| | 什么地方 | | 0　1 |
| | 第几层楼 | | 0　1 |
| ② 记忆力<br>(3分) | 皮球 | | 0　1 |
| | 国旗 | | 0　1 |
| | 树木 | | 0　1 |
| ③ 注意力和计算力<br>(5分) | 100－7 | | 0　1 |
| | －7 | | 0　1 |
| | －7 | | 0　1 |
| | －7 | | 0　1 |
| | －7 | | 0　1 |

续表

| | 项目 | | 记录 | 评分 |
|---|---|---|---|---|
| ④ 回忆能力<br>(3分) | 皮球 | | | 0 1 |
| | 国旗 | | | 0 1 |
| | 树木 | | | 0 1 |
| ⑤ 语言能力<br>(9分) | 命名能力 | | | 0 1 |
| | | | | 0 1 |
| | 复述能力 | | | 0 1 |
| | 三步命令 | | | 0 1 |
| | | | | 0 1 |
| | | | | 0 1 |
| | 阅读能力 | | | 0 1 |
| | 书写能力 | | | 0 1 |
| | 结构能力 | | | 0 1 |
| 总分 | | | | |

(1) 操作说明

① 定向力(最高分:10分)

a. 首先询问日期,之后再针对性的询问其他部分,如"您能告诉我现在是什么季节",每答对一题得1分。

b. 请依次提问,"您能告诉我我们在什么省市吗"(区县/街道/什么地方/楼层),每答对一题得1分。

② 记忆力(最高分:3分)

告诉被测试者您将问几个问题来检查他/她的记忆力,然后清楚、缓慢地说出3个相互无关的东西的名称(如皮球、国旗、树木,大约1秒钟说一个)。说完所有的3个名称之后,要求被测试者复述。被测试者的得分取决于他们首次重复的答案。(答对一个得1分,最多得3分)。如果他们没能完全记住,你可以重复,但重复的次数不能超过5次。如果5次后他们仍未记住所有的3个名称,那么对于回忆能力的检查就没有意义了。(可跳过④部分"回忆能力"检查)。

③ 注意力和计算力(最高分:5分)

要求被试从100开始减7,之后再减7,一直减5次(答案为93、86、79、72、65)。每答对一个得1分,如果前一次错了,但下一个答案是对的,也得1分。

④ 回忆能力(最高分:3分)

如果前次被测试者完全记住了3个名称,现在就让他们再重复一遍。每正确重复一个得1分。

⑤ 语言能力(最高分:9 分)

a. 命名能力(0~2 分):拿出手表卡片给测试者看,要求他们说出这是什么? 之后拿出铅笔问他们同样的问题。

b. 复述能力(0~1 分):要求被测试者注意你说的话并重复一次,注意只允许重复一次。这句话是"四十四只石狮子",只有复述正确且咬字清楚的才记 1 分。

c. 三步命令(0~3 分):给被测试者一张空白的平纸,要求对方按你的命令去做,注意不要重复或示范。只有他们按正确顺序做的动作才能得分,每个正确动作计 1 分。

d. 阅读能力(0~1 分):拿出一张"闭上您的眼睛"卡片给被测试者看,要求被测试者读出来并按要求去做。只有他们做对了才能得分。

e. 书写能力(0~1 分):给被测试者一张白纸,让他们自发的写出一句完整的句子。句子必须有主语、动词,并有意义。注意你不能给予任何提示。语法和标点的错误可以忽略。

f. 结构能力(0~1 分):在一张白纸上画有交叉的两个五边形,要求被测试者照样准确地画出来。评分标准:五边形需画出五个清楚的角和五个边。同时,两个五边形交叉处形成菱形。线条的抖动和图形的旋转可以忽略。

(2) 评价标准:总分为 0~30 分,正常与不正常的分界值与受教育程度有关,分界值以下为有认知功能缺陷,分界值以上为正常。认知功能缺陷分界值:文盲组(未受学校教育)为 17 分;小学组(教育年限≤6 年)为 20 分;中学或以上组(教育年限>6 年)为 24 分。

2. 简易智能精神状态检查 简易智能精神状态检查能全面、准确、快速地反映被试的智力状态及认知功能缺损程度。该表操作简单,国内外应用广泛,是痴呆筛查的首选量表之一。操作耗时 5~10 分钟,敏感度 80%~90%,特异度 70%~80%,重测信度 0.80~0.99,可作为大样本流调筛查工具。

量表包括时间定向力、地点定向力、即刻记忆、注意力及计算力、延迟记忆、语言、视空间七个方面,共 30 项题目,每项回答正确得 1 分,回答错误或回答不知道得 0 分,量表总分范围为 0~30 分。测验得分与文化水平密切相关,正常界值划分标准为:文盲<17 分,小学为 17~20 分,初中及以上>24 分。

3. 长谷川痴呆量表 见表 8-2。

表 8-2 长谷川痴呆量表

姓名:_____ 性别:_____ 年龄:_____ 文化程度:_____ 评估日期:_____ 得分:_____

| 项目内容 | 分数 | |
|---|---|---|
| 1. 今天是几月几号(或星期几)(任意一个回答正确即可) | (1) 正确(3 分) | (2) 错误(0 分) |
| 2. 这是什么地方 | (1) 正确(2.5 分) | (2) 错误(0 分) |
| 3. 您多大岁数(±3 年为正确) | (1) 正确(2 分) | (2) 错误(0 分) |
| 4. 最近发生什么事情(请事先询问知情者) | (1) 正确(2.5 分) | (2) 错误(0 分) |
| 5. 你出生在哪里 | (1) 正确(2.5 分) | (2) 错误(0 分) |
| 6. 中华人民共和国成立的年份(±3 年为正确) | (1) 正确(3.5 分) | (2) 错误(0 分) |
| 7. 一年有几个月(或一小时有多少分钟)(任意一个回答正确即可) | (1) 正确(3 分) | (2) 错误(0 分) |
| 8. 国家现任总理是谁 | (1) 正确(3 分) | (2) 错误(0 分) |

续表

| 项目内容 | 分数 |
|---|---|
| 9. 计算 $100-7$ | (1) 正确(2分) (2) 错误(0分) |
| 10. 计算 $93-7$ | (1) 正确(2分) (2) 错误(0分) |
| 11. 请倒背下列数字:6、8、2 | (1) 正确(2) (2) 错误(0分) |
| 12. 请倒背下列数字:3、5、2、9 | (1) 正确(2) (2) 错误(0分) |
| 13. 先将纸烟、火柴、钥匙、表、钢笔五样东西摆在被试前,让其说一遍,然后把东西拿走,请被试回忆 | (1) 完全正确(3.5分)<br>(2) 正确4项(2.5分)<br>(3) 正确3项(1.5分)<br>(4) 正确2项(0.5分)<br>(5) 正确1项或完全错误(0分) |

长谷川痴呆量表只有13项,但包括了常识、识记、记忆、计算和定向5个方向的测试,总分为33.5分。总分大于30.5分时为正常;22～30.5分为亚正常;10.5～21.5分为可疑痴呆;0～10分为痴呆。在实践应用中发现,只有严重痴呆者的得分低于10分;实践应用还发现,本表用于测试健康人的得分与受教育程度有关,即受教育程度越低,得分越少。因此,用长谷川痴呆量表评定是否痴呆,不同文化程度的标准应该有所区别,不要完全用上述得分标准轻易的判断。

4. 痴呆简易筛查量表 痴呆简易筛查量表由张明园教授于1987年编制,他根据我国国情,吸收了目前国际上较有影响的痴呆量表,如 Blessed 痴呆量表、简易智能状态检查、长谷川痴呆量表等优点。现场测试表明,BSSD易于掌握,操作简易,只需5～10分钟,是一个有效且适合我国国情的痴呆筛查量表。

表 8-3 痴呆简易筛查量表(BSSD)

姓名:＿＿＿＿ 性别:＿＿＿＿ 年龄:＿＿＿＿ 文化程度:＿＿＿＿ 评估日期:＿＿＿＿ 得分:＿＿＿＿

| 项目内容 | 记录 | 分数<br>(错误0分;正确1分) | |
|---|---|---|---|
| 1. 现在是哪一年? | | 0 | 1 |
| 2. 现在是几月份? | | 0 | 1 |
| 3. 现在是几日? | | 0 | 1 |
| 4. 现在是星期几? | | 0 | 1 |
| 5. 这里是什么市(省)? | | 0 | 1 |
| 6. 这里是什么区(县) | | 0 | 1 |
| 7. 这里是什么街道(乡、镇)? | | 0 | 1 |
| 8. 这里是什么路(村)? | | 0 | 1 |
| 9. 取出五分硬币,请说出其名称 | | 0 | 1 |
| 10. 取出钢笔套,请说出其名称 | | 0 | 1 |
| 11. 取出钥匙圈,请说出其名称 | | 0 | 1 |

| 项目内容 | 记录 | 分数<br>(错误 0 分;正确 1 分) | |
|---|---|---|---|
| 12. 移去物品,问"刚才您看过哪些东西"(五分硬币) | | 0 | 1 |
| 13. 移去物品,问"刚才您看过哪些东西"(钢笔套) | | 0 | 1 |
| 14. 移去物品,问"刚才您看过哪些东西"(钥匙圈) | | 0 | 1 |
| 15. 一元钱用去七分,还剩多少? | | 0 | 1 |
| 16. 再加七分,等于多少? | | 0 | 1 |
| 17. 再加七分,等于多少? | | 0 | 1 |
| 18. 请您用右手拿纸(取) | | 0 | 1 |
| 19. 请将纸对折(折) | | 0 | 1 |
| 20. 请把纸放在桌子上(放) | | 0 | 1 |
| 21. 请再想一下,让您看过什么东西(五分硬币) | | 0 | 1 |
| 22. 请再想一下,让您看过什么东西(钢笔套) | | 0 | 1 |
| 23. 请再想一下,让您看过什么东西(钥匙圈) | | 0 | 1 |
| 24. 取出图片(孙中山或其他名人),问"请看这是谁的像片?" | | 0 | 1 |
| 25. 取出图片(毛泽东或其他名人),问"请看这是谁的像片?" | | 0 | 1 |
| 26. 取出图片,让被试说出图的主题(送伞) | | 0 | 1 |
| 27. 取出图片,让被试说出图的主题(买油) | | 0 | 1 |
| 28. 我国的总理是谁? | | 0 | 1 |
| 29. 一年有多少天? | | 0 | 1 |
| 30. 新中国是哪一年成立的? | | 0 | 1 |
| 总　　分 | | | |

BSSD 有 30 个项目,包括了常识/图片理解(4 项),短时记忆(3 项),语言(命令)理解(3 项),计算/注意(3 项),地点定向(5 项),时间定向(4 项),即刻记忆(3 项),物体命名(3 项)等认知功能,每题答对得 1 分,答错为 0 分。分界值为文盲组 16 分,小学组(教育年限≤6 年)19 分,中学或以上组(教育年限>6 年)22 分。

BSSD 评定注意事项如下:

(1) 年、月、日(第 1、2、3 题):按照阳历或阴历纪年回答均为正确。

(2) 五分分币、钢笔套、钥匙圈:回忆时(第 12、13、14、21、22、23 题)无需按照顺序。

(3) 连续减数(第 15、16、17 题):上一个计算错误得 0 分,而下一个计算正确,后者可得 1 分。

(4) 命令理解(第 18、19、20 题):要按指导语,将三个命令说完后,请被试执行。

5. 蒙特利尔认知评估(MoCA)　见表 8-4。

### 表 8-4　蒙特利尔认知评估

| 姓名： | 性别： | 年龄：　岁 | 受教育程度： | 日期： | 总分： |
|---|---|---|---|---|---|

| 视空间与执行功能 | 得分 |
|---|---|

画钟表(11 点过 10 分)

___/5

轮廓[　]数字[　]指针[　]

戊　结束　甲　　2
⑤　①　乙
开始
丁　④　丙　③

[　]　[　]

复制立方体

| 命名 | | | ___/3 |
|---|---|---|---|
| [　] | [　] | [　] | |

| 记忆 | 读出下列词语,然后由患者重复,重复 2 遍,5 分钟后回忆 | | 面孔 | 天鹅绒 | 教堂 | 菊花 | 红色 | 不计分 |
|---|---|---|---|---|---|---|---|---|
| | | 第一次 | | | | | | |
| | | 第二次 | | | | | | |

| 注意 | 读出下列数字,请患者重复(每秒 1 个) | 顺背[　] | 21854 | ___/2 |
|---|---|---|---|---|
| | | 倒背[　] | 742 | |
| | 读出下列数字,每当数字 1 出现时,患者敲一下桌面,错误数大于或等于 2 不给分 | [　]521 394 118 062 151 945 111 419 051 12 | | ___/1 |

| 100 连续减 7 | [　]93 | [　]86 | [　]79 | [　]72 | [　]65 | ___/3 |
|---|---|---|---|---|---|---|

4～5 个正确给 3 分,2～3 个正确给 2 分,1 个正确给 1 分,全部错误为 0 分

| 语言 | 重复:我只知道今天张亮是来帮过忙的人[　] | ___/2 |
|---|---|---|
| | 重复:狗在房间的时候,猫总是躲在沙发下面[　] | |
| | 流畅性:在 1 分钟内尽可能多地说出动物名字[　]_____(N≥11 个名称) | ___/1 |

| 抽象 | 词语相似性:香蕉—橘子(水果)[　]火车—自行车　[　]手表—尺子 | ___/2 |
|---|---|---|

| 延迟回忆 | 回忆时不能提醒 | 面孔 [　] | 天鹅绒 [　] | 教堂 [　] | 菊花 [　] | 红色 [　] | 仅根据非提示记忆得分 | ___/5 |
|---|---|---|---|---|---|---|---|---|
| | 分类提示 | | | | | | | |
| | 多选提示 | | | | | | | |

| 定向 | 日期[　]月份[　]年代[　]星期几[　]地点[　]城市[　] | ___/6 |
|---|---|---|

蒙特利尔认知评估是一个用来对轻度认知功能异常进行快速筛查的评定工具。它评定了许多不同的认知领域,包括:注意与集中、执行功能、记忆、语言、视空间技能、抽象思维、计算和定向力。完成 MoCA 检查大约需要 10 分钟。此量表总分 30 分,英文原版的测试结果提示划界分为大于等于 26 分。

(1) 交替连线测验

我们有时会用"1、2、3……"或者汉语的"甲、乙、丙……"来表示顺序。该测验按照从数字到汉字并逐渐升高的顺序画一条连线。从 1 连向甲,再连向 2,并一直连下去,到汉字"戊"结束。

评分:当患者完全按照"1—甲—2—乙—3—丙—4—丁—5—戊"的顺序进行连线且没有任何交叉线时给 1 分。当患者出现错误而没有立刻自我纠正时,给 0 分。

(2) 视空间技能(立方体)

照着立方体图在空白处再画一遍,并尽可能精确。

评分:完全符合下列标准时,给 1 分:① 图形为三维结构;② 所有的线都存在;③ 无多余的线;④ 相对的边基本平行,长度基本一致(长方体或棱柱体也算正确)。上述标准中,只要违反其中任何一条,即为 0 分。

(3) 视空间技能(钟表)

在规定空白处画一个钟表,填上所有的数字并指示出 11 点 10 分。

评分:符合下列三个标准时,分别给 1 分:① 轮廓(1 分):表面必须是个圆,允许有轻微的缺陷(如圆没有闭合);② 数字(1 分):所有的数字必须完整且无多余的数字,数字顺序必须正确且在所属的象限内,可以是罗马数字,数字可以放在圆圈外;③ 指针(1 分):必须有两个指针且一起指向正确的时间,时针必须明显短于分针,指针的中心交点必须在表内且接近于钟表的中心。上述各项目的标准中,如果违反其中任何一条,则该项目不给分。

(4) 命名

自左向右指着图片问患者动物的名字。

评分:答对一个给 1 分。正确回答是:① 狮子;② 犀牛;③ 骆驼或单峰骆驼。

(5) 记忆

检查者以每秒钟 1 个词的速度读出 5 个词,并向患者说明:"这是一个记忆力测验。在下面的时间里我会给您读几个词,您要注意听,一定要记住。当我读完后,把您记住的词告诉我。回答时想到哪个就说哪个,不必按照我读的顺序。"把患者回答正确的词在第一试的空栏中标出。当患者回答出所有的词,或者再也回忆不起来时,把这 5 个词再读一遍,并向患者说明:"我把这些词再读一遍,努力去记并把您记住的词告诉我,包括您在第一次已经说过的词。"把患者回答正确的词在第二试的空栏中标出。

第二试结束后,告诉患者一会儿还要让他回忆这些词:"在检查结束后,我会让您把这些词再回忆一次。"

评分:这两次回忆不记分。

(6) 注意

① 数字顺背广度:说一些数字,要求患者仔细听,当说完时要求患者就跟着照样背出来。按照每秒钟 1 个数字的速度读出这 5 个数字。

② 数字倒背广度:再说一些数字,要求患者仔细听,但是当说完时患者必须按照原数倒着背出来。按照每秒钟 1 个数字的速度读出这 5 个数字。

评分:复述准确,每一个数列分别给 1 分(注:倒背的正确回答是 2—4—7)。

③ 警觉性:检查者以每秒钟 1 个的速度读出数字串,并向患者说明:"现在我朗读一组字母,每当我读到 A 时请用手敲打一下。其他的字母不要敲打。"测试员以 1 个/秒的速度朗读字母序列。

评分:如果完全正确或只有一次错误则给 1 分,否则不给分(错误是指当读 A 的时候漏敲,或读其他字母时误敲)。

④ 连续减 7:请患者做计算题,从 100 中减去一个 7,而后从得数中再减去一个 7,一直往下减,直到停下为止。

评分:本条目总分 3 分。全部错误记 0 分,回答正确 1 个得 1 分,2~3 个得 2 分,4~5 个得 3 分。从 100 开始计算正确的减数,每一个减数都单独评定,也就是说,如果患者减错了一次,而从这一个减数开始后续的减 7 都正确,则后续的正确减数要给分。例如,如果患者的回答是 93—85—78—71—64,其中 85 是错误的,而其他的结果都正确,因此给 3 分。

(7) 句子复述

对患者说一句话,请患者把说的话尽可能原原本本的重复出:"我只知道今天小张是来帮过忙的人。"患者回答完毕后,再说另一句话,说完后请患者也把它尽可能原原本本的重复出:"狗在房间的时候,猫总是躲在沙发下面。"

评分:复述正确,每句话分别给 1 分。复述必须准确。注意复述时出现的省略(如省略了"只","总是")以及替换/增加(如"我只知道今天张亮……"说成"我只知道张亮今天……";或"房间"说成"房子"等)。

(8) 词语流畅性

请患者尽量多地说出以"发"字开头的词语或俗语,如"发财"。时间为 1 分钟,说得越多越好,越快越好,尽量不要重复。

评分:1 分钟内说出 11 个或者更多的词语则记 1 分。同时在空白处记下患者回答内容。

(9) 抽象

让患者解释每一对词语在什么方面相类似,或者说他们有什么共性。请患者说说桔子和香蕉在什么方面相类似。如果回答的是一种具体特征(如"都有皮"或"都能吃"等),那么只能再提示一次:"请再换一种说法,他们在什么方面相类似?"如果仍未给出准确回答(水果),则说:"您说的没错,也可以说他们都是水果。"但不要给出其他任何解释或说明。

在练习结束后,说:"您再说说火车和自行车在什么方面相类似?"当患者回答完毕后,再进行下一组词:"您再说说手表和尺子在什么方面相类似?"不要给出其他说明或启发。

评分:只对后两组词的回答进行评分。回答正确,每组词分别给 1 分。只有下列的回答被视为正确:

① 火车和自行车:运输工具、交通工具、旅行用的;② 手表和尺子:测量仪器、测量用的。下列回答不能给分:火车和自行车:都有轮子;手表和尺子:都有数字。

(10) 延迟回忆。

请患者再尽量回忆一下之前读过的词语,告诉这些词都有什么? 对未经提示而回忆正确的词,在空栏中打钩(√)做标记。

评分:在未经提示下患者自己回忆正确的词,每词给 1 分。

可选项目:

在延迟自由回忆之后,对于未能回忆起来的词,通过语义分类线索鼓励患者尽可能地回忆。经分类提示或多选提示回忆正确者,在相应的空栏中打钩(√)做标记。先进行分类提示,如果仍不能回忆起来,再进行多选提示。例如,"下列词语中哪一个是刚才记过的:鼻子、面孔、手掌?"

各词的分类提示和/或多选提示如下:

| 分类提示 | 多选提示 |
| --- | --- |
| 面孔： 身体的一部分 | 鼻子、面孔、手掌 |
| 天鹅绒：一种纺织品 | 棉布、丝绸、天鹅绒 |
| 教堂： 一座建筑 | 教堂、学校、医院 |
| 菊花：一种花 | 玫瑰、菊花、牡丹 |
| 红色：一种颜色 | 红色、蓝色、绿色 |

评分:线索回忆不记分。线索回忆只用于临床目的,为检查者分析患者的记忆障碍类型提供进一步的信息。对于提取障碍导致的记忆缺陷,线索可提高回忆成绩;如果是编码障碍,则线索无助于提高回忆成绩。

(11) 定向

询问患者今天日期,如果回答不完整,则可以分别提示患者,如"告诉我现在是哪年、哪月、今天的确切日期,星期几?"然后再问"这是什么地方? 哪个城市?"

评分:每正确回答一项得 1 分。患者必须回答准确的日期和地点(医院、诊所、办公室的名称)。日期上多一天或少一天都算错误,不给分。

总分:把右侧栏目中各项得分相加即为总分,满分为 30 分。量表设计者的英文原版应用结果表明,如果受教育年限小于等于 12 年则加 1 分,最高分为 30 分;得分大于等于 26 分属于正常。

# 第二节 认知障碍老年患者的照护

认知障碍老年患者可通过家人和医护团队的协助来帮助患者适应生活,有尊严、身心需求得到满足的情况下安享晚年。

## 一、认知障碍老年患者的照护原则

### (一) 全面性原则

全面性原则指照料认知障碍老年患者应该多维度、多层次、综合性的从躯体、心理、社会等方面开展工作,必须涵盖到日常生活照料、医疗康复、精神安慰、情感维系、人际交往等各个方面。在照料过程中,一方面根据患者的疾病情况制定周密的诊疗方案、护理对策,另一方面要深入了解患者的心理状况,通过共情感受认知障碍患者的内心世界,理解对方。

### (二) 个性化原则

认知障碍老年患者由于文化程度、经济状况、生活习惯、疾病状况、性格特点等方面的差异,在认知、精神、语言等方面的障碍表现不同,有的表现为躁狂,有的表现为抑郁,有的喜欢徘徊、多动,有的不爱活动、精神萎靡,有的表现为食欲不佳,有的不知饥饱、过度饮食等。因此,在照料过程中要了解老人的个体差异,仔细评估其生理、心理、自我照顾能力,认真观察和总结。依据患者的个性、病情,制定适合患者的个性化的照料标准。

### (三) 安全原则

认知障碍老年患者的生活常识和生活能力随病情发展明显减弱,因此在照料过程中必须做好安全防护,以减少不必要的伤害,如跌倒、走失、烫伤、压力性损伤、噎食、火灾等。

### (四) 参与原则

照护者在照料认知障碍老年患者的过程中要引导患者积极治疗,保持良好的意识和行为,根据患者的自理能力,规律地安排其日常活动,鼓励患者参加学习和力所能及的家务和社交,多与患者聊天,促进情感交流。陪患者参加户外活动,如慢走、做老年操或手指操,并及时给予鼓励。

### (五) 独立原则

要维护照料认知障碍老年患者独立性,照料时以综合康复为主,尽量让其独立完成事情,切忌为了方便随意替代老人。早中期认知障碍患者有部分能力完成简单的自我照顾,如刷牙、洗脸、穿脱衣服、扣纽扣等,照护者应协助患者独立料理生活。

### (六) 尊重原则

认知障碍老年患者同样享有法律的保护和服务的权利,享有人权和自由,包括尊严、需要和隐私的尊重。随着病情发展,患者会变得语无伦次、性格固执,随着自理能力的下降和病情加重,老人自尊心会受到打击,照料人员要换位思考,尊重和理解患者,尊重患者的兴趣爱好和生活习惯,有足够耐心聆听老人,多鼓励、多理解与支持。照料过程中要注意人文关爱,保护、尊重患者的自身价值观念和自尊意识,使用各种沟通技巧,使患者感到被尊重和关爱。

### (七) 连续原则

认知障碍老年患者急性期住院治疗后,大部分回到家中或养老机构进行康复,因此,提供从医院到家庭再到养老机构连续性的照料非常重要,家庭和康复机构的照料人员在认知障碍患者后续康复中起着非常关键的作用。通过出院后的连续性专业康复和照料服务,可延缓病情进展,实现老有所依、尊严养老。

## 二、认知障碍老年患者的生活照护

### (一) 认知障碍老年患者吞咽功能评估

因为老化和疾病的影响,老年期认知障碍患者吞咽功能可能出现问题,对其进行吞咽功能评估能及早发现风险,采取及时措施,预防误吸、噎食、窒息等意外事件。

关于认知障碍老年患者吞咽功能的评估可参考洼田饮水实验(表 8-5),即患者端坐,喝下 30 毫升温开水,观察所需时间和呛咳情况。

**表 8-5　洼田饮水实验**

| 级别 | 评定标准 |
| --- | --- |
| Ⅰ级(优) | 坐位,5 秒之内能一次饮下 30 毫升温水,并不被呛 |
| Ⅱ级(良) | 分两次咽下,能不被呛的饮下 |
| Ⅲ级(中) | 能一次饮下,但有呛咳 |
| Ⅳ级(可) | 分两次以上饮下,有呛咳 |
| Ⅴ级(差) | 屡屡呛咳,难以全部咽下 |

评分标准:
Ⅰ级:正常;Ⅱ级:可疑吞咽功能异常;Ⅲ、Ⅳ、Ⅴ级:吞咽功能异常。

资料来源:Guillén-Solà A, Marco E, Martínez-Orfila J, et al. Usefulness of the volume－viscosity swallow test for screening dysphagia in subacute stroke patients in rehabilitation income[J]. NeuroRehabilitation, 2013, 33(4):631-638.

关于噎食的预防、临床表现、急救见本书第四章和第五章。

**(二) 认知障碍老年患者排泄照护**

1. 认知障碍老年患者常见的排泄问题

(1) 随地大小便。认知障碍老年患者记忆力明显下降,寻找卫生间存在困难,或者因为肢体活动障碍致行动不便,视力下降,患者无法辨别厕所具体位置。

(2) 直接在裤子里排尿、排便。由于沟通能力下降,患者不会表达排泄需求,在得不到及时帮助的情况下将大小便排在裤子里;有的老年人出于自尊,不愿寻求他人帮助,而自身不能独立完成入厕排泄,导致在裤子里排尿、排便;患者行动缓慢,有尿意或便意时来不及到厕所,甚至来不及脱裤子,在憋不住情况下将尿、便排在裤子上。

(3) 大小便失禁。因脑部病变失去对尿意和便意的反应能力;肛门括约肌、膀胱逼尿肌功能减退,无法控制大小便;或者因其他疾病的影响导致大小便失禁。

(4) 便秘。由于患者长期卧床、活动量减少或饮食过于精细、饮水少、排泄时间受限制,药物的副作用等原因,使得部分患者出现便秘。

(5) 其他排泄障碍。腹泻、尿潴留、肠胀气等。

2. 照护方法

(1) 评估排泄活动。细心观察患者每日入厕时间和次数,帮助患者调整好排泄习惯。认知障碍患者无法用语言表达排泄需求时,可能用肢体语言来代替,如患者出现拉裤子、坐立不安、发出不寻常的声音、躲在角落里等异常表现时,照护者要通过这些反应,推测患者可能有便意。

(2) 设置排便环境。卫生间门口张贴醒目标识,卫生间要光线明亮,夜间床旁放置坐便器,方便患者入厕。

(3) 引导并陪护排便。当患者独立成功完成排便,照顾者要给予及时夸奖;患者如厕后,要检查患者是否真正排尿或排便,并协助患者擦拭肛门,冲净便器。照护者能够快速识别患者已排尿和排便的迹象,如房间出现异味,衣服被污染,将脏异物藏起来等行为。

(4) 定时提醒或陪伴患者入厕。具体操作如下:晨起后入厕一次,白天根据患者的不同情况,每隔 2 小时提醒或陪伴患者入厕,进餐及饮水后 1 小时左右,询问患者是否要排尿、排便,临睡觉前入厕一次。

(5) 失禁患者排泄管理。当患者大小便失禁时,可以使用一次性尿不湿,要常观察、勤清洗、勤更换,防止失禁性皮炎。男性患者可以使用食品大号保鲜袋收集尿液,此方法简单实用,成本低廉。对大便失禁患者建议使用肛门袋。

(6) 对便秘患者的照护。照护者要陪患者适当活动,如慢走、做操。适当饮水,可在晨起后饮 1 杯水,多吃蔬菜、水果。每日顺时针按摩腹部,促进肠蠕动,必要时吃通便药。

**(三) 认知障碍老年患者睡眠照护**

睡眠是休息的重要方式,睡眠质量关系到每个人健康状况,所有的认知障碍患者都有不同程度的睡眠障碍。

1. 临床表现 入睡困难,夜间亢奋、自言自语、乱喊乱叫、多梦易醒,睡眠时间短、觉醒次数多,睡眠质量差,白天瞌睡大,昼眠夜醒。

2. 照护措施　主要有以下几个方面：

(1) 营造良好的睡眠环境。根据患者需求调节适宜的光线亮度，夜间开小夜灯，保持安静，室温控制在 22～24 ℃，湿度为 50%～60%。

(2) 采用侧卧位，最好右侧卧位，双腿微曲，脊柱略前倾，右手曲肘放枕前，左手自然放腿上，这样的姿势可让全身肌肉放松。

(3) 合理安排睡眠时间。午睡时间控制在 30～60 分钟，避免白天长时间睡觉，增加日间活动，如唱歌、玩益智游戏、做手工等，晚上早睡，早晨按时起床。

(4) 鼓励多晒太阳，阳光直射身体可以促进肾上腺素、甲状腺素以及性激素的分泌，可有效改善情绪低落、精神抑郁等不良心理，有助于人体产生更多维生素 $D_3$，促进钙的吸收。建议每天晒太阳 30～60 分钟。

(5) 合理控制饮食。晚饭不宜过饱，过迟，睡前不喝咖啡、浓茶。

**(四) 认知障碍老年患者安全照护**

1. 管理好电源、热源、燃气、易碎物品、锐利物品及药品

2. 防跌倒

(1) 跌倒风险评估。对患者要进行跌倒风险评估，根据老年人跌倒风险评估量表（表 8-6），评估患者跌倒风险，对高危风险患者要落实防跌倒措施。

表 8-6　老年人跌倒风险评估表

| 运动 | 权重 | 得分 | 睡眠情况 | 权重 | 得分 |
|---|---|---|---|---|---|
| 步态异常/假肢 | 3 | | 多醒 | 1 | |
| 行走需要辅助设施 | 3 | | 失眠 | 1 | |
| 行走需要旁人帮助 | 3 | | 夜游症 | 1 | |
| 跌倒史 | | | 用药史 | | |
| 有跌倒史 | 2 | | 新药 | 1 | |
| 因跌倒住院 | 3 | | 心血管药物 | 1 | |
| 精神不稳定状态 | | | 降压药 | 1 | |
| 谵妄 | 3 | | 镇静、催眠药 | 1 | |
| 痴呆 | 3 | | 戒断治疗 | 1 | |
| 兴奋/行为异常 | 2 | | 糖尿病用药 | 1 | |
| 意识恍惚 | 3 | | 抗癫痫药 | 1 | |
| 自控能力 | | | 麻醉药 | 1 | |
| 大便/小便失禁 | 1 | | 其他 | 1 | |
| 频率增加 | 1 | | 相关病史 | | |
| 保留导尿 | 1 | | 精神科疾病 | 1 | |
| 感觉障碍 | | | 骨质疏松症 | 1 | |
| 视觉受损 | 1 | | 骨折史 | 1 | |
| 听觉受损 | 1 | | 低血压 | 1 | |

| 运动 | 权重 | 得分 | 睡眠情况 | 权重 | 得分 |
|------|------|------|----------|------|------|
| 感觉性失语 | 1 | | 药物/乙醇戒断 | 1 | |
| 其他情况 | 1 | | 缺氧症 | 1 | |
| | | | 年龄 80 岁及以上 | 3 | |

评分标准：

低危：1～2 分；中危：3～9 分；高危：10 分及以上。

资料来源：Park S H. Tools for assessing fall risk in the elderly: a systematic review and meta-analysis [J]. Aging Clin Exp Res, 2018,30(1):1-16.

（2）跌倒预防措施。① 评估患者跌倒风险，对中高风险者及陪护要进行防跌倒宣教，放置防跌倒警示标识；② 保持地面平整、干燥、无障碍，擦拭地面时放置警示标识，浴室放置防滑垫；③ 保持充足的照明，睡前开启夜间照明设备；④ 将呼叫器、水杯及便器等常用物品放在易取处；⑤ 协助上下轮椅或平车时，使用制动装置固定车轮；⑥ 协助其醒后 1 分钟再坐起，坐起 1 分钟再站立，站立 1 分钟再行走；⑦ 有跌倒风险及行动不便者，协助如厕；⑧ 针对服用降压药、降糖药、镇静催眠类药物或抗精神病药物者，要观察其意识、血压、血糖及肌力变化。

（3）发生跌倒的处理。① 立即奔赴现场并呼救其他医务人员；② 搬动前判断其意识、受伤部位、受伤程度及全身状况；③ 对疑有骨折或脊椎损伤者，采取正确的搬运方法；④ 跌倒后意识不清者，密切观察其意识及生命体征变化；⑤ 必要时护送患者外出检查；⑥ 记录跌倒发生经过，分析发生原因，制定相应的改善措施，避免再次跌倒；⑦ 安慰患者情绪，减轻或消除其对跌倒的恐惧心理。

3. 防走失　认知障碍老年患者有的喜欢无目的、无计划的出走，由于患者记忆力、定向力下降，非常容易迷路，因此，对老年期认知障碍患者要重点预防其走失。具体预防措施如下：

（1）居住场所尽量固定，不搬家。老年人对自己常年居住的地方非常熟悉，变化生活环境，会导致老年人不认得回家的路，容易走失。

（2）亲人多陪伴，不让老年人单独外出。

（3）给老年人佩戴智能电话手表，或有定位功能的手环，口袋放写有住址、联系方式的卡片。

（4）工作人员多巡视，对有认知障碍的老年人进行重点观察，增加巡视次数，佩戴腕带和标识。

## 三、认知障碍老年患者的服药管理

认知障碍老年患者的治疗方法多种多样，目前，药物治疗仍然是老年期认知障碍的主要方法。首先，老年人随着年龄的增长，器官、组织结构发生退变，其功能逐渐下降，这些变化与老年人药物治疗的疗效和安全性密切相关。老年期认知障碍患者常合并多种慢性疾病，患者服药种类多，服药时间要求高，对患者的记忆和认知要求更高。其次，老年期认知障碍患者受疾病的影响会出现不配合或拒绝服药、漏服药、错服药等，所以，老年期认知障碍患者的服药管理至关重要。这些生理、病理变化都需要照护者能很好地掌握药物知识,确保患者服药安全。

### (一) 药物的作用及不良反应

1. 酰胺类中枢兴奋药　作用于大脑皮质,激活、保护、修复神经细胞,促进大脑对磷脂和氨基酸的利用,增加大脑蛋白质的合成,改善各种类型的脑缺氧和脑损伤。代表药物:吡拉西坦、茴拉西坦、奥拉西坦。不良反应有:吡拉西坦常引起兴奋、易激动、头晕、失眠等;茴拉西坦常引起口干、嗜睡、全身酸痛;奥拉西坦常引起胸前、腹部发热感、肝功能异常。

2. 乙酰胆碱酯酶抑制剂　通过抑制胆碱酯酶活性,阻止乙酰胆碱的水解,提高脑内乙酰胆碱的含量,缓解因胆碱能神经功能缺陷而引起的记忆和认知功能障碍。代表药物:多奈哌齐、利斯的明、石杉碱甲。不良反应有:多奈哌齐常引起幻觉、易激惹、攻击行为、昏厥、失眠、肌肉痉挛、尿失禁、疼痛等;利斯的明常引起嗜睡、震颤、意识模糊、出汗、体重减轻等;石杉碱甲偶见乏力、视物模糊。

### (二) 药物使用注意事项

(1) 由于老年人肝脏代谢功能减退,肾脏清除率下降,用药应从小剂量开始,逐渐增加剂量,适当延长用药时间。

(2) 药物不良反应在老年患者中表现更突出,用药应该特别谨慎。乙酰胆碱酯酶抑制剂可能引发剂量依赖性胆碱能效应,因此要从小剂量开始用药,依据反应和耐受性增加剂量。以下情况慎用:患有病态窦房结综合征、消化道溃疡、哮喘、慢性阻塞性肺疾病、严重肝功能不全等。

(3) 建议联合用药,足够疗程用药。促认知药物常常需要用药2~4周才见效,8~12周达高峰,3~6个月后才能评定效果。

### (三) 安全服药策略

认知障碍老年患者由于记忆功能减退,常漏服药、错服药,极不利于患者病情的治疗与康复。因此,要加强对老年期认知障碍患者的服药管理。

1. 药物的正确保管方法　药物在避光凉干处保存内服药与外用药分开保管,并由照料者协助保管。有些药物、如水剂、眼药水等,必要时放入冰箱保管。一个瓶中或盒中不要放入多种药物。对要服用的药物分日分时,按照每日服用的品种、剂量分别集中保管,以免错服、漏服。有些药物在光的作用下易分解失效,需要避光保存。照料者应保留患者服用药物的相关信息,以便下次就诊时告知医生。

2. 药物的正确服用方法　主要包括以下几个方面:

(1) 口服液:根据患者的吞咽能力适当调整液体的黏稠度,便于服用。可加入增稠剂使之成糊状,也可和米糊混合等。在味苦的药中可以适当放一些白糖等减弱苦味。

(2) 粉剂:将药物包裹在胶囊内,或与增稠剂及少量水混合后置于舌后方。

(3) 片剂胶囊剂:对难以吞咽的胶囊或者片剂,可研碎后用温开水冲服,或放入食物中一起吞服。舌下含服的药物是经过舌下静脉吸收的药物,应将药物置于舌下,使其慢慢融化吸收,注意不要让患者喝水或者吞服。多种药物同服时,要注意药物间的相互作用。

3. 药物的正确服药时间　要让患者根据医嘱准确、定时服用药物保持药物在血液中的有效浓度,不能随便提前或延迟服用。餐前服用药物,应选择药效易于发挥的药,如部分降糖药、止吐增加食欲的药物等。餐后服用药物,主要为对胃有刺激的药,趁胃内有残留食物时服用,可减少对胃黏膜的刺激。在安排用药时间与用药间隔上,应根据医嘱及药物说明书执行,同时要考虑患者的作息时间。

4. 服药注意事项　服药前照料者必须确认药物的种类和剂量,同时将药物包装剥离后再给患者服用,以免患者误吞包装。

(1) 尽可能让患者坐起服药,以防止呛咳、误咽。同时鼓励患者喝一些温水湿润口腔,防止口腔干燥,使药物黏附于口腔内难以下咽。

(2) 用温开水送服,勿使用茶水送服,以免影响药物吸收。服药后检查口腔、确保药物全部服下。同时,协助患者继续保持坐位 30 分钟左右,观察有无异常情况。

(3) 服药后继续指导患者适当多喝水,以加快药物溶解吸收,避免药物附着于食管或胃而引起溃疡。

5. 误服药物的处理

(1) 如误服少量维生素类、滋补类、健胃类药物,可暂不处理,或可多饮水,使药液稀释并从尿中迅速排出,密切观察病情,一旦出现异常情况,及时送医院治疗。

(2) 如误服催眠药、外用药,应立即饮用黏膜保护剂,如牛奶、豆浆等,或刺激咽喉进行催吐等急救措施,并送往医院进行救治。此时,应将误服药物瓶一同带去,以便医生选择适当的洗胃液。

(3) 如误服常见的内科药物时,采用刺激咽喉进行催吐等急救措施,再根据误服药量的情况进行对应处理。如误服少量降压药物可暂时观察,让患者卧床休息,防止体位性低血压引起跌倒。误服少量降糖药物时,适当饮用糖水观察血糖的变化。一旦出现血压、血糖过低应及时送医院就诊。如误服剂量较大及时送医院救治。

(4) 如误服了腐蚀性很强的酸、碱类物质,如盐酸、来苏尔等,应立即喝生鸡蛋清、牛奶、豆浆等,以保护食管和胃黏膜,并及时送往医院处理。

6. 拒绝服药的处理　主要有以下几个方面:

(1) 认知障碍老年患者出现偏执、情绪不稳等精神行为障碍症状,可表现为拒服、扔药或藏药的行为,患者无法正常经口服药,此时建议将患者送往医疗机构进行纷合诊治。

(2) 患者因心理因素而拒绝服药,如因自理能力下降,失去治疗信心,而出现情绪低落、抑郁等,担心自己的疾病给家人带来负担。此时,照料者需要鼓励患者表达自己的内心感受,了解患者拒药的原因,耐心做好疏导工作。

(3) 对于因多种用药造成不良反应而拒绝服药的,应及时与医生沟通,必要时调整治疗方案,以提高患者的服药依从性。

7. 吞咽功能障碍患者的服药策略　认知障碍老年患者发展到疾病后期可能出现吞咽功能退化,患者不能吞服药物甚至不能自行进食。此时,治疗上需要通过鼻饲保证营养剂、水分的补充,也可以通过鼻饲途径服药,同时建议患者及时去专科医院就诊,接受进一步系统、规范的诊疗。

## 四、认知障碍老年患者的沟通技巧

### (一) 评估认知障碍老年患者的沟通能力

照护人员尤其是初次接触认知障碍老年患者的专业人员在实施照护前了解患者沟通能力,是实现有效照护的关键,可参考表 8-7。表中前 5 题是评估患者的理解能力,由难到易,患者若能完成第 1 题和第 2 题表示其理解能力尚佳,若仅能完成第 5 题则其理解能力就比较差了。后 5 题是评估患者的表达能力,也是由难到易,患者如能完成第 6 题和第 7 题,说明其表达能力尚可,如只能完成第 10 题则其表达能力非常有限。

表 8-7　评估老年痴呆症患者对他人语言理解能力和表达能力

| 题号 | 项目 |
|---|---|
| | **语言理解能力** |
| 1 | 老年痴呆症患者是否了解"对"或"错"、"可以"或"不可以"等抽象对应选择 |
| 2 | 老年痴呆症患者是否了解您给的两个选项或二选一的指示,如要吃饭或吃粥 |
| 3 | 老年痴呆症患者是否了解简单的口语指示,如去上厕所 |
| 4 | 老年痴呆症患者是否了解简单的图表或文字指示,如厕所马桶图、自己房间图示 |
| 5 | 老年痴呆症患者是否了解肢体指示的含义,如用手比划吃饭 |
| | **语言表达能力** |
| 6 | 老年痴呆症患者是否可以进行逻辑的表述,如"天这么冷,我不想洗澡,会感冒" |
| 7 | 老年痴呆症患者是否能讲出一个完整的句子,如"我的手不能倒水" |
| 8 | 老年痴呆症患者是否会使用简单的语句来表达需求,如"不要洗澡" |
| 9 | 老年痴呆症患者是否会使用攻击性的语言或肢体表达自己的情绪 |
| 10 | 老年痴呆症患者是否会发出声音或用喃喃自语来表达需求 |

资料来源:Miller C. Cmmunication difficulties in hospitalized older adults with dementia[J]. American Journal of Nursing,2008,108(3):58-67.

### (二) 与认知障碍老年患者有效沟通的技巧

(1) 要注意周围环境。嘈杂的环境容易让患者误解对话,故需要祥和安静的环境,以保证有良好的沟通效果。

(2) 开始接触时要缓慢地从前面接近并有眼神上的接触,以吸引患者的注意力,点头、微笑、轻触(尤其是对重度认知障碍老年患者)是很好的起始技巧。

(3) 用患者熟悉、喜欢、能让其有反应的名字或称谓称呼老人,如王老师、张会计等。

(4) 使用愉悦和日常化的主题来开始交谈,友善或幽默地唠家常,会让老年期认知障碍患者打开心扉,如看到患者在折纸,便与之谈论与折纸相关的事物。

(5) 适当的提问,给予认知障碍老年患者定向感,避免一直"挖掘"患者的近期记忆。若为中重度患者,更应避免一直"拷问"。轻度认知障碍老年患者,则可以视状况提问以刺激其记忆。

(6) 一次问一个问题,并给予足够的时间回答,同时问太多问题易使患者混乱而不知如何回答。例如,"你早上想吃稀饭吗? 吃完后想回床上或是去散步?"这里有两句问话,应等患者回答第一个,再问第二个,或等患者完成第一项活动后,再问第二项。

(7) 一次给一个指令或选择。照护人员会给予太多指示,会造成老年期认知障碍患者无所适从。例如,"快去上厕所,上完要出去买东西,之后要带你去看儿子",这里有三个指令,应等一项活动完成再提醒患者进行下一项。

(8) 语句要简短、使用的词汇要简单明确。要依据老年期认知障碍患者的能力控制句子的长短,原则上不论患者的认知障碍严重程度如何都应该尽量简洁,避免患者产生挫折感。

(9) 需要患者完成的事情或动作,用肯定句呈现,避免过多选择,如想让患者洗澡可用"来!我们去洗澡",而不要说"要洗澡吗?"

(10) 直接用具体的字词告诉患者,而不用代名词。例如,"穿上那件衣服",而不要说"把它穿起来"。

(11) 若不明白患者的意思,则试着猜测患者要表达什么。患者经常会用简单的字或肢体动作表达需求,如果不懂先别急说"听不懂",要有耐心地去猜并用选择题让他/她选出。

(12) 鼓励患者用自己的方式或肢体表达意愿,允许使用自己的语言或肢体表达方式,不要禁止其说此话或做此动作。相处的时间长了,照护人员就能明白患者的意思。

(13) 给患者足够时间以理解照护人员说的话。一般来说,正常老年人需要至少 6 秒的时间才能反应与回答问题,更何况是老年期认知障碍患者,这考验着照护人员的耐心。

(14) 以肢体动作或辅助工具来协助沟通,如手势、身体语言或图表。此方法特别适用于与重度认知障碍老年患者沟通,边说边做动作或用患者熟悉的图做辅助都是很有效的方法。例如,为患者装上假牙时,要让患者张开口,此时照护人员可以一边说"啊……",一边自己张开嘴巴。

**(三) 与认知障碍老年患者沟通应避免的言谈举止**

(1) 不要因为患者重听而提高音量,避免被患者误以为是一种侵略或威胁,应靠近患者耳边说话或让其戴上助听器后再开始说话。

(2) 不要将患者当成小孩子而使用太亲昵的"儿语",如"我的小乖乖……"。

(3) 避免说让患者领情的话,如"我照顾你多么辛苦……"。

(4) 不要忽略听起来似乎没有意义的话语,而只倾听满意的表述。

(5) 不要质问、批评患者的过错。

(6) 避免突然或令人讶异的对话,例如,"天啊!这是怎么了?"

**(四) 根据老年期认知障碍患者状况作适宜的沟通**

当患者有下面情况时,建议尝试下列方法:

(1) 患者没有反应时,可用同样的语句重复一遍,有时候环境吵杂或身体不舒服时,患者不能一次听懂照护人员的话,应有耐心地重复同样的话,甚至加上肢体语言。

(2) 当患者出现妄想时,顺着他的话说,绝不能与之争辩,也可转移到患者可能感兴趣的话题。

(3) 当患者反复问同一件事时,不要直接阻止,因为这只会让患者想要一直问下去,应该用转移方式响应患者,让患者忘记刚刚一直要问的问题。

(4) 当患者情绪低落时,建议从正面引导或从周围环境寻找可对话的素材作话题,转移其负面情绪。

(5) 想和患者聊天时,可运用怀旧来开启谈话,谈论患者过去熟悉的事物。先了解患者过去的生活经验、兴趣爱好。此外,父母、儿女也是很好的话题。

以上是与老年期认知障碍患者相处常用的沟通技巧,在使用这些技巧前要先评估患者的理解和表达能力,选择合适的沟通技巧,如果患者已经重度认知功能障碍,仍可对患者说简单的话或唱歌给其听,但不要期待患者有回应,这时候非语言沟通,如肢体按摩是表达关心的方式。

## 第三节　认知障碍老年患者的干预训练

认知障碍的训练包括日常活动能力训练、注意力、计算力训练、记忆训练、知觉障碍训练、语言训练等。让患者做一些简单的分析、判断、推理、计算来训练患者的思维活动。及时对认知障碍患者进行干预训练,有助于延缓病程进展。

### 一、日常生活中的活动训练

认知障碍干预训练通常需要与日常生活中的活动训练相结合,可帮助患者促进双向性能力的恢复,尽可能地早日回归日常生活,恢复其认知功能。

日常生活活动训练一般有床上活动训练、转移活动训练、自我照顾训练、家务活动训练。

(1) 床上活动训练。床上翻身、移动(纵、横移动)及体位转换(卧位、坐位、立位)等。

(2) 转移活动训练。坐位平衡、站立与坐下、床—椅之间转移、轮椅的活动、室内外行走、乘坐交通工具。

(3) 自我照顾训练。穿衣、入厕、洗脸、刷牙、洗澡、进食、排泄等。

(4) 家务活动训练。洗衣、做饭、购物、打扫卫生、经济管理等。

### 二、认知训导治疗

#### (一) 记忆训练

记忆力损害是突出的主要临床表现。早期表现为近记忆损害,中期表现出远记忆损害,晚期表现记忆力全面丧失。记忆力训练可以保持原有的记忆力或延缓记忆力的进一步下降。训练记忆力被称为脑细胞的"体操运动"。对于老年性痴呆患者进行记忆力训练,应该关注训练的过程,而不是训练的结果,即并不一定要让病人记住多少东西,而在于让病人参加了训练,动了脑筋。

1. 图片记忆训练　应根据患者的实际情况选择训练的难度。图片训练是简单易操作的记忆训练方法。根据患者记忆障碍的程度、类型,选择图片的类型与难度。例如,对于人物记忆有障碍的,就应该选择人物类图片进行记忆康复训练;对于日常用品有记忆障碍,就应该选择日常用品图片进行记忆康复训练。将老年人熟悉的图片与不熟悉的图片混合在一起进行记忆训练时,既能保证记忆训练的效果,又能保证患者参加治疗的信心与积极性。在记忆训练康复治疗的过程中,我们采用的是改良的无错性的学习方法。无错性学习就是在学习中消除错误。学习者从容易辨别的项目开始,通过逐渐增加作业难度让其不经历失败。

2. 亲人图像记忆训练　用数码相机给患者亲近的人员照相,然后可以利用录音设备给图像配音,并将图片文件与声音文件一起保存入计算机。接着就可以进行亲人图像记忆训练了,还可以对患者进行长时记忆训练。将患者以前的照片输入到计算机中,训练时可以将该照片显示出来,由康复医师对患者进行提问,由患者进行回忆回答。该方法可以激发患者对于与照片有关的时间、地点、人物、环境的回忆。在进行回忆的过程中能够使患者的脑部功能得到训练。

#### (二) 智力训练

智力训练与记忆训练是相互影响的。智力训练是老年痴呆病人康复训练的一个非常重要的部分,对治疗老年痴呆有重要作用。智力训练分为观察力、自然事物分类能力、数字计算能力、视觉空间辨识能力与想象力五个方面。

1. 观察能力 观察是一种根据一定目的有组织进行的有比较的持久的知觉;观察以感知过程为基础,但它已经带有"思维的色彩",是感知觉的最高形式,观察是人们认识世界的重要途径。观察能力就是在有目的、有组织、有思维参与的感知过程中形成的一种稳固的认识能力,是智能构成的一个重要因素。可适当设计一些游戏提高患者观察能力。如玩扑克游戏、找出各种树叶的不同、多角度观察实物道具等。

2. 自然事物分类能力 分类就是按着一定的标准把事物分成组,即分门别类的一种思维方法。分类的实质是为了认识事物之间的差别和联系。分类是从比较中派生出来的,并且和概括紧密相联。一般来说,只有概括出不同事物之间的共同属性(一般属性或本质属性),才能对事物进行分类。分类的过程也伴随着概括活动和概念的形成。分类能力对知识经验的条理化、结构化、系统化有着重要影响,训练老年痴呆患者分类能力是智能培养的一个重要方面。可适当设计一些游戏提高患者自然事物分类能力,如食物分类、衣服分类、厨具分类、车子分类等。

3. 数字计算能力 主要指患者在对数概念的理解与简单的计数运算中所具备的数学逻辑思维能力。适当设计一些游戏提高患者数字与数学计算能力,如数学计算、数苹果、数樱桃、买菜、玩骰子。

4. 视觉空间辨识能力 空间能力是人们对客观世界中物体的空间关系的反映能力。空间能力主要包括两个方面:一是空间知觉能力,二是空间想象能力。空间知觉能力包括形状知觉、大小知觉、深度与距离知觉、方位知觉与空间定向等方面。空间想象能力是指人对二维图形和对物体的三维空间特征(方位、远近、深度、形状、大小等)与空间关系的想象能力。适当设计一些游戏提高患者视觉空间辨识能力,如搭积木、走迷宫、拼图、按顺序找数字等。

5. 想象力 想象是人们头脑中原有的表象经过加工改造和重新组合而产生新的形象的心理过程,是一种高级复杂的认知活动。形象性和新颖性是想象活动的基本特点,它主要是处理图形信息,以直观的方式呈现在人们的头脑中,而不是以词语、符号,以及概念等方式呈现。适当设计一些游戏提高患者想象能力,如猜字、猜谜语、七巧板拼图、捏橡皮泥、折纸等。

### (三) 语言训练

老年痴呆患者所患的失语主要是两大类:一是命名性失语,患者知道物品的名称,但是说出的名称与实际的名称不同;二是运动性失语,病人的神经系统障碍,导致某些音发的不准或无法发出。

1. 命名性失语的康复训练 训练一些日常生活必须词来减轻患者照顾者的负担和提高患者的生活质量。选择几个词作为日常生活必须词,能够满足日常生活的最简单的要求即可,如吃饭、喝水、睡觉、回家、洗脸、刷牙、累了、走走、去厕所。

2. 运动性失语的语言康复训练 运动性失语又称表达性失语。对患者功能的训练应该循序渐进、由简单到复杂。在训练的过程中,训练人员需要极具耐心。因为患者不能用言语表达自己的需要和病痛时,往往容易急躁。运动性失语病人的发音障碍并不是由于其发音器官功能障碍造成的,而是受其控制发音器官运动的神经通路阻碍。所以,对于运动性失语的患者的语言康复训练,采用神经生物信号反馈会取得较好的治疗效果。

在为运动性失语的患者进行语言康复的训练过程中,通常采用以下几个步骤:① 患者发音功能的检测;② 对患者发音功能进行基本的训练;③ 简单词组发音康复训练;④ 简单句子发音康复训练。

**(四)音乐疗法**

亚里士多德是第一个论述音乐与身心关系的人,他认为音乐能深入灵魂,净化其精神,进而保持身心平衡,促进身体健康。第二次世界大战后,美国的军队医院开始利用音乐来辅助治疗美国军人的失眠、忧郁症、精神官能失调,医学界更将音乐与生理现象结合,以强化或加速医疗效果。

临床经验表明,音乐疗法能增强老年痴呆患者自我感知,提高独立性。让他们聆听或演唱与当前时间、季节、环境、事件有关的歌曲,改变老年人思维混乱现象。另外,音乐可刺激老年人的长期记忆、改善短期记忆和其他认知功能。在实际使用时,可以根据患者的病情和当时的实际情况,选择相应的音乐作为背景音乐。

## 三、计算机辅助智能训练

根据不同认知域如记忆、计算、语言、定向力等分别设计一些智能训练软件,患者每次做完题的时候,后台会得到反馈,下一次后台可能会增加训练的难度,通过几个循环和周期的训练,得到相应的评分,如简易智力状态检查(MMSE)评分、MoCA 评分。有研究发现,计算机辅助智能训练对轻度认知障碍患者智能改善具有较好的效果。

# 第四节 认知障碍老年患者常见精神行为症状护理

认知障碍老年患者精神行为症状主要指的就是患者经常出现直觉、思维、行为或者情感的一些紊乱,包括精神症状和行为的异常,如淡漠、退缩、抑郁、睡眠障碍、幻觉、妄想、性格改变、攻击行为,或者是一些不正当的行为或者是其他行为等。

## 一、精神行为症状的早期预防

认知障碍老年患者出现精神行为症状给其照护者带来较重的身心负担,影响患者及照护者的安全和生活质量,如何预防老年期认知障碍患者出现精神行为症状是一项非常重要的工作。一旦老年人被确诊为认知障碍,家属及照护者应做好以下准备:

(1)全面了解患者病史和用药史。详细了解患者患病史,病情变化过程,疾病严重程度,用药名称、剂量、不良反应及各种药物相互作用等。

(2)适当的身体及神经学检查。了解有无脱水、电解质失衡、缺氧、营养不良、脑梗等情况。

(3)及早评估患者精神行为表现,如是否出现幻觉、妄想、有无性格改变、攻击行为等。

(4)了解尊重患者生活经历。了解患者过去的成长生活背景,尊重患者的生活方式,若患者的幸福感增加,则出现焦虑、不安、情绪低落的可能性就会减少。

(5)改善患者生活居住环境。居住环境应符合高龄友善的设计原则,如尊重患者喜爱的布置,光线、色调优雅温暖。

(6)陪伴患者适宜的活动。适宜的活动和陪伴可以稳定患者的情绪,减少行为症状的出现,但活动中不要让患者感到疲劳,活动内容符合患者认知能力和经验,避免产生挫败感。

## 二、精神行为症状的非药物治疗

(1) 减少或避免诱发因素。照护者应了解患者精神行为症状发生前是否有特定的诱发因素，并尽量减少或避免诱发因素。

(2) 陪伴患者进行舒缓的活动或转移注意力，如给患者按摩、梳头、陪患者说话、社交互动、唱歌、回顾过去的生活记录等都能减少行为症状。

(3) 生活、睡眠规律。规律的生活和睡眠对缓和精神行为症状有益，如让日间活动有规律，减少午睡和白天打瞌睡时间。

(4) 规划非药物治疗活动。由训练过的照护人员进行有规划的非药物治疗活动，如怀旧团体心理治疗、音乐治疗或芳香疗法都对减缓精神行为症状有效。另外，认知促进活动、多重感官刺激及肢体运动(如简易的瑜珈或太极拳)也是一种有效的治疗手段。

(5) 缓解家属或照护者的压力及负担。让家属了解老年期认知障碍及其精神行为的前因后果，对减缓家属或照护者的焦虑、抑郁或失眠有帮助，对患者的精神行为症状也有缓解的效果。通过对长期照护家属进行心理治疗，可以帮助家属正确对待与患者的情绪纠结，增进对生命意义的了解，也对照护者情绪舒缓或整合有帮助，有助于缓和患者精神行为症状。

## 三、精神行为症状的药物治疗

老年期认知障碍患者精神行为症状达到中重度时，除了非药物治疗外，建议使用精神药物治疗，其原则如下：

(1) 改善造成谵妄的原因。调整正在服用的药物；改善高血糖、低血钠、脱水、贫血、便秘等危险因素；调整已在服用的多种药物，如降压药、安眠药、抗帕金森药物等。

(2) 渐进式增加剂量。所有老人在使用精神药物治疗精神疾病时，既要考虑安全性，又要考虑药效。精神治疗药物不良反应会比治疗效果出现早，不良反应为容易造成患者跌倒，但药效需等数周或 1～2 个月才出现，所以应遵循"开始低剂量，缓慢加量"与"不良反应出现最少的有效治疗剂量"为基本的原则。此外，影响患者的药代动力学及药效学的因素较多，如肝肾功能、脱水、药物作用靶器官的受体减少或过度敏感、因营养状况差和器官病变造成白蛋白减少，均会影响药物浓度。

(3) 注意精神药物不良反应。患者的身体状况较差或并存其他身体疾病时需特别注意，如使用选择性 5-羟色胺再摄取抑制剂类抗抑郁药可能影响血糖；使用抗精神病药奎硫平或抗抑郁药曲唑酮会降低血压；有些抗精神病药或丙戊酸会使患者食欲增加使血糖升高。

(4) 确保服药依从性。患者常因思维判断、语言沟通、抑郁、家庭互动、重听或视力问题，导致辨认服药频率、文字或药物外观有困难，进而影响其服药依从性，如错服药、忘服药、重复服药或拒绝服药。因此，减少药物使用频次或简单化，可提升服药依从性。

(5) 尽早使用改善认知功能的药物。针对阿尔茨海默症或路易体痴呆症使用乙酰胆碱酯酶抑制剂或谷氨酸受体调节剂(如美金刚)，需等待 2～3 个月才有改善认知功能的作用。因此，如果需改善部分认知功能相关的精神行为症状，如被偷或错认妄想，应尽早用药。此类药物的兴奋作用可以改善老年痴呆症患者的对话、表情及社交互动，因而可减轻家属负担，也能减少抗精神病药物的治疗剂量。

(6) 不同精神行为症状的用药选择。主要有以下几种情况：

① 老年痴呆症合并躁动、攻击行为及精神疾病症状的用药选择。老年痴呆症合并躁

动、攻击行为及精神疾病症状(如幻觉或妄想),抗精神病药物最有效,其中建议利培酮每天剂量为 0.5～2 毫克。其他可选择的药物有奥氮平、阿利哌唑、奎硫平;奥氮平每天建议总剂量为 5～15 毫克;阿利哌唑每天总剂量为 2.5～15 毫克;奎硫平每天总剂量为 12.5～400 毫克,均需由低剂量开始,均可单次或分次使用。此外,均需注意是否出现锥体外系反应或其他不良反应,尤其当老年痴呆症诊断为路易体痴呆症时,最需注意锥体外系不良反应。若症状有所改善,应避免持续高剂量使用,可以尽快减量或弹性使用,以降低中风及死亡风险。

抗癫痫药物卡马西平对攻击或敌意行为有效。此外,老年痴呆症患者也常出现无目的行为或冲动性行为,针对这种情况可考虑适当剂量的抗癫痫药物(如卡马西平、丙戊酸)或抗焦虑药(丁螺环酮);曲唑酮对老年痴呆症合并躁狂行为也有效果。

② 老年痴呆症合并抑郁症的用药选择。老年痴呆症合并抑郁症的药物治疗成效仍需更多实证支持,原则上抗抑郁药仍是建议使用的首选药物,其中以可逆性单胺氧化酶抑制剂(吗氯贝胺)(一天 450～600 毫克)最有效,其他新一代抗抑郁药或传统的三环抗抑郁药都有患者使用,但使用三环抗抑郁药及帕罗西汀(5-羟色胺再摄取抑制剂)的患者需特别注意其药物不良反应。

③ 老年痴呆症合并失眠症状的用药选择。老年痴呆症合并失眠症状,应排除其他精神行为症状(如躁动、攻击行为、幻觉、妄想)、身体疾病或疼痛造成的困扰(如因便秘而腹胀、褥疮或心肺功能减退造成的呼吸急促),之后再考虑使用非苯二氮䓬类的镇静催眠药,如唑吡坦(5～10 毫克)、佐匹克隆(3.75～7.5 毫克)、曲唑酮(25～225 毫克)或低剂量的三环类抗抑郁药,当上述药物均无效时,再考虑药效较短的苯二氮卓类。

认知障碍老年患者合并精神行为症状的照护要以人为中心,早期的预防、评估、身体及神经精神状态检查是非常重要的。在出现轻度或中度精神行为症状时,首选非药物治疗;在排除身体疾病、谵妄、疼痛、心理社会因素后,应尽早使用乙酰胆碱酯酶抑制剂及新一代抗精神病药或抑郁药。上述药物对老年期认知障碍患者精神行为症状有较好疗效,也可减少照护者的负担,改善患者及照护者的生活质量。

(车恒英　童小梨)

**思考题**

1. 老年期认知障碍有哪些临床表现?

2. 叙述简易智能精神状态检查和痴呆简易筛查量表的临床意义。

3. 照护认知障碍老年人的原则有哪些?

4. 认知障碍老年人服药管理原则有哪些?

5. 如何与认知障碍老年人进行有效沟通?

# 第九章　老年人的康复护理

 情境导入

　　张大爷,76岁,两个月前发生脑卒中,经入院急救后遗留左侧肢体无力,言语含糊不清,日常生活无法自理等。医生建议转康复科进行下一步的康复治疗,但其家人很焦虑,不知道转康复科后该怎样治疗,也不知道如果出院回家如何照顾张大爷,更害怕张大爷病情继续恶化。

　　1. 张大爷需要得到哪些方面的康复指导与护理?

　　2. 应该从哪些方面评定张大爷的运动能力?

　　3. 张大爷需要进行哪些康复护理?

　　个体进入老年后会发生自身脏器结构和功能减退的生理性老化,在此基础上容易发生各类疾病、意外和相关并发症,导致各种功能障碍,增加残疾率,降低老年人的生活质量。因此,需要康复专业人才为老年人提供专业康复服务。

## 第一节　老年康复护理概述

　　康复护理(rehabilitation nursing,RN)是护理学和康复医学结合所产生的一门专科护理技术,是在康复计划的实施过程中,由照护人员配合康复医师和治疗师等康复专业人员,对康复对象进行基础护理和实施各种康复护理专门技术,以预防继发性残疾,减轻残疾的影响,达到最大限度地功能改善和重返社会。广义的老年康复护理,包含了对老年人出现的残疾进行预防、医疗、恢复性功能训练或补偿、调节和适应性处理,以及对患者及家属的教育。狭义的老年康复护理是对有功能障碍的老年人进行康复治疗护理,帮助其尽可能实现康复的目标。

## 一、老年康复的服务形式

老年康复护理的服务对象主要是因各种急、慢性疾病或损伤、老龄化所导致的能力减退、功能障碍和(或)伤残发生，需长期照料的老年患者。

临床常见的需要康复治疗护理的老年病症主要有：脑血管意外、心血管系统疾病、慢性呼吸系统疾病、慢性疼痛、骨关节疾病、血管疾病、帕金森病、癌症、关节置换术后、外伤、跌倒、挛缩、压力性损伤等。

世界卫生组织提出的康复服务方式有以下三种：

### (一) 机构康复

机构康复(institution-based rehabilitation，IBR)包括康复医院、康复中心、综合医院的康复医学科以及临床的各相关科室等。此类机构具有较完善的康复设备，有各类经正规训练后从业的专业康复医疗护理人员，有较高的专业技术水平，能系统、专业地解决病、伤、残者各种康复问题。

此类医疗机构通常承担着疾病综合救治的任务，因此机构康复往往是从急性发病期即开始介入，目标是治疗和控制急性并发症、改善功能状况、提高日常生活活动能力。对于疾病稳定期不需要住院的老年患者可在康复门诊进行康复治疗，但需保证每周三次以上的治疗频率，因此，对部分老年患者来说，便利性不足。

### (二) 社区康复

社区康复(community-based rehabilitation，CBR)是指所有病伤残者经过临床治疗后，为促进其身心康复，由社区继续提供的医疗保健服务。世界卫生组织认为，社区康复是在社区促进所有残疾人康复，并享有均等机会和融入社会的一项战略；社区康复的实施，强调发动社区、病伤残者及其家庭共同参与，通过卫生、教育、劳动就业与社会服务等部门的共同努力，最终达到全面康复的目标。

社区康复是三级医疗康复网络的基层终端，主要服务对象是恢复中、后期及后遗症期的患者，具有覆盖面广、治疗安排机动、灵活、经济实用、效果确切等优点，可以适应社区内不同康复层次的老年患者的康复需求。其缺点是受到经济、技术设备等方面条件限制。因此，良好的社区康复应具有良好的转诊系统，在"医院—社区—家庭"一体化康复网络体系中协调发展。

### (三) 上门康复

上门康复(out-reaching rehabilitation service，ORS)是指具有一定技术水平的康复专业人员，走出专业康复机构，到病伤残的家庭或社区进行康复服务。其优点是病伤残者特别是老年患者无需出门在家即可接受专业康复人员的康复指导，方便安全，且更贴近生活社区情景，做到真正地在生活和社区中进行康复治疗。其缺点是此类服务的数量和内容均受一定程度的限制。依托互联网平台，目前有越来越多的康复机构、养老机构提供更多形式的上门康复服务，切实解决老年患者居家康复的实际需求。

通过对老年人的康复护理，给予健康指导和心理支持，延缓或减轻生理功能衰退，减轻老年患者功能障碍的程度，预防或改善继发性的功能障碍，最大限度地提高或恢复生活自理能力，提高老年人的生存质量。

## 二、老年康复护理的内容

康复护理是用护理学的方法照顾老年患者，包括评估老年人衰老的变化及功能状态；预防并发症、减少后遗症；保证营养摄入；加强心理护理等。在一般的治疗护理基础上，采用与日常生活活动密切相关的物理治疗（physical therapy，PT）、作业治疗（occupational therapy，OT）等方法，帮助老年功能障碍患者进行自理生活功能训练。康复护理突出的特点是使功能障碍患者从被动地接受他人的护理转变为自我照护，帮助老年患者重返家庭和社会。在老年患者的康复护理中，为适应康复治疗的需要，照护人员既要将基础护理的内涵体现出来，也要突出康复护理的特点。

**（一）基础护理**

康复护理是建立在基础护理之上的。因此，在对患者进行康复护理时，基础护理中的一般评估（如生命体征的测量、压力性损伤的防治等）、病情观察、护理记录、健康教育等是首先需要保证实施的。

**（二）康复护理**

在满足老年患者基础护理的情况下，围绕改善或提高机体功能这一核心实施康复护理。常用的康复护理技术分为两大类。一类是作为康复照护人员需要了解的，如物理治疗、作业治疗、言语治疗、康复工程、传统疗法等康复治疗技术；另一类是作为康复照护人员需要掌握的康复护理技术，如良肢位的摆放、呼吸训练与排痰、吞咽训练、肠道与膀胱护理、日常生活活动能力训练及心理护理等。

通过对老年人的康复护理，给予健康指导和心理支持，延缓或减轻生理功能衰退，减轻老年患者功能障碍的程度，预防或改善继发性的功能障碍，最大限度地提高或恢复生活自理能力，提高老年人的生存质量。

## 三、老年康复护理的原则

**（一）早期介入**

早期康复是指在疾病发生前、疾病或残疾发生后，早期介入康复医学的手段，尽可能地避免或减轻残疾的出现，维护最佳功能状态。康复护理与临床康复治疗同步，做好早期康复护理是促进功能恢复和预防继发性残疾的关键。

**（二）个体方案**

根据每一位老年患者的具体病情、功能障碍的特点，制定符合其自身的康复护理目标和方案，并根据康复治疗进程和患者恢复情况及时调整方案。

**（三）自我照护**

康复护理强调通过教育和训练，充分调动老年人的主动性，由被动的"替代护理"转变为主动的"自我护理"或"协同护理"。同时鼓励并指导家属积极参与，帮助、引导、鼓励患者自我照护，提高日常生活活动能力，最终回归家庭和社会。

**（四）注重实用**

按照复原、代偿和适应的原则重建功能，激发患者的潜在能力，保持和强化残余功能。康复过程中的功能训练应与日常生活活动能力相结合，以提高其生活自理能力。

**（五）持之以恒**

老年患者身体状况复杂多变，适应力下降。康复是一个长期系统化的工程，因此在康复的过程中需按照制订的计划，循序渐进，持之以恒，逐步实现既定的康复目标。

**（六）心理支持**

老年患者认知功能减低，疾病往往伴随焦虑和抑郁、依赖和孤独、恐惧和易怒等心理问题。在康复护理的过程中,要注重心理问题的评估、调节,让老年患者尽量达到最佳心理状态,但也要避免疏忽或过分保护,以免发生意外或产生过度依赖。

#### (七) 团队协作

老年病康复小组是多学科团队,各学科专业评估和干预,共同完成评估、目标制定、解决方法、合作途径、计划实施和结果评定。良好的协作关系是取得最大康复疗效的关键。康复照护人员需要与小组其他成员保持密切、有效沟通,有助于康复护理的实施,提高训练安全,达成康复目标。

### 四、照护人员在老年人康复过程中的角色

#### (一) 评定者

康复护理评定是康复整体护理的基础,是制订康复护理计划的前提。作为一名康复照护人员,应熟悉并掌握各类相关康复护理评定方法,并基于此提出康复护理问题,制订护理计划,实施护理措施并评价,根据评价结果改进。

#### (二) 实施者

康复照护人员应熟练掌握各项康复护理技术,根据患者康复评定的结果和康复护理的目标,实施康复护理措施,预防相关并发症的发生,保证康复治疗的顺利进行。

#### (三) 教育者

向患者及其家属介绍康复的过程,教会患者及其家属观察病情和自我护理的技术,指导其进行日常生活活动能力的训练,以及康复辅助用具的使用等,并为其提供康复资源。

#### (四) 协调者

作为康复重要成员,康复照护人员需与康复团队的其他成员及患者共同合作,协调、联络、沟通,为患者提供最佳的康复机会。通过与康复团队的其他组成员合作,提供合理高效的康复服务,为康复对象提供最佳的康复帮助。

#### (五) 管理者

康复照护人员在病房管理中承担管理的角色,负责病房及周围环境的管理,协调各方面的人际关系。

#### (六) 研究者

康复照护人员应积极参与对患者及其家属的康复护理研究,并可将研究结果应用于康复护理实践中去。

## 第二节　老年康复常用的护理评定

### 一、康复护理评定的基本概念

#### (一) 康复评定

康复评定是对患者的功能状况和潜在能力的判断,也是对患者各方面情况的资料收集、量化、分析并与正常标准进行比较、综合判断的过程,是康复医学的重要组成部分。

#### (二) 康复护理评定

康复护理评定是康复评定的重要组成部分,通过收集康复护理患者的功能形态、能力和社会环境等资料,并与正常标准进行比较和分析,确定康复护理问题,为制定康复护理措施

提供参考依据的过程。

### （三）康复护理评定的目的

1. 确定现存的康复护理问题 通过收集康复护理患者的功能形态、能力和社会环境等资料，掌握其功能障碍的性质、部位、严重程度及对患者生活和参与生活的影响程度，明确护理诊断。

2. 确定康复护理目标 通过康复护理评定寻找和分析阻碍患者重返家庭和社会的具体因素，拟定康复护理的近期目标、远期目标。

3. 为制定康复护理方案提供客观依据 结合康复护理评定结果可以选择投资少而收益大的康复护理方案加以实施，选择最适当的训练手段来促进功能障碍恢复，使康复护理取得最佳社会效益。

4. 为康复护理效果提供评价依据 康复患者的功能障碍多数为不可逆的，其功能经康复治疗得到改善，但不能完全恢复。因此，在不同康复时期需再次或多次评定，以评价护理效果，并根据最近的评定结果进行康复护理方案的修订。

5. 为预后评估提供客观依据 通过康复护理评定，对患者的功能预后做出客观、准确的预测，使患者及家属了解通过康复治疗哪些功能障碍可以得到改善或恢复，哪些不能改善或康复，让患者及家属对疾病的康复目标有正确的认识和合理的预期。

### （四）康复护理评估的时机

根据患者康复治疗的进程，患者往往需要进行多次的康复护理评定。完整的康复护理评定至少要在三个时期开展。

1. 初期评定 是在接诊患者的初期制订康复治疗计划，建立康复目标，开始康复治疗前的第一次评定。目的是了解患者目前的功能障碍状况，判断功能障碍的程度，为制订康复治疗计划提供可靠的依据。

2. 中期评定 是在患者接受一段时间的康复治疗后所进行的评定，一般在患者训练进行了一段时间后进行评定。其目的是掌握治疗进展并分析原因，为调整康复治疗计划提供依据。

3. 末期评定 是在患者康复治疗周期结束时或出院前的评定，其目的是了解患者功能障碍总的恢复情况，评定康复效果，制定家庭康复处方，提出进一步康复处理或重返家庭、社会的建议。

### （五）康复护理评定的内容

康复护理评定的内容涉及面广而项目细致，常用的评定有躯体一般状况评定、日常生活活动能力评定、运动功能评定、心肺功能评定、吞咽功能评定、认知功能评定、言语功能评定、疼痛评定、心理与精神功能评定等。此外，还有环境评定、生活质量评定、残疾评定等内容。实际工作中需根据患者情况选择评定项目。

### （六）康复护理评定的方法

康复护理评定的方法可分为仪器评定和非仪器评定两大类。仪器评定是借助专门的设备对患者的某些功能变量进行实际地、客观地、直接地测量而获得的客观数据的量化记录的方法，如关节活动度测量、步态分析等。非仪器测量包括交谈法、观察法、问卷法、量表法、体格检查等方法。

### （七）康复护理评定的注意事项

（1）康复评定既要全面，又要有针对性。

（2）根据康复患者实际情况选择合适的评定内容和方式。

（3）评定前应向患者及家属说明目的和方法，消除他们的不安情绪，取得积极合作。

（4）注意控制评定时间，以不引起患者疲劳为宜。

（5）在治疗周期内尽量保证评定实施者为同一人，以确保评定的准确性。

（6）客观数据评定一般做三次，取平均值。

（7）健侧与患侧对照进行评定。

（8）评定过程中如患者出现明显不适，应立即终止评定并查找原因，及时处置。

## 二、老年人一般状况评定

### （一）生命体征

基础生命体征的测量包括体温、脉搏、呼吸、血压。对于心肺功能欠佳的老年患者还应监测其血氧饱和度的情况。

### （二）面容和表情

情绪或疾病可引起面容与表情的变化，健康人表情自然神态安逸，常见异常面容有痛苦面容、贫血面容、肝病面容、肾病面容、甲亢面容、满月面容等。

### （三）皮肤与黏膜

观察皮肤的颜色、弹性、温度，有无皮疹、皮下出血、水肿等情况，对于行动不便、长期卧床或强迫体位的患者要特别注意评估有无压力性损伤的发生。

### （四）体位和姿态

健康人为自主体位，疾病常可使体位发生改变，常见有强迫体位、被动体位；姿态是指一个人的举止状态，主要靠骨骼结构和肌肉的紧张度来保持，并受健康状况的影响。

### （五）营养状况

营养状况与摄食、消化吸收和代谢等多种因素有关，是判断机体健康状况疾病程度及转归的重要指标之一。判断机体营养状况常用有三种方法：① 综合评估判断法：通过观察皮肤黏膜、皮下脂肪、肌肉、毛发的发育情况综合判断。最简便的评估方法是通过测量三角肌下缘、肩胛骨下缘和脐周的皮下脂肪厚度，程度分良好、中等、不良三级。② 标准估计法：根据身高计算其标准体重，男性标准体重（千克）＝身高（厘米）－105；女性标准体重（千克）＝身高（厘米）－107.5。实际体重在标准体重上下浮动约 10% 的范围内属于正常。③体质指数判断法：体质指数（body mass index，BMI），是国际常用度量体重与身高比例的工具。它利用身高和体重之间的比例去衡量一个人是否过瘦或过胖。通用 BMI 的计算公式为 BMI ＝体重（kg）/身高（m）$^2$。正常成人的 BMI 标准为 18.5～23.9，BMI ＜18.5 为消瘦，BMI 范围在 24～27.9 为超重，BMI ≥28 为肥胖。

### （六）日常活动能力评定

日常生活活动能力，是指人们为独立生活而每天反复进行的最基本的、具有共同性的一系列活动，即衣、食、住、行、个人卫生等的基本动作和技巧，对每个人的生活都是至关重要的。（详见本书第四章）

## 三、老年人运动能力评定

### （一）肌力评定

肌力（muscle strength）是指肌肉收缩时产生的最大力量。肌力评定即评定被检查者在主动运动时肌肉或肌群产生的最大收缩力，以评估肌肉的功能状态。肌力评定的主要目的是判断肌力减弱的部位和程度,协调某些神经肌肉疾病的定位诊断,预防肌力失衡引起的畸形和损伤,评价肌力增强训练的效果。常用的肌力测定方法根据是否使用器械分为徒手肌力评定(manual muscle test,MMT)和器械肌力评定。根据肌肉收缩类型分为等长肌力评定(isometric muscle test,IMMT)、等张肌力评定(isotonic muscle test,ITMT)、等速肌力评定(isokinetic muscle test,IKMT)。

1. 徒手肌力测试(manual muscle test,MMT)　徒手肌力测试是指检查者用自己的双手,通过感觉被检查者肌肉收缩的力量或观察肌力,评定肢体运动能力来判断肌力的一种方法。目前通用的 MMT 肌力分级标准将肌力分为 0～5 级(表 9-1)。

**表 9-1　MMT 肌力分级标准**

| 级别 | 名称 | 标准 | 相当于正常的肌力百分比 |
|---|---|---|---|
| 0 | 零(zero,0) | 无可测知的肌肉收缩 | 0 |
| 1 | 微缩(trace,T) | 有微弱肌肉收缩,但没有关节活动 | 10% |
| 2 | 差(poor,P) | 在去重力条件下,能完成关节全范围运动 | 25% |
| 3 | 尚可(fair,F) | 能抗重力完成关节全范围运动,不能抗阻力 | 50% |
| 4 | 良好(good,G) | 能抗重力及轻度阻力完成关节全范围运动 | 75% |
| 5 | 正常(normal,N) | 能抗重力及最大阻力完成关节全范围运动 | 100% |

资料来源:南登崑.实用康复医学[M].北京:人民卫生出版社,2009.

2. 等长肌力评定(isometric muscle test,IMMT)　等长肌力评定是测定肌肉等长收缩的能力,适用于 3 级以上肌力的检查。这是一种定量评定的方法,通常采用器械进行测试,常用的方法有握力测定、捏力评定、背肌力评定、四肢肌群肌力评定等。

3. 等张肌力评定(isotonic muscle test,ITMT)　等张肌力评定是测定肌肉克服阻力收缩做功的能力。测试时,被测肌肉收缩,完成全关节活动范围的运动,所克服的阻力不变。测出一次全关节活动度运动过程中所抵抗的最大阻力值成为该被测者该关节运动的最大负荷量(1 repeatic maximum,1RM)。

4. 等速肌力评定(isokinetic muscle test,IKMT)　等速肌力评定是在整个运动过程中运动速度保持不变的一种肌肉收缩方式。评定时需要借助特定的等速测试仪来完成。

为了使评定结果准确、稳定,具有较好的可重复性与可比性,应确保操作过程的严格规范。肌力评定时要注意采用正确的测试姿势与体位,使关节处于正确的角度,防止替代动作。因持续的等长收缩可使血压明显升高,持续的闭气将影响心脏活动,因此高血压、心脏疾病患者需慎用,心血管疾病患者忌用。肌力测试不适用于上位运动神经损害的运动功能评估,如脑卒中后偏瘫肢体不宜进行肌力检查。

**(二) 肌张力评定**

肌张力(muscle tone,MT)是指肌肉放松状态下的紧张度,它是维持人体各种姿势及活动的基础,正常肌张力的产生来自于肌肉组织本身的物理特性,如收缩能力、弹性、延展性等,并受外周神经和中枢神经系统调节。临床上常以触摸肌肉的硬度或伸展肢体时感知的阻力来作为判断依据。

1. 肌张力临床分级　肌张力临床分级是一种定量评估方法,检查者根据被动活动患者肢体时所感觉到的肢体反应或阻力进行分级(表9-2)。

**表 9-2　肌张力分级法**

| 等级 | 肌张力 | 分级标准 |
|---|---|---|
| 0级 | 软瘫 | 被动活动肢体无反应 |
| 1级 | 低肌张力 | 被动活动肢体反应减弱 |
| 2级 | 正常 | 被动活动肢体反应正常 |
| 3级 | 轻、中度增高 | 被动活动肢体有阻力反应 |
| 4级 | 重度增高 | 被动活动肢体有持续性阻力反应 |

资料来源:南登崑.实用康复医学[M].北京:人民卫生出版社,2009.

2. 痉挛的评定分级　休息状态下肌张力明显高于正常肌张力,运动时感觉阻力增加,肢体有沉重感,即为痉挛。临床常用改良 Ashworth 痉挛评定量表(表9-3)进行评定。

**表 9-3　改良 Ashworth 痉挛评定量表**

| 等级 | 评定标准 |
|---|---|
| 0级 | 无肌张力增加,被动活动患侧肢体在整个运动范围(ROM)内均无阻力 |
| 1级 | 肌张力稍增加,被动活动患侧肢体到终末端时有轻微的阻力 |
| 1⁺级 | 肌张力稍增加,被动活动患侧肢体时在前 1/2 的 ROM 中有轻微的"卡住"感觉,后 1/2 的 ROM 中有轻微的阻力 |
| 2级 | 肌张力轻度增加,被动活动患侧肢体在大部分 ROM 内均有阻力,但仍可以活动 |
| 3级 | 肌张力中度增加,被动活动患侧肢体在整个 ROM 内均有阻力,活动比较困难 |
| 4级 | 肌张力高度增加,患侧肢体僵硬,阻力很大,被动活动十分困难 |

资料来源:南登崑.实用康复医学[M].北京:人民卫生出版社,2009.

评定肌张力也可借助仪器进行评估,常用方法有摆动试验、电生理测试、等速肌力测试、多通道肌电图测试等,可根据需要选择。

影响肌张力的因素较多,且肌张力呈动态变化,因此评定时要注意:① 检查环境温度是否适宜,患者状态是否松弛,体位是否舒适;② 评定时程序严格标准化,被动牵伸运动时的速度保持相同;③ 再次评定时,尽量选择与之前评定相同的时间段和评定条件。

**(三) 关节活动范围评定**

关节活动范围(range of motion,ROM)是指关节活动时可达到的最大弧度,是衡量一个关节运动量的尺度,常以度数表示,亦称关节活动度。它是肢体运动功能检查的基本内容之一。根据关节运动的动力来源,分为主动关节活动度和被动关节活动度。

主动关节活动度(active range of motion,AROM)是人体自身的主动随意运动而产生的运动弧。测量某一关节的 AROM 实际上是评定患者肌肉收缩力量对关节活动度的影响。

被动关节活动度(passive range of motion,PROM)是通过外力如治疗师的帮助而产生的运动弧。正常情况下,被动运动至终末时,会产生一种关节囊内的不受随意运动控制的运动,因此 PROM 略大于 AROM。

关节活动改变的常见原因有生理性和病理性两种。生理性有:① 女性通常比男性的关节活动度大;② 小儿比成人关节活动度大;③ 从事体操、舞蹈、杂技等职业的人比普通人关节活动度大;④ 老年人机体老化导致骨骼、关节的结构发生退行性改变则关节活动度变小。病理性多表现为关节活动度受限,多见于各种原因导致的关节、软组织、骨骼病变,中枢性运动功能障碍等。关节活动度的评定应用广泛,评定的目的是判断 ROM 的受限程度,大致分析发生的原因,为选择治疗方法提供参考,作为治疗过程中评定疗效的手段。

关节活动度评定是在特定体位下测量关节可以完成的最大活动范围。评定工具有多种,包括量角器,尺子,电子测角计等。

评定关节活动度的步骤:① 和患者充分沟通,向患者解释说明关节活动度评定的目的、方法等,使患者放松,配合评定;② 确定评定时的体位,暴露待测关节,一般以解剖学立位时的肢体作为零起始位;③ 测量前先被动活动待测关节,了解大致关节活动度和有无抵抗感;④ 在被测关节外侧放置量角器,轴心对准关节轴,将固定臂放在近端的骨骼上,移动臂放在远端或运动的骨骼上,记录起始位置的度数;再让被检者进行最大范围的各种主动运动或被动运动,记录终末位置的度数。正常关节活动度见表 9-4。

**表 9-4 正常的关节活动度**

| 关节 | 运动 | 测量姿位 | 量角器中心 | 固定臂 | 移动臂 | 正常活动度 |
|---|---|---|---|---|---|---|
| 肩 | 屈、伸 | 解剖位站立 | 肩峰 | 与腋中线平行 | 与肱骨纵轴平行 | 屈 180° 伸 50° |
| | 外展 | 解剖位站立 | 肩峰 | 与身体中线平行 | 与肱骨纵轴平行 | 180° |
| | 内旋 外旋 | 仰卧位,肩外展、肘屈 90° | 鹰嘴 | 与腋中线平行 | 与前臂纵轴平行 | 各 0°～90° |
| 肘 | 屈、伸 | 坐、立、仰卧,臂取解剖位 | 肱骨外上髁 | 与肱骨纵轴平行 | 与桡骨纵轴平行 | 屈 150° 伸 0° |
| 前臂 | 旋前 旋后 | 坐位,上臂置于体侧,屈肘 90° | 中指末端 | 与地面垂直 | 平行于掌心横纹 | 各 90° |
| 腕 | 掌屈 背屈 | 坐或立位,肘屈 90°前臂中立位 | 茎突 | 前臂纵轴 | 与第二掌骨纵轴平行 | 掌屈 80° 背屈 70° |
| | 桡屈 尺屈 | 坐或立位,肘屈 90°,前臂旋前 | 腕关节 | 前臂背侧中线 | 与第三掌骨纵轴平行 | 桡偏 25° 尺偏 55° |
| 髋 | 屈、伸 | 仰卧位、侧卧位 | 股骨大转子 | 躯干纵轴 | 与股骨纵轴平行 | 屈 125° 伸 15° |
| | 内收 外展 | 仰卧位 | 髂前上棘 | 左右髂前上棘连线的垂直线 | 髂前上棘至髌骨中心的连线 | 各 45° |
| | 内旋 外旋 | 坐位,膝屈 90° | 髌骨下端 | 与地面垂直 | 与胫骨纵轴平行 | 各 45° |
| 膝 | 屈、伸 | 俯卧位 | 股骨外髁 | 与股骨纵轴平行 | 与胫骨纵轴平行 | 屈 150° 伸 0° |
| 踝 | 背屈 跖屈 | 坐、仰卧、踝中立位 | 外踝 | 与腓骨纵轴平行 | 与第五跖骨纵轴平行 | 背屈 20° 跖屈 45° |

资料来源:南登崑. 实用康复医学[M]. 北京:人民卫生出版社,2009.

测量关节活动度时需注意：① 测量前与患者充分沟通，取得配合。采取姿势正确，防止出现错误的姿势和邻近关节的替代运动。② 避免在关节按摩、活动后进行关节活动度检查。一般先测量关节的主动活动范围，再测量被动活动范围。③ 被动关节活动时手法要柔和，速度要缓慢、均匀。如患者有关节脱位，关节附近损伤，骨折未愈合等情况应禁止或慎重测量。④ 测量结果应与对侧相应关节进行比较，评价关节本身活动范围应以被动活动度为准。⑤ 关节的主动与被动活动范围明显不一致，则可能存在运动系统的问题，如肌肉瘫痪，肌腱粘连等情况，应分别记录。

**（四）平衡功能评定**

平衡（balance）是指身体保持一种姿势以及在运动或受外力作用时自动调整并维持姿势的能力。人体的平衡是支撑面与重心之间的动态平衡。例如，在站立时支撑面为包括两足底在内的两足之间的面积，当身体重心落在支撑面内，则保持平衡；如重心落在支撑面之外，就会失去平衡。人体平衡的分类有以下几种：

（1）静态平衡。人体在无外力作用下，处于某种特定的姿势（如站立、坐位）时保持稳定的状态。

（2）自动动态平衡。人体在无外力的作用下，进行各种自主运动时，能重新获得稳定状态的能力，如由坐到站或由站到坐的姿势转换。

（3）他动动态平衡。在外力的作用下，人体对外界干扰（如推、拉等）产生反应、恢复稳定状态的能力。

平衡功能评定的目的是为了解是否存在平衡功能障碍，找出引起平衡障碍的原因，预测患者可能发生跌倒的危险性，确定是否需要治疗；康复过程中重复评定以了解治疗是否有效。老年人特别是中枢神经系统损伤的老年患者，如脑外伤、脑卒中、小脑疾病、帕金森病；有骨折及骨关节疾病患者，行关节置换术后、颈部与背部损伤者、外周神经损伤的患者都需要进行平衡功能的评定。

平衡功能评定的方法分为主观评定和客观评定两个方面。主观评定以观察和量表为主，客观评定主要是用平衡测试仪来评定。主观评定主要是通过评定者观察被评定者在静态及动态状况下的平衡表现，做出评定。

（1）静态。观察被评定者在坐位或站立位时睁眼、闭眼，双足并立站、单足站立、足跟碰足尖站立等静止状态下是否能保持平衡。

（2）动态。观察被评定者在坐位或站位时移动身体，足跟行走、足尖行走、走直线、倒退走、侧方行走、跨越障碍物行走等运动状态下能否保持平衡。

**（五）协调功能评定**

协调（coordination）是指人体产生平滑、准确、有控制的运动的能力，应包括按照一定的方向和节奏，采用适当的力量和速度，达到准确的目标等几个方面。协调功能障碍又称为共济失调。根据中枢神经系统病变部位的不同，分为小脑性共济失调，基底节共济失调和脊髓后索共济失调。

协调功能评定的目的，主要是判断有无协调障碍，为制定治疗方案提供客观依据。协调功能的评定可分为大肌群参与的粗大运动的活动（如站立和行走功能评定）和利用小肌群的精细运动的活动功能评定。常用评定方法有：

（1）指鼻试验。被检者先用示指接触自己的鼻尖，然后去接触检测者示指。检查者通过变换自己示指的位置，来评定被测试者完成该试验的能力。

（2）指-指试验。检查者与被检者相对而坐，将示指放在被测试者面前，让其用示指去接触检查者的示指。检查者通过改变示指的位置来评定测试者对方向、距离改变的应变能力。

（3）轮替试验。需被检者双手张开，一手向上，另一手向下交替转动；也可一侧手在对侧手背上交替转动。

（4）拇指对指试验。被测试者拇指依次于其他四指相对，速度可由慢渐快。

（5）示指对指试验。被测试者双肩外展 90°，伸肘，同时向正中线运动，双手示指相对。

（6）握拳试验。被测试者双手握拳、伸开。双手可以同时握拳后再伸开，也可以一手握拳一手松开，交替进行。

（7）拍膝试验。被检者一侧用手掌拍膝，另一侧握拳拍膝；或一侧手掌在同侧的膝盖上做前后运动，另一侧握拳在膝盖上做上下运动。

（8）跟-膝-胫试验。被检者处于仰卧，抬起一侧下肢，先将足跟放于对侧下肢的膝上，再沿着胫骨前缘向下推移。

（9）旋转试验。被测试者上肢在身体一侧屈肘 90°，前臂交替旋前、旋后。

（10）拍地试验。被测试者足跟触地足尖抬起做拍地动作，可以双足同时做或分别做。

上述试验主要观察动作的完成是否直接、精确，时间是否正常，在动作的完成过程中有无辨距不良、震颤或僵硬，增加速度或闭眼时有无异常。评定时还需注意共济失调是一侧性还是双侧性，什么部位最明显，睁眼、闭眼有无差别。

**（六）步态评定**

步态（gait）是人体在正常行走时的姿势。它受人的行为习惯、职业教育、年龄、性别的影响，也受各种疾病的影响，任何环节的失调都可能影响步行和步态。步态评定是利用生物力学和运动学的手段，分析患者行走功能是否正常，确定步态异常的原因为康复治疗提供依据。

引发步态障碍的因素有骨关节因素，如运动损伤，骨关节疾病，先天畸形，截肢手术等造成的躯干、骨盆、髋、膝、踝、足静态畸形和双下肢长度不一，以及疼痛和关节松弛等，均可对步态产生明显影响。还有神经肌肉因素，如中枢神经损伤包括脑卒中、脑外伤、脊髓损伤、脑瘫、帕金森病等，可造成痉挛步态、偏瘫步态、共济失调步态、蹒跚步态等。引发步态障碍的原发性因素是肌力和肌张力失衡以及肌肉痉挛，继发性因素包括关节和肌腱挛缩畸形、肌肉萎缩、代偿性步态改变等。

异常步态主要表现为活动障碍、安全性降低和疼痛。异常步态的代偿导致步行能量消耗的增加。造成异常步态的原因有肌肉、骨关节因素，也有神经系统疾病因素。

1. 中枢神经损伤引起的异常步态

（1）偏瘫步态，见于脑卒中、脑外伤。患者在向前迈步时腿经外侧回旋向前，出现画圈步态，上肢常出现屈曲内收，停止摆动。

（2）截瘫步态，见于脊髓损伤。因脊髓损伤的节段不同，个体步行能力有很大差异。部分患者双下肢可因肌张力高而始终伸直，甚至足着地时伴有踝阵挛，需借助腋拐实现步行。

（3）脑瘫步态，见于痉挛型脑瘫患儿。由于髋内收肌痉挛，行走中两膝互相靠近摩擦，而呈剪刀步或交叉步。

（4）蹒跚步态，见于小脑损伤导致的共济失调。行走时摇晃不稳，不能走直线，步幅不一，状如醉汉，又称酩酊步。

（5）慌张步态，见于帕金森病。上肢无摆动动作，步幅短小，行走快速，不能随意停止或转向，又称前冲步态。

2. 肌无力引起的异常步态

（1）臀大肌无力步态。由于伸髋肌群无力，患者在足跟着地后常用力将躯干（带动骨盆）后仰，使重力线落在髋后以维持被动伸髋，同时绷直膝部，形成仰胸凸腹的姿态。

（2）臀中肌无力步态。一侧臀中肌软弱时不能维持髋的侧向稳定，行走时上身向患侧弯曲，防止对侧髋部下沉并带动对侧下肢提起及摆动。两侧髋外展肌损害时，步行时上身左右摇摆，形如鸭子走路，又称鸭步。

（3）股四头肌无力步态。由于伸膝肌无力，膝关节被动伸直，并使躯干向前倾斜。如果同时有伸髋肌无力，患者需要俯身用手按压大腿使膝伸直。

（4）胫前肌无力步态。由于踝背伸肌无力，下肢在摆动期出现足下垂，患者通过增加屈髋和屈膝来防止足尖拖地，呈跨门槛步或跨栏步。

3. 其他原因引起的步态异常

（1）短腿步态。如一腿缩短超过 3 厘米，患腿支撑时可见同侧骨盆及肩下沉，呈现斜肩步，摆动期则出现足下垂。

（2）疼痛步态。当各种原因引起患腿负重疼痛时，患者会尽量缩短患肢的支撑期，使对侧下肢跳跃式快速前进，步幅缩短，又称短促步。

临床分析，除采集相关病史和体检结果外，多采用观察法和测量法，实验室分析需要借助步态分析仪。步态评定方法分为定性分析法和定量分析法。① 临床常用的定性步态评定方法为目测分析法，是指医务人员观察患者行走时的步态有无改变或异常，以及异常的部位、性质，并找出原因，为康复治疗提供理论依据。② 定量分析法是指借用一定的器械或专门的仪器设备，测量和分析有关步态，并得出量化结果的过程。可在患者足底涂上墨汁，让其在铺有白纸的通道上行走，留下足印，就可以测量；也可以在黑色通道上均匀撒上白色粉末，让患者赤足走过通道，留下足印。测试距离最少为 6 米，每侧足不少于 3 个连续的足印。

## 四、老年人吞咽功能评定

吞咽障碍（dysphagia）是指食物和水不能安全顺利的经过口腔进入胃，包括吞咽过程中出现咀嚼动作、口腔内食团的形成和传送、吞咽反射启动（同时软腭上抬关闭鼻腔，声门闭合关闭气道，会厌封闭喉口）、咽-食道蠕动、食管上括约肌（包括下咽缩肌和环咽肌）开放等一个或多个步骤出现异常，以及食物受到阻碍而产生的咽部、胸骨后或剑突部位的黏着、停滞、梗塞或疼痛的症状，均称为吞咽障碍。广义的吞咽障碍还应包括摄食障碍，即由于精神、心理、认知等方面的问题引起的行为和动作异常所导致的进食问题。摄食吞咽障碍是在老年患者中发生率很高的一种功能障碍。

### （一）吞咽功能障碍的临床表现

主要有流涎、食物从口角漏出、饮水呛咳、咳嗽、吞咽延迟、进食费力、声音嘶哑、进食量少、食物反流、食物滞留在口腔和咽部、误吸等。可导致老年患者发生吸入性肺炎、窒息、消瘦乏力、营养不良、水电解质失衡等并发症，进而导致整体健康受损，生存质量下降。

### （二）吞咽功能障碍的分类

1. 按有无解剖结构异常分类

（1）功能性吞咽障碍。主要是指口、咽、喉、食管等解剖结构无异常，而是由于口、咽、食管运动异常引起的吞咽障碍。老年人功能性吞咽障碍的主要原因包括：① 脑卒中、脑部肿瘤、帕金森病及帕金森综合征等引起的神经性吞咽障碍；多发性肌炎等引起的吞咽相关肌肉无力（肌性吞咽障碍）；② 反流性食管炎、弥漫性食管痉挛等食管动力性问题；③ 一些药物也可影响吞咽控制、咽部反射、唾液分泌和食管蠕动。

（2）结构性吞咽障碍。主要是指口、咽、喉、食管等解剖结构异常引起的吞咽障碍。发生于老年阶段的结构性吞咽障碍常见的原因包括：① 面、口部至食管肿瘤及其放疗、化疗后损伤；② 骨性赘生物（如颈椎椎体前侧的骨质增生）；③ 头颈部手术后；④ 口咽部至食管区域内的感染和腐蚀性损伤（如反流性食管炎等）。

2. 按吞咽异常发生的阶段和部位分类

（1）认知期-口腔准备期吞咽障碍。主要是指从看到食物到认识所摄取食物的硬度、温度、一口量，预测口腔内处理方法，计划摄食程序到完成咀嚼动作这一系列过程中发生的异常。

（2）口咽吞咽障碍。主要是指从液体或咀嚼后形成的食团运送至咽部，到液体/食团经过咽部进入食管入口（同时呼吸动作暂停）的过程中发生的异常。

（3）食管吞咽障碍。主要是指食管以蠕动运动将食团或液体向胃部移送过程中发生的异常。

**（三）吞咽功能障碍评定的目的**

① 通过吞咽功能障碍评定，筛查吞咽障碍是否存在；② 提供吞咽障碍病因和解剖生理变化的依据；③ 确定患者有无误吸的危险因素；④ 确定是否需要改变提供营养的手段；⑤ 为吞咽障碍诊断和治疗推荐辅助测试及必要程序；⑥ 判断预后、预防并发症，为评定康复治疗效果、指导安全喂食和健康宣教提供客观依据。

**（四）吞咽功能障碍的评定方式**

（1）第一步，进行吞咽功能障碍筛查。对于意识清醒的患者，第一步初始评定常使用EAT-10（eating assessment tool-10，EAT-10）吞咽筛查量表（表 9-5）进行，以了解患者吞咽功能的基本情况。

表 9-5　EAT-10 吞咽筛查量表

| 条目 | 0 没有 | 1 轻度 | 2 中度 | 3 重度 | 4 严重 |
|---|---|---|---|---|---|
| 1. 我的吞咽问题已经使我体重减轻 | | | | | |
| 2. 我的吞咽问题影响到我在外就餐 | | | | | |
| 3. 吞咽液体费力 | | | | | |
| 4. 吞咽固体食物费力 | | | | | |
| 5. 吞咽药丸费力 | | | | | |
| 6. 吞咽时有疼痛 | | | | | |
| 7. 我的吞咽问题影响到我享用食物时的快感 | | | | | |
| 8. 我吞咽时有食物卡在喉咙里 | | | | | |
| 9. 我吃东西时会咳嗽 | | | | | |
| 10. 我感到吞咽有压力 | | | | | |

注:① 请将每一题的数字选项写在相应的方框,回答您所经历的下列问题处于什么程度。

② 将各题的分数相加,结果写在得分一栏里,最高分为 40 分。如果 EAT-10 的分数超过 3 分,就可能存在吞咽的效率和安全方面问题,需做进一步的吞咽检查和(或)治疗。

资料来源:南登崑.实用康复医学[M].北京:人民卫生出版社,2009.

2. 第二步,可行三种评估方式

(1)进行"洼田饮水试验"。患者取端坐位,给其 30 毫升的温水一杯自饮,评定者观察记录患者饮水时间、有无呛咳、饮水状况等,并进行分级与判断(表 9-6)。

表 9-6　饮水试验分级及判断标准

| 分级 | 吞咽困难程度 |
| --- | --- |
| Ⅰ级 | 可一次喝完,无呛咳 |
| Ⅱ级 | 分两次以上喝完,无呛咳 |
| Ⅲ级 | 能一次喝完,但有呛咳 |
| Ⅳ级 | 分两次以上喝完,且有呛咳 |
| Ⅴ级 | 常常呛咳,难以全部喝完 |

判断标准:若 5 秒内喝完为Ⅰ级,即正常;若超过 5 秒喝完或Ⅱ级均为可疑有吞咽障碍;Ⅲ级、Ⅳ级、Ⅴ级则确定有吞咽障碍。

资料来源:南登崑.实用康复医学[M].北京:人民卫生出版社,2009.

(2)反复唾液吞咽试验。患者取坐位或半坐卧位,评定者将手指放在患者的喉结和舌骨处。嘱患者尽量快速反复做吞咽动作,喉结和舌骨随着吞咽动作越过手指后复位,即判定为完成一次吞咽反射。观察 30 秒内喉结及舌骨随着吞咽运动越过手指向前上方移动再复位的次数。

(3)行颈部及胸部呼吸音的听诊。评定者将听诊器放在喉的外侧缘听呼吸,吞咽和讲话时的气流声,在吞咽前后听呼吸音做对比,分辨呼吸道是否有分泌物或残留物。

3. 临床评估的内容

(1)病史。患者对吞咽异常的主诉:吞咽困难持续时间、频度、加重和缓解的因素、症状、继发症状;相关的既往史:一般情况、家族史、以前的吞咽检查、内科、外科、神经科和心理科病史、目前治疗和用药情况。观察患者精神状态、胃管、气管切开情况、体重、营养/脱水情况、流涎情况、言语功能等。

(2)口、面功能评估。唇、颊部的运动:静止状态下唇的位置及有无流涎,做唇角外展动作以观察抬高和收缩的运动,做闭唇鼓腮、交替重复发"u"和"i"音、观察说话时唇的动作。

(3)颌的运动。静止状态下颌的位置,言语和咀嚼时下颌的位置,是否能抗阻力运动。

(4)软腭运动。进食时是否有反流入鼻腔、发"a"音 5 次,观察软腭的抬升以及言语时是否有鼻腔漏气。

(5)舌的运动。静止状态下舌的位置、伸舌动作、舌抬高动作、舌向双侧的运动、舌的交替运动、言语时舌的运动,是否能抗阻力运动及舌的敏感程度。

(6)吞咽反射检查。咽反射、呕吐反射、咳嗽反射等检查。

(7)喉的运动。发音的时间、音高、音量、言语的协调性及喉上抬的幅度。

(8)试验性吞咽。嘱患者吞咽不同量及黏度的食物,通过包括水、稠糊状、固体这三种硬度的食物,观察吞咽过程。

(9)仪器检查。吞咽障碍仪器检查分影像学检查和非影像学检查。影像学检查有吞咽造影检查、纤维电子喉内镜检查、超声检查和放射性核素扫描检查。非影像学检查有测压检查、表面肌电图检查、脉冲血氧定量检查。其中,吞咽造影检查是让被检测者吞咽造影剂,观察造影剂从口腔到咽喉,食管移动的情况,它是评价吞咽障碍的"金标准"。

1999年,日本学者才藤氏提倡把症状和康复治疗的手段相结合,将吞咽障碍分为7级。此后吞咽功能障碍康复效果的评定常用才藤氏吞咽障碍7级评价表(表9-7)。

表 9-7 才藤氏吞咽障碍 7 级评价表

| 级别 | 内容 | 有无误咽 |
|---|---|---|
| 7级 | 摄食吞咽没有困难 | 无 |
| 6级 | 摄食咽下有轻度问题,摄食时有必要改变食物的形态,口腔残留少 | 不误咽 |
| 5级 | 吞咽口腔期的中度或重度障碍,需改善咀嚼形态,吃饭时间延长,口腔内残留食物增多,摄食吞咽时需要他人提示,这种程度是吞咽训练的适应证 | 没有误咽 |
| 4级 | 用一般的方法摄食吞咽有误咽,但经过调整姿势或一口量的调整和咽下代偿后可以充分防止误咽 | 会误咽 |
| 3级 | 有水的误咽,使用误咽防止法不能控制,改变食物形态有一定效果,吃饭只能咽下食物,但摄取的能量不充分 | 水的误咽 |
| 2级 | 改变食物的形态没有效果,水和营养基本由静脉供给,这种情况均可间接训练,不管什么时间都可以进行,直接训练需要专门设施进行 | 食物误咽 |
| 1级 | 唾液产生误咽,有必要进行持续静脉营养,不宜行直接训练 | 唾液误咽 |

资料来源:南登崑.实用康复医学[M].北京:人民卫生出版社,2009.

康复效果判断标准:提高到7级,摄食咽下没有困难即为痊愈;吞咽障碍提高3~5级,但未达到7级即为显效;吞咽障碍提高1~2级,但未到7级即为有效;吞咽障碍无变化即无效。

## 五、老年人心肺功能评定

心肺功能是人体新陈代谢和运动耐力的基础,泛指有氧运动系统通过肺、呼吸和心脏活动,推动血液循环向机体输送氧气和营养物,从而满足各种人体生命活动物质与能量代谢需要的生理学过程。心肺功能的好坏与人的体质健康和竞技运动能力有着极为密切的关系。对于老年人来说,心肺功能随着衰老而呈进行性下降。心血管系统和呼吸系统虽然是两个生理系统,但两者在功能上密切相关,且功能障碍的临床表现相近,康复治疗也相互关联。

### (一)心电运动评定

心电运动试验(exercise test,ECG)是指在定量负荷下,心脏储备力量全部动员进入失代偿状态而产生一系列的异常反应,通过观察受试者运动时的各种反应(呼吸、血压、心率、心电图、气体代谢、临床症状与体征),来判断其心脏储备能力的大小和康复训练的耐受程度。

心电运动试验的目的,是评定心功能和体力活动能力,早期发现冠心病,鉴定潜在的心律失常,为日常生活的安排提供定量依据,判断冠状动脉病变的严重程度和预后,评定康复治疗效果。心电运动试验适用于病情稳定,无明显步态和骨关节异常,无感染及活动性疾病,愿意接受并能主动配合检查的患者。绝对禁忌证包括有未控制的心力衰竭或急性心力衰竭、严重心律失常、不稳定型心绞痛、急性心包炎、心肌炎、心内膜炎、严重未控制的高血压、急性肺动脉栓塞、急性全身感染等。

**(二)常用评定方式**

按所用设备分类包括活动平板试验、踏车运动试验、手摇车运动试验和简易运动试验;按终止试验的运动强度分类包括极量运动试验、亚极量运动试验、症状限制性运动试验和低水平运动试验;按试验方案分类包括单级运动试验和多级运动试验。

1. 活动平板试验 又称跑台(踏板)试验,是一种可以变坡变速的步行运动装置。检查方法:患者按预先设计的运动方案,在活动平板上进行走—跑的运动,运动过程中逐渐增加运动负荷,最终达到预期的运动目标。此方法的敏感性和特异性较高,在运动中可以连续监测心电变化,安全性好。运动强度以代谢当量(metablic equivalent,MET)值表示,MET 值的大小取决于活动平板运动速度和坡度的组合。最常用的是 Bruce 方案,它将运动分为 7级,主要通过增加速度和坡度来增加运动强度和负荷。对体质较弱者可增加零级,即无坡度,速度为 2.7 千米/时;半级,即坡度为 5 度,速度为 2.7 千米/时(表 9-8)。

表 9-8 Bruce 方案

| 分级 | 速度(千米/时) | 坡度 | 时间(分) | 代谢当量(MET) |
|---|---|---|---|---|
| 1 | 2.7 | 10% | 3 | 5 |
| 2 | 4.0 | 12% | 3 | 7 |
| 3 | 5.5 | 14% | 3 | 10 |
| 4 | 6.8 | 16% | 3 | 13 |
| 5 | 8.0 | 18% | 3 | 16 |
| 6 | 8.9 | 20% | 3 | 19 |
| 7 | 9.7 | 22% | 3 | 22 |

资料来源:南登崑. 实用康复医学[M]. 北京:人民卫生出版社,2009.

2. 踏车运动试验 踏车运动试验是指患者在坐位或卧位下,在固定的功率车上进行运动,可增大踏车阻力来增加运动负荷,记录血压和心电情况。此方法在运动中心电图记录较好,血压较易测量,受试者心理负担较轻。其缺点是对于体力较好的运动员往往达不到最大心脏负荷,不会骑车者也难以完成运动。踏车运动强度以功率表示,单位为瓦特(W)或千克·米/分(kg·m/min)。1W=6.12 kg·m/min(kg 为运动阻力单位;m/min 表示每分钟功率自行车转动距离)。运动负荷,男性从 300 kg/min 开始,每 3 分钟增加 300 kg/min;女性从 200 kg/min 开始,每 3 分钟增加 200 kg/min。最常用的是世界卫生组织推荐的方案(表 9-9)。

**表 9-9 踏车运动试验分级表**

| 分级 | 运动负荷(男)<br>千克·米/分 | 运动负荷(女)<br>千克·米/分 | 时间(分) |
|:---:|:---:|:---:|:---:|
| 1 | 300 | 200 | 3 |
| 2 | 600 | 200 | 3 |
| 3 | 800 | 600 | 3 |
| 4 | 1200 | 800 | 3 |
| 5 | 1500 | 1000 | 3 |
| 6 | 1800 | 1200 | 3 |
| 7 | 2100 | 1400 | 3 |

资料来源:南登崑.实用康复医学[M].北京:人民卫生出版社,2009.

3. **手摇车运动试验** 原理与踏车运动相似,只是将下肢踏车改为上肢摇车。适用于下肢功能障碍者。运动起始负荷为 150~200 千克/分,每级负荷增量 100~150 千克/分,持续时间 3~6 分钟。

4. **简易运动试验** 适用于体力较弱无法进行活动平板或踏车运动试验的患者,包括定时运动法和固定距离法。定时运动法是指嘱患者尽力行走 6 分钟,计算所走的距离,距离越长,说明体力活动能力越好;固定距离法,顾名思义,需固定运动距离,走完后计算完成该距离的时间。

**(三) 运动试验结果及其意义**

1. **心率** 正常人运动负荷每增加 1MET,心率增加 8~12 次/分。运动中反应性心率过慢见于窦房结功能减退、严重左心室功能不全和严重多支血管病变的冠心病患者。心率过快分为窦性心动过速和异位心动过速,如运动中窦性心率增加过快,提示体力活动能力较差,而异位心动过速主要是室上性或房性心动过速,少数是室性心动过速,提示应限制患者的体力活动。

2. **血压** 运动负荷每增加 1MET,收缩压相应增高 5~12 mmHg,舒张压改变相对较小,250 mmHg/120 mmHg 为上限。运动中收缩压越高,心源性猝死的概率越低。运动中舒张压升高,超过安静水平时的 15 mmHg 以上,甚至超过 120 mmHg,常见于严重冠心病。运动中收缩压不升高或升高不超过 130 mmHg,或血压下降,甚至低于安静水平时,提示冠状动脉多支病变;如果这些情况与 ST 段改变等其他指标同时出现,则提示严重心肌缺血引起左室功能障碍及心脏收缩储备能力差。诱发血压下降的其他疾病,包括心肌病、心律失常、血管反应、左心流出道阻塞、抗高血压药物应用、贫血、长时间剧烈运动等。

3. **每搏量和心排出量** 运动时每搏量逐步增加,心排出量也逐渐增大,最高可达安静时的两倍左右。但达到 40%~50% 最大吸氧量时,每搏量不再增加,此后心排出量增加主要依靠心率加快。心排出量最大值可达安静时的 4~5 倍。但是运动肌的血流需求量高于心排出量的增加,因此需要进行血流再分配,以确保运动组织和重要脏器的血液供应。

4. **心率-血压乘积**(rate-pressure product,RPP) 反映的是心肌耗氧量和运动强度的重要指标,其数值一般用<1200 表达。运动中心率-收缩压乘积越高,冠状血管储备越好;心

率-收缩压乘积越低,提示病情严重。康复训练后,心率-收缩压乘积在额定的条件下运动时间或强度增高,说明心血管及运动系统效率提高,相对减轻心血管负担,因此患者可以耐受更大的运动负荷。

5. 心电图 ST 段改变　　正常 ST 段应该始终保持在基线。运动中 ST 段出现偏移为异常反应,包括 ST 段上抬和下移。ST 段上抬:有 Q 波的 ST 段上抬提示室壁瘤或室壁运动障碍,见于 50% 的前壁心肌梗死和 15% 的下壁心肌梗死患者;无 Q 波的 ST 段上抬提示严重近段冠脉的病变或痉挛和严重的穿壁性心肌缺血。ST 段正常化是指安静时有 ST 段下移,在运动中下移程度反而减轻,甚至消失,这种情况见于严重冠心病或正常人。引起 ST 段改变的其他心脏情况还有:心肌病、左心肥厚、二尖瓣脱垂、洋地黄作用、室内传导阻滞、预激综合征、室上性心动过速;非心脏情况包括:严重主动脉狭窄、严重高血压、贫血、低血压、葡萄糖负荷、过度通气、严重容量负荷过重等。

6. 心脏传导障碍　　窦性停搏,如在运动后即刻发生,多为严重缺血性心脏病患者;预激综合征(wolff-parkinson-white syndrome,WPWS),如在运动中消失的 WPWS 预后较好(约占 50%);束支传导阻滞,运动可诱发频率依赖性左、右束支传导阻滞及双束支传导阻滞。如在心率低于 125 次/分时发生可能与冠心病有关;心率高于 125 次/分时发生的病理意义不大。心室内传导阻滞可见于运动前,运动中可加重甚至消失。

7. 运动性心律失常　　运动性心律失常的原因与交感神经兴奋性增高和心肌需氧量增加有关。利尿剂和洋地黄制剂可使人在运动中发生心律失常,冠心病患者心肌缺血也可诱发心律失常。室性期前收缩是运动中最常见的心律失常,其次是室上性心律失常和并行心律。

8. 症状　　正常人在亚极量运动试验中应无症状。极量运动试验时可有疲劳、下肢无力、气急并伴有轻度眩晕、恶心和皮肤湿冷等症状,这些症状如发生在亚极量运动时则视为异常。胸痛、发绀、极度呼吸困难发生在任何时期均属异常。在发生心绞痛的同时不一定有 ST 段的下移。ST 段的改变可以在心绞痛前、后或同时发生。对于运动诱发不典型心绞痛的患者,可以选择另一方案重复运动试验,观察患者是否在同等 RPP 的情况下诱发症状。由于冠心病患者的心肌缺血阈值比较恒定,所以如果症状确实是心肌缺血所致,就应该在同等 RPP 的情况下出现症状。

9. 药物对试验结果的影响　　许多药物对心电运动试验的结果有影响,解释结果时应充分考虑。

10. 主观用力程度分级　　主观用力程度计分表(rating of perceived exertion,RPE)又称 Borg 量表(表 9-10),是根据运动过程中自我感觉劳累程度来衡量相对运动水平的半定量指标。评估的基本原则:将最轻微用力定义为 6 分,将最大或衰竭性运动定义为 20 分。分值的设计与正常心率反应相关,将分值乘以 10 即为运动时的正常心率反应。一般症状限制性运动试验要求达到 15～17 分。

**表 9-10 主观用力程度计分表**

| RPE 分值 | 主观运动感觉特征 | 相应心率(次/分) |
|---|---|---|
| 6 | 安静 | 60 |
| 7 | 非常轻松 | 70 |
| 8 | | 80 |
| 9 | 很轻松 | 90 |
| 10 | | 100 |
| 11 | 轻松 | 110 |
| 12 | | 120 |
| 13 | 稍费力(稍累) | 130 |
| 14 | | 140 |
| 15 | 费力(累) | 150 |
| 16 | | 160 |
| 17 | 很费力(很累) | 170 |
| 18 | | 180 |
| 19 | 非常费力(非常累) | 190 |
| 20 | | 200 |

资料来源:南登崑.实用康复医学[M].北京:人民卫生出版社,2009.

**(四)肺容量测定**

1. 肺活量(vital capacit,VC) 最大吸气后从肺内所能呼出的最大气量,正常男性约为 3500 毫升,女性为 2500 毫升。肺活量表示肺的最大扩张和最大收缩幅度,受到肺、胸廓弹性、呼吸肌力和呼吸道阻力等因素影响。肺活量是反映通气功能的基本指标。阻塞性通气功能障碍,肺活量可正常或轻度降低,而限制性通气功能障碍,肺活量明显降低。

2. 肺总量(total lung capacity,TLC) 深吸气末肺所容纳的最大气量,即肺活量加残气量之和。正常男性约 5000 毫升,女性约 3460 毫升,肺总量增加见于阻塞性肺疾病,如肺气肿;肺总量减少见于限制性肺疾病,如弥漫性肺间质纤维化。

3. 用力肺活量(forced vital capacity,FVC) 先深吸气,然后用最快速度、最大力量呼出的气量。与 VC 不同之处是 FVC 要求速度,有时间限制,是 VC 加速度,是动态肺功能指标。其中,开始呼气第一秒内的呼出气量为一秒钟用力呼气容积(forced expiratory volume in one second,FEV1.0),常以 FEV1.0/FVC%表示。正常人 3 秒内可将肺活量全部呼出,第 1 秒、2 秒、3 秒所呼出气量各占 FVC 的百分率正常分别为 83%、96%、99%。FEV1.0 的正常值男性为(3179±117)毫升,女性为(2314±48)毫升,FEV1.0/FVC%≥80%为正常值,低于 80%表明存在气道阻塞性通气障碍。

4. 功能残气量(functional residual capacity,FRC) 平静呼气末肺内残留的气量,是补呼气容积加残气容积。足够功能残气量使肺泡保持一定的肺泡气体分压,能在呼气期继续进行正常气体交换。正常男性约 2330 毫升,女性约 1580 毫升。功能残气量增加见于肺气肿,减少见于肺纤维化。

5. 残气容积(residual volume,RV)　用力呼气末留在肺内不能呼出的气量。正常男性约 1530 毫升,女性约 1020 毫升。与肺总量的百分比(RV/TLC%)作为判断肺气肿指标,正常为 20%～30%,高于 35%见于肺气肿疾病。

### (五) 有氧运动能力评定方法

在康复医学中反映有氧运动中体内气体代谢能力最常用的指标是最大摄氧量(maximal oxygen uptake,VO₂max),在制定运动处方的运动强度方面则是以代谢当量(Metabolic equivalent,MET)作为临床主要参考依据。

1. 摄氧量　摄氧量指机体所摄取或消耗的氧量,是反映机体能量消耗和运动强度的指标,也反映机体摄取、利用氧的能力。摄氧量为 20～30 毫升/(千克·分)者可从事重体力劳动;15 毫升/(千克·分)者可以从事中等体力劳动;5～7 毫升/(千克·分)者仅能从事轻体力劳动。

2. 最大摄氧量　最大摄氧量指机体在运动强度达到最大时所能摄取的最大氧量,是综合反映心肺功能状态和最大体力活动能力最好的生理指标,其数值大小主要取决于心排出量、动静脉氧分压差、氧弥散能力和肺通气量。适当的康复训练,尤其是耐力训练,可通过中心效应(心肺功能改善)和外部效应(骨骼肌代谢能力改善)提高最大摄氧量。测定最大摄氧量可以通过极量运动试验直接测定,也可用亚极量负荷时获得的心率负荷量等参数间接推测,后者可能有 20%～30%的误差。最大摄氧量的直接测定方法如下:

(1) 心排出量和动静脉氧分压差测定。最大摄氧量＝心排出量×动静脉氧分压差;心排出量＝每搏量×心率。安静时每搏量为 80～100 毫升,最大时可达 150 毫升;安静时心率为 60～100 次/分,最大时可达 180～200 次/分。动静脉氧分压差代表组织利用氧的效率,安静时为 5 毫升,指 100 毫升动脉血液在通过组织后,有 5 毫升氧被组织吸收利用,运动时动静脉氧分压差逐步增大,最大时可达到 15～17 毫升。

(2) 呼吸气分析测定:最大摄氧量＝吸气量×呼吸气氧分压差。肺通气量与最大摄氧量呈线性相关。安静时呼吸气氧分压差为 4%～5%,即吸入 100 毫升空气时有 4～5 毫升氧被人体吸收。运动中呼吸气氧分压差最大可增加 2 倍左右。

(3) 运动方案:参与运动的肌群越多,所测得的最大摄氧量越高(平板运动最高),因此以平板运动试验测定结果最为准确,也有踏车(功率车)运动、手臂摇轮运动、台阶试验等运动方案。

(4) 运动程序:可分为单级负荷,即一次达最大值,或分级负荷,即逐渐增加负荷,每一级负荷至少持续 3～5 分钟,直至达到最大值。

(5) 最大摄氧量的测定标准:有主观筋疲力尽,不能继续运动或不能维持原先的速度;分级运动中两级负荷的摄氧量差值小于或等于 5%,或者数值小于或等于 2 毫升/(千克·分);呼吸商成人大于 1.10。

3. 代谢当量　心功能容量(functional capacity,FC)又称心脏有氧能力,其单位是代谢当量(metabolic equivalent of energy,MET)。一个代谢当量是以健康成年人安静、坐位时,每千克体重、每分钟的耗氧量,1MET＝3.5 毫升/(千克·分)。心功能容量是指在有氧运动范围内,机体所能完成最大运动时的 MET 值,是和最大耗氧量相当的 MET 值。因此 MET 值可以表示运动强度判断最大运动能力和心功能水平。各种心功能状态时的代谢当量及可以进行的活动见表 9-11。

表 9-11 各种心功能状态时的代谢当量及可以进行的活动

| 心功能 | MET | 可以进行的活动 |
| --- | --- | --- |
| Ⅰ级 | ≥7 | 携带 10.90 千克重物连续上 8 级台阶 |
| | | 携带 36.32 千克重物进行铲雪、打篮球、回力球、手球或踢足球 |
| | | 慢跑或走(速度为 8.045 千米/时) |
| Ⅱ级 | 5~7 | 携带 10.90 千克以下重物上 8 级台阶 |
| | | 性生活 |
| | | 养花种草之类的工作 |
| | | 步行(速度为 6.436 千米/时) |
| Ⅲ级 | 2~5 | 徒手走下 8 级台阶 |
| | | 可以自己淋浴、换床单、拖地、擦窗 |
| | | 步行(速度为 4.023 千米/时) |
| | | 打保龄球、连续穿衣 |
| Ⅳ级 | <2 | 不能进行上述活动 |

资料来源:南登崑.实用康复医学[M].北京:人民卫生出版社,2009.

# 第三节 老年康复常用护理技术

## 一、吞咽障碍训练技术

吞咽是人类赖以生存的最基本生理活动,但由于退行性疾病、放疗、自身免疫性疾病、颅脑外伤、脑血管意外、头颈部肿瘤术后、帕金森病等原因引起下颌、双唇、舌、软腭、咽喉、食管括约肌或食管功能受损,导致吞咽障碍。

吞咽障碍功能训练前,必须由受过专门训练的专业人员进行筛查和评估,了解是否存在吞咽障碍,识别吞咽障碍的高危人群,判断有无吞咽障碍所致的误吸如食物由气管套溢出、咳嗽、反复肺部感染等,从而确定患者吞咽障碍程度、吞咽障碍的分期及是否需要做进一步诊断性的检查。

### (一) 间接吞咽训练

1. 目的 ① 加强唇的力量、运动控制及协调,提高吞咽功能;② 加强上下颌的力量、运动控制、稳定性及协调;③ 加强舌及软腭力量、协调及运动控制;④ 增加口腔包纳食物的能力,控制食团不从口腔流出,减少流涎。

2. 训练方法

(1) 唇力量训练:抿嘴唇,发"噢"声,每次维持 5 秒,重复 5 次。拢嘴,发"呜"声,每次维持 5 秒,重复 5 次。发"衣"声,随即发"呜"声,而后放松。快速轮流重复 5~10 次。闭紧嘴唇,发 p、b 等辅音,快速启动唇的开启和闭合。在唇间涂不同食物,鼓励患者闭唇抿食物。嘱患者闭嘴,训练者用手轻轻地试图分开闭合的双唇时,嘱紧闭双唇。双唇含压舌板,用力闭紧,协助者拉出压舌板,嘱患者做对抗训练,每次维持 5 秒。重复 5~10 次。压舌板放嘴唇一侧,嘱嘴唇用力夹紧,与压舌板对抗,而后放另一侧再做,重复 5~10 次。压舌板横放两唇之间,嘱嘴唇紧夹压舌板,在压舌板两侧系适当重量物(如硬币),每次维持 25 秒,根据唇的力量逐渐增加重量进行渐进式抗阻训练。

(2) 唇部运动训练:张口至最大,维持 5 秒,放松。紧闭嘴唇鼓腮,维持 5 秒,放松,口内含空气快速在面颊内左右转移,犹如漱口,重复 5~10 次。咬牙胶训练:将不同厚度的专用牙胶,由薄至厚分别编号为 1~5 号,训练前评估患者咬合能力为何等级别,在此级别开始逐级引导患者单侧、双侧、横咬牙胶。

(3) 舌、软腭力量及运动训练:尽量伸舌,缩回,放松;舌尽量靠近硬腭,后缩,放松;进行伸舌、缩舌的快速运动;张口,舌尖抬起抵住门牙背面;张口做卷舌运动;舌尖分别伸向左右唇角,舌尖舔唇一圈;伸舌,训练者用压舌板抵住舌尖,引导患者利用舌尖抗阻,训练时避免用牙齿夹舌尖代偿;伸舌至左右唇角,分别抵抗压舌板,放松。以上每个动作各维持 5 秒后放松,重复 5~10 次。发 t、d 音,舌尖与牙槽嵴迅速接触、收缩;发 ch、s、sh 音,舌与软腭中部、侧面的接触;发 k、g 音,舌向后运动,增加与软腭的接触;重复发 da、ga、la 音,训练舌与软腭的协调。

(4) 声带闭合、喉上抬训练:腹式呼吸,维持 5~10 秒,做一次咳嗽。持续发音,尽量连贯一致,逐渐延长发音时间,或各种音调持续发音。强化声门闭合:患者坐椅子上,双手支撑椅面做推压动作和屏气,胸廓固定、声门紧闭,然后突然松手,呼气发声。此训练可加强声门闭合,强化软腭肌力且有助去除残留物。

**(二) 直接吞咽训练**

1. 目的　① 预防或减轻患者焦虑、恐惧、悲观、自卑、依赖等心理问题;② 减轻家庭及照顾者负担,促进患者康复的积极性,改善患者生活质量;③ 预防或改善营养不良,提高经口进食的安全性,提高吞咽的效率和有效性。

2. 训练方法

(1) 进食体位:协助患者取合适体位。床上半坐卧位:躯干挺直,餐桌大小高低适宜。不能取坐位者至少取躯干 30°仰卧位,头前屈,患肩以枕垫起。坐位:双脚平稳接触地面,双膝屈曲 90°,餐桌大小高低适宜,双上肢平放桌面。

(2) 选择与患者功能障碍相适宜的餐具:选择匙面小而浅,不易粘连食物,柄长、粗、边缘钝的匙勺;选择广口平底或边缘倾斜的碗,碗底加用防滑垫。将食物置于餐桌,引导患者通过看、闻,感知食物,促进食欲,提醒患者准备进食。

(3) 食物选择:食物选择原则是密度均匀,黏性适当,不易松散而又不易在黏膜上残留,易变形利于通过口腔和咽部,兼顾色香味、温度等。

(4) 观察口腔黏膜是否完整,有无异味及食物残留,有无牙齿松动。将食物置于健侧舌后部或健侧颊部,用勺下压舌根增加刺激,逐渐找出适宜患者的一口量及进食速度。先少量试之,从 3~4 毫升开始,酌情增加,正常一口量约 20 毫升,避免食物重叠入口。

(5) 吞咽方式,主要有以下几中方式:

① 用力吞咽:吞咽时舌根后移,所有吞咽肌肉一起用力挤压,增加口腔吞咽压,减少残留。

② 门德尔松吞咽:对于有呼吸系统疾病及吞咽呼吸不协调者禁用。喉可以上抬者,指导患者感觉喉上抬时保持数秒,或舌尖顶住硬腭屏住呼吸数秒;喉上抬无力者,在喉部开始抬高时辅助者或患者自行用拇指及示指置于环状软骨下方上推喉部并固定。

③ 低头吞咽:低头使颈部尽量前屈吞咽,可使会厌向后移位,会厌谷的空间扩大,避免食物漏溢入喉前庭,有利于保护气道;可将前咽壁向后推挤,使食物尽量离开气管入口处。适用于延迟启动咽部期吞咽、舌根部后缩不足、呼吸道入口闭合不足的患者。

④ 转头或侧方吞咽:左右侧转头同时吞咽,以清除梨状隐窝残留食物。左侧梨状隐窝残留,采用右侧转头吞咽或左侧侧方吞咽;右侧梨状隐窝残留,采用左侧转头吞咽或右侧侧方吞咽。

⑤ 点头吞咽:颈部前屈作点头状,同时空吞咽,以清除会厌谷残留食物。

⑥ 空吞咽:进食后反复做空吞咽,食物全部咽下后再进食。

⑦ 交替吞咽:每次进食吞咽后饮少量水(1~2 毫升),嘱患者吞咽,可以去除口腔、咽喉部残留食物,防治误吸的发生。

⑧ 声门上吞咽:深吸一口气后屏气,将食物放于口腔吞咽位置,屏气状态下做吞咽动作1~2 次,吞咽后吸气前咳嗽,做再次吞咽。此方法使用患者必须清醒,能遵从指令,且首次应用可在吞咽造影或床边检查时进行,需先做吞口水练习,成功后再做食物练习。应用此法可产生咽鼓管充气效应,可能导致心律失常、心脏猝死,有冠心病者禁用此法训练。

⑨ 头后仰:对于食团在口内运送慢的患者,头后仰时由于重力的作用,食物易通过口腔到达舌根部。

3. 吞咽训练注意事项

(1) 进食时保持环境安静,注意力集中,心情愉快,不大声说话,食物及进食环境满足其文化需要。

(2) 食物温度以偏凉为宜,因冷刺激可以诱发或强化吞咽反射。

(3) 吞咽训练前可先做呼吸训练,如吹肥皂泡、哨子等,提高吞咽时控制呼吸的能力,强化随意迅速咳嗽的能力。

(4) 进食前清洁口腔、排痰,分泌物增多须先清理分泌物后再进食,进食过程中如因分泌物过多而影响进食,吞咽时也需清理。

(5) 少量多餐,出现呛咳立即停止进食并鼓励患者咳嗽、拍背。需注意识别窒息前兆。

(6) 进食后坐位或半坐卧位 30~40 分钟,避免食物反流引起窒息。

(7) 直接吞咽训练循序渐进,避免患者过度劳累,必要时监测生命体征。

## 二、间歇性导尿技术

间歇导尿术(intermittent catheterization)是指通过使用导尿管插入膀胱,排空尿液后立即拔出,按一定时间间隔进行。

### (一) 分类

1. 无菌性间歇导尿术(sterile intermittent catheterization,SIC)　用无菌技术实施的间歇导尿称为无菌性间歇导尿。

2. 清洁间歇导尿术(clean intermittent catheterization,CIC)　在清洁条件下实施的间歇导尿称为清洁间歇导尿术。清洁的定义是所用的导尿物品清洁干净,会阴部及尿道口用清水清洗干净,无需消毒,插管前使用肥皂或者洗手液洗净双手即可,不需要执行无菌操作。

### (二) 目的

(1) 间歇导尿可使膀胱规律性充盈与排空接近生理状态,防止膀胱过度充盈。

(2) 规律排出残余尿量,减少泌尿系统和生殖系统感染。

（3）使膀胱间歇性扩张，有利于保持膀胱容量和恢复膀胱的收缩功能。

**（三）适应证**

（1）神经系统功能障碍，如脊髓损伤、多发性硬化、脊柱肿瘤等导致的排尿问题。

（2）非神经源性膀胱功能障碍，如前列腺增生、产后尿潴留等导致的排尿问题。

（3）膀胱内梗阻致排尿不完全。

（4）用于获取尿液检测的样本，精确测量尿量，用于尿流动力学检查。

**（四）禁忌证**

（1）不能自行导尿且照顾者不能协助导尿的患者。

（2）缺乏认知导致不能配合或不能按计划导尿的患者。

（3）尿道解剖异常，如尿道狭窄、尿路梗阻和膀胱颈梗阻。

（4）完全或部分尿道损伤和尿道肿瘤。

（5）膀胱容量小于 200 毫升。

（6）尿路感染。

（7）严重的尿失禁。

（8）每天摄入大量液体无法控制者。

（9）经过治疗，仍有膀胱自主神经异常反射者。

（10）下列情况需慎用间歇导尿术：前列腺、膀胱颈或尿道手术后，装有尿道支架或人工假体等。

**（五）清洁间歇导尿的操作**

1. 用物准备　导尿管、肥皂或洗手液、消毒湿巾、清洁干毛巾、润滑剂、量杯或集尿器、镜子（女性患者）。

（1）导尿管的要求及选择：无菌导尿管，建议使用亲水涂层、低摩擦系数的一次性导尿管。导尿管柔软度、粗细适宜，成人一般选择 14～16 Ch 型号的导尿管。根据导尿管尖端形状，一般患者可选择直头导尿管、软圆头导尿管，前列腺增生的患者可选择弯头导尿管。

（2）导尿管的润滑：如果选择预润滑的一次性亲水涂层的导尿管，轻轻颠倒包装袋，让管道充分润滑，将包装袋直接悬挂在患者身边。需要水化的亲水涂层的导尿管，打开包装灌入温开水（或按照厂家说明书指示），将包装袋悬挂在患者身边，待用。如选择使用非涂层导尿管，需要将润滑液涂抹于导尿管表面。

（3）润滑剂和麻醉凝胶：对于非涂层型或者普通导尿管则需要使用润滑剂。润滑剂按是否含麻醉剂分两种，视患者情况选择。如果患者因疾病导致躯体感觉丧失，一般来说无需使用麻醉型润滑剂。另外，患者的敏感程度也是一个决定因素。麻醉作用发挥后使可以患者放松，降低插管的难度，而且麻醉型润滑剂可降低导尿管和尿道黏膜层的摩擦力，方便导尿管顺利插入膀胱。

2. 操作准备

（1）知情同意：应告知患者和家属清洁间歇性导尿的原因、目的和操作过程及潜在并发症或风险，鼓励患者及家属积极主动参与护理。

（2）全面评估：评估患者的饮水和排尿情况，既往排尿问题、膀胱充盈度、会阴皮肤、心理状况、知识水平、配合程度。全面评估后制订饮水计划及确定排尿时间表。

3. 操作流程

（1）按照七步洗手法正确清洁双手：操作者使用肥皂或洗手液正确清洗双手，使用流动清水冲洗干净,再用清洁毛巾擦干。

(2) 体位的选择:取安静温度适宜的环境,协助患者取舒适体位,保护患者的隐私,放置集尿器或者量杯。患者通常可取半卧位或坐位,脱下一边裤管,将两腿分开(女患者双膝屈曲并两腿分开,足底对足底),充分暴露会阴部。

(3) 导尿管润滑后处于备用状态。

(4) 清洗会阴部:清洗尿道口和会阴,暴露尿道口,用消毒湿巾擦拭尿道口及周围皮肤。女性患者清洗方法为由上向下完全清洗大小阴唇、尿道口至肛门及会阴,再次清洗尿道口。男性患者清洗方法为翻开包皮,由里向外清洗尿道口及周围皮肤,再次清洗尿道口。

(5) 将导尿管取出,采用零接触的方式通过尿道插入到膀胱排尿(女性患者使用镜子找到尿道口)。持导尿管外包装或使用无菌手套将导尿管插入尿道。女性患者每次插入 2~3厘米。直到尿液开始流出再插 1~2 厘米,以确保导尿管完全进入膀胱。男性患者用手握住阴茎,使其与腹部呈 60°角,缓慢将导尿管插入尿道口,直到尿液开始流出(插入 18~20 厘米),再插入 2~3 厘米,以确保导尿管完全进入膀胱内。插管动作宜轻柔,切忌用力过猛、过快,损伤尿道黏膜。

(6) 当尿液停止流出,可以将导尿管轻轻抽出 1 厘米,观察是否仍有尿液流出,如无尿液流出,将导尿管缓慢拔出即可。如仍有尿液流出,应稍作停留至无尿液再流出,切勿将导尿管高于尿道口,将导尿管水平拔出丢弃在医疗废弃物内,消毒湿纸巾擦拭尿道口及周围皮肤。

(7) 处理用物后清洗双手记录和评价:记录日期和时间、尿量、颜色并报告在操作过程中遇到的问题。

**(六) 注意事项**

1. 患者教育与配合

(1) 告知患者及其家属排尿日记、饮水计划正确记录的目的及重要性。每次导尿情况需记录在排尿日记上(表 9-12)。

表 9-12　饮水及排尿日记记录表

| 日期<br>时间 | 年　月　日 | | | | | 年　月　日 | | | | |
|---|---|---|---|---|---|---|---|---|---|---|
| | 进水量 | 漏尿 | 自排 | 导尿 | 其他 | 进水量 | 漏尿 | 自排 | 导尿 | 其他 |
| 07:00 | | | | | | | | | | |
| 08:00 | | | | | | | | | | |
| 09:00 | | | | | | | | | | |
| 10:00 | | | | | | | | | | |
| 11:00 | | | | | | | | | | |
| …… | | | | | | | | | | |
| 总量 | | | | | | | | | | |

说明:

1. 进水量包括水、汤、果汁、粥、麦片、其他饮品,每日总量不超过 2000 毫升。

2. 临睡前 3 小时不饮水。

3. 自主排尿量请在"自排"栏上填上容量。

4."漏尿":尿湿裤子、尿湿床单、尿湿尿片,请在"漏尿"栏上填上＋、＋＋、＋＋＋。

5."其他":如尿中带血(▼)、尿有臭味(※)、混浊(●)、有沉淀物(◆)、插尿管有困难(☉)、发热(×)等,请在"其他"栏上填上症状符号。

(2)在进行导尿前1～2天,教会患者按计划饮水,24小时内均衡地摄入水分,每日饮水量控制在1500～2000毫升。

(3)告知患者及其家属宣教间歇导尿的时机:病情基本稳定、无需大量输液、饮水规律、无尿路感染的情况下即可开始。

(4)指导患者及其家属正确评估确定间歇导尿频次:根据简易膀胱容量压力测定评估患者的最大安全容量,每次导尿量不能超过患者的安全容量为宜,一般每日导尿次数不超过6次。残余尿量大于300毫升时,每日导尿6次;大于200毫升时,每日导尿4次;小于200毫升时,每日导尿2～3次;小于100毫升时,每日导尿1次;当每次残余尿量小于100毫升时,可停止间歇导尿。

2.间歇导尿注意事项

(1)切忌待患者尿急时才排放尿液。

(2)如导尿过程中遇到障碍,应先暂停,并把导尿管拔出3厘米,然后再缓慢插入。

(3)在拔出导尿管时若遇到阻力,可能是尿道痉挛所致,应等待5～10分钟再拔管。

## 三、肠道功能训练技术

神经源性肠道是指支配肠道的神经组织失去支配或由神经因子诱发或神经调控障碍导致直肠排便功能障碍。主要表现为便秘、大便失禁或大便排空困难等肠道并发症。在康复医学中,多数是由于外源性神经通路的病变导致的排便障碍,如脊髓损伤、肌萎缩性侧索硬化症、多发性硬化和糖尿病等,其他神经性疾病如脑卒中、脑肿瘤和脑外伤等也可继发肠道功能异常,多表现为独立排便障碍、大便失禁、腹胀、便秘。

**(一)目的**

帮助患者建立排便规律,消除或减少由于大便失禁造成的痛苦,预防因便秘、腹泻与大便失禁导致的并发症,降低对药物的依赖性,帮助患者建立胃结肠反射、直结肠反射、直肠肛门反射,使大部分患者在如厕时利用重力和自然排便机制独立完成排便,从而提高患者的生活质量。

**(二)适应证**

神经源性肠道所致的大便失禁及便秘,患者神志清楚并且能够主动配合康复治疗的患者。

**(三)禁忌证**

(1)严重损伤或感染。

(2)神志不清或不能配合的患者。

(3)伴有全身感染或免疫力极度低下者。

(4)有显著出血倾向的患者。

**(四)肠道康复训练方法**

1.操作前准备

(1)评估有无影响排便的因素,如患者的年龄、疾病、药物、治疗、检查、饮食习惯、个人习惯、心理因素、日常活动情况和社会文化因素。

（2）评估患者是否适宜进行肠道康复训练，腹部及肛门部位手术后 3 天内以及极度虚弱的患者避免进行排便功能的训练。心肌梗死、动脉瘤的患者进行肠道康复训练时禁止用力排便。

（3）环境安静，保护患者的隐私，尽量避免用餐时间或接受治疗护理期间。

（4）向患者解释肠道康复训练的目的意义及过程。

（5）根据训练计划准备用物。

2. 反射性直肠肠道康复训练技术　反射性直肠的患者主要表现为便秘，训练目标为减少由便秘导致的各种并发症，如痔疮、肛裂等。

（1）促进直结肠反射的建立：手指的力刺激可缓解神经肌肉痉挛，诱发直肠肛门反射，促进结肠尤其是降结肠的蠕动。

操作方法：协助患者取左侧卧位，示指或中指戴指套，涂润滑油，缓缓插入肛门到直肠，在不损伤直肠黏膜的前提下，用指腹一侧沿着直肠壁顺时针环状转动并缓慢牵伸肛管，诱导排便反射。每次刺激可持续 15～20 秒，直到感到肠壁放松、排气、有黄便流出。如发现患者肛门处有粪块阻塞，可选用钩指去除粪便，之后再进行指力刺激。指力刺激可诱发肠道反射，促进粪团的排出。

（2）指导患者进行腹部按摩：在指力刺激前或同时，可进行腹部顺时针按摩。让患者屈膝，放松腹部，指导者用手掌自右向左沿着患者的结肠的位置进行按摩。从盲肠部开始，经升结肠、横结肠、降结肠、乙状结肠做环形按摩，每次 5～10 分钟，每日 2 次。

（3）肠道功能训练包括盆底肌训练、腹肌训练、模拟排便训练等。

① 盆底肌训练：患者仰卧位或坐位，双膝盖屈曲稍分开，轻抬臀部，缩肛、提肛 10～20 次，每日练习 4～6 次，促进盆底肌功能恢复。

② 模拟排便训练：患者坐于坐厕或卧床患者取斜坡卧位，嘱患者深吸气，往下腹用力做排便动作。每日定时进行模拟排便训练，有助于养成良好的排便习惯。

③ 腹肌训练：通过腹肌训练，可增强腹肌的收缩力，提高排便时的腹内压，从而有助于粪便的排出。腹肌训练的常用方法有仰卧直腿抬高训练、仰卧起坐等。

④ 排便体位：排便常采用有利于肛门直肠角增大的体位即蹲位或坐位，此时可借助重力作用使得大便易于排出，也易于增加腹压。如不能取坐位或蹲位，宜取左侧卧位。对于脊髓损伤的患者也可使用辅助装置协助排便。

⑤ 药物的使用：可以使用温和的通便剂，如开塞露、甘油等，软化粪便，润滑肠壁，刺激肠道蠕动。如通便药效果不佳时，可用小量不保留灌肠促进粪便的排出。

⑥ 饮食与运动：合理安排饮食，增加水分和蔬菜、粗粮膳食纤维高的食物，少量多餐，减少高脂肪、高蛋白食物的大量摄入。指导患者适当运动，增强身体耐力，进行增强腹肌和盆底肌的训练。

3. 弛缓性大肠康复训练技术　弛缓性大肠与反射性大肠不同，患者的排便中枢被破坏，因此患者无法依靠肠蠕动来实现主动排便。通常需要人工排便。

（1）手指协助排便。在进行腹部顺时针按摩后，可进行手指协助排便。操作者的示指或中指戴指套，涂润滑油，缓慢插入肛门，由内向外挖出粪团，将直肠内的粪便清除。

（2）肠道功能训练。弛缓性大肠的患者可通过盆底肌功能训练、腹肌训练等增强排便的控制能力，同时养成定时排便的良好习惯。

（3）皮肤护理保持患者肛周皮肤及臀部皮肤的清洁干燥，如大便失禁患者需及时清理，手法轻柔,防止皮肤破损。同时保证床单及被服干净。如出现肛周皮肤发红,可使用氧化锌或保护剂涂擦,防止失禁性皮炎。

(4) 合理安排饮食、规律饮食,禁止食用油腻、油炸、产气食物,刺激性饮料,避免过冷或过热的食物。腹泻患者可以采用容易消化的低渣饮食。

**(五) 肠道康复训练注意事项**

(1) 无论是何种类型的神经源性直肠,在进行规律的肠道康复训练前,应将肠道中积存的粪便清理干净。

(2) 肠道训练的时间符合患者的生活规律,根据患者情况进行调整和评价。

(3) 患者出现严重腹泻时,注意保护肛周的皮肤,防止肠液刺激皮肤而导致破溃。

(4) 保持室内良好的通风环境,去除不良气味。

(5) 脊髓损伤患者自主神经反射异常是导致便秘的主要原因之一,因此应该监测脊髓损伤患者的自主神经反射异常的临床表现,并及时排除肠道原因。

(6) 在训练过程中,指导患者配合,尊重患者,树立患者的自信心,减轻患者由于排便障碍带来的精神紧张和心理压力。告知患者不要因暂时效果不佳而停止。

## 四、呼吸功能训练技术

呼吸功能训练技术是通过各种呼吸运动和治疗技术来训练呼吸肌群的耐力,增强呼吸肌的功能,改善肺通气,提高肺功能的康复技术。常用的呼吸训练有放松训练、深呼吸训练、缩唇呼吸训练、腹式呼吸训练、呼吸肌训练、局部呼吸训练和呼吸操等。

**(一) 目的**

(1) 通过对呼吸运动的控制和调节来改善呼吸功能。

(2) 通过增加呼吸肌的随意运动,来增加呼吸容量,促进呼吸的功能改善。

(3) 通过主动训练来改善胸廓的顺应性,同时也有利于肺部及支气管炎症的吸收,促进肺组织的修复。

**(二) 适应证**

呼吸功能训练广泛应用于呼吸系统疾病、胸腹部手术后及其他合并呼吸功能障碍的疾病患者的康复。

**(三) 禁忌证**

患者病情不稳定、感染未控制、呼吸衰竭、严重认知缺陷、精神类疾病影响认知者、以及经评估认定呼吸训练可能导致病情恶化的患者。

**(四) 呼吸功能训练方法**

1. 操作前准备

(1) 评估患者全身情况,如意识状态、认知功能、配合程度的、双上肢肌力及肌张力、关节活动度、心理状态、生命体征、胸腹部有无伤口、双肺听诊情况、影像学及肺功能检查结果、肺功能感染情况等。

(2) 环境整洁、明亮、安全,温湿度适宜。

(3) 向患者解释呼吸功能康复训练的目的、意义、方法、注意事项和配合要点。

(4) 根据训练计划准备用物。

2. 放松训练的方法　　放松训练有利于气急、气短所致的肌肉痉挛和精神紧张症状的缓解,减少能量消耗,提高呼吸效率。一般常用于呼吸训练前的准备步骤。

患者取卧位、坐位或站立体位,可行缓慢地按摩或牵拉有助于紧张肌肉的放松。可借助肌电反馈技术进行前额和肩带肌肉的放松。对肌肉不易松弛者可让其先充分收缩待放松的肌肉,然后再松弛紧张的肌肉,逐步达到放松全身肌肉的目的。还可以做肌紧张部位节律性摆动或转动,以有利于该部位肌群的放松。

3. 胸式深呼吸训练的方法　深呼吸训练可使胸廓充分扩张,已达到增加肺容量的目的。患者取卧位、坐位或站立体位,放松。指导患者经鼻深吸气,使胸廓尽量扩张,在吸气末屏住并保持1~2秒,之后经口缓慢呼气。可配合缩唇呼吸将气体充分呼出。

4. 缩唇呼吸训练方法　呼气时嘴唇缩紧,呈吹口哨样,借此增加呼气时的气道阻力,减轻或防止病变部位的小气道在呼气时过早闭合,减少肺内残气量,改善通气和换气。

患者取卧位、坐位或站立体位,放松。指导患者闭住口唇,经鼻深吸气,吸气末屏气1~2秒。呼气时将口唇收拢成吹口哨状,使气流缓缓通过缩窄的口唇,用力呼尽气体。吸气与呼气的时间比为1:1.5~1:2。

5. 腹式呼吸训练方法　腹式呼吸运动着重于膈肌的运动训练,减少其他辅助呼吸肌的使用,达到改善呼吸效率,降低呼吸能耗的目的。

患者可取平卧位或半卧位等体位,腹部放松。指导患者一只手放于胸前,另一只手放于腹部,经鼻缓慢深吸气,同时腹部隆起;呼气时做缩唇呼气,将气体缓慢呼出的同时收缩腹部,促进膈肌上抬。吸气与呼气的时间比为1:1.5~1:2。

6. 局部呼吸训练方法　针对肺部特定区域进行扩张训练,以改善肺部换气不足。

患者取卧位、坐位或站立体位,放松。指导者将手放于需加强呼吸训练的部位(具体加压部位由医生评定后方可执行)。嘱患者深吸气,吸气时指导者向患者胸部局部施压。如此反复训练,以患者不疲劳为宜。

7. 呼吸肌训练方法　这是改善呼吸肌的肌力和耐力的训练方式,强调吸气肌的训练。呼吸肌训练有三种形式:

(1) 增强腹肌训练:患者取仰卧位,头稍抬高的姿势,在上腹部放置1~2千克的沙袋。指导患者深吸气腹部隆起同时保持上胸廓平静,呼气时腹部内陷。沙袋重量必须以不妨碍膈肌活动及上腹部鼓起为宜,可逐步增加沙袋重量至5~10千克。每天练习3~5分钟,逐渐延长至5~8分钟。

(2) 吸气阻力训练:指导患者正确使用手握式阻力训练器吸气。吸气阻力训练器有各种不同直径的管子提供吸气时气流的阻力,气道管径愈窄则阻力愈大。每天进行阻力吸气数次。每次训练时间逐渐增加到20~30分钟,以增加吸气肌耐力。当患者的吸气肌力或耐力有改善时,逐渐将训练器的管子直径减小。

(3) 增强膈肌训练:操作者将双手向患者腹部逐渐加压,促进膈肌上移;也可将双手置于肋弓下缘或胸廓下部,在呼气时加压缩小胸廓,促进气体排出。

**(五) 呼吸训练的注意事项**

(1) 训练前充分与患者及其家属进行沟通,讲解此项训练的目的、重要性、配合要点。

(2) 呼吸训练的时间应安排在餐前30分钟或餐后2小时。

(3) 在训练之余,应督促患者进行适量的有氧体力训练,如散步、太极拳等。

(4) 训练过程中如患者出现疲劳、乏力、头晕、心慌、出冷汗等不适情况,应立即停止训练,及时处理并在评估后适当调整训练方案。

(杨正霞　徐　雯)

**思考题**

1. 如何全面评定老年人的功能障碍程度?
2. 照护人员在老年人康复过程中承担哪些角色?
3. 如何指导老年人进行心肺功能锻炼?

# 第十章　养老服务体系与智慧养老

 情境导入

为实施积极应对人口老龄化国家战略,推动老龄事业和产业协同发展,构建和完善兜底性、普惠型、多样化的养老服务体系,不断满足老年人日益增长的多层次、高品质健康养老需求,2021年底国务院发布《"十四五"国家老龄事业发展和养老服务体系规划》,该规划提出构建"居家社区机构相协调、医养康养相结合"的养老服务体系。

1. 怎样理解我国的养老服务体系?

2. 如何形成居家养老服务、社区养老服务和机构养老服务的有效链接。

3. 如何发挥"互联网＋养老"在养老服务体系中的作用?

近年来,我国养老服务体系建设取得一系列新成就。"十三五"期间,老龄政策法规体系不断完备,养老服务体系建设、运营、发展的标准和监管制度更加健全。居家社区养老服务发展迅速,机构养老服务稳步推进。同时,注重培育老年人生活服务新业态,利用互联网、大数据、人工智能等技术创新服务模式,推动"互联网＋养老服务"发展,精准对接养老服务需求,利用大数据方便老年人的居家出行、健康管理和应急处置。

## 第一节　养老服务体系建设

我国2000年进入老龄化社会,老年人数量不断上升、生育率持续下降、居住方式的空巢化、老年人平均预期寿命的不断延长以及女性劳动参与率的不断提高,家庭的照料资源日益短缺,老年人的社会化照料需求日益增加,养老服务建设成为亟需解决的问题。

## 一、养老服务体系概述

2006 年,中国发布《中国老龄事业的发展》白皮书,明确提出建立"以居家养老为基础、社区照料为依托、机构养老为补充的养老服务体系"。

2011 年,国务院办公厅印发了《社会养老服务体系建设规划(2011—2015 年)》,该规划从居家养老、社区养老和机构养老三个层面分别阐述了"十二五"期间社会养老服务体系建设的任务,以重点支持社区日间照料中心和老年养护机构设施的建设。

2017 年 3 月,国务院印发《"十三五"国家老龄事业发展和养老体系建设规划》,该规划提出"居家养老为基础、社区养老为依托、机构养老为补充、医养相结合"的养老服务体系。

2019 年 10 月,《中共中央关于坚持和完善中国特色社会主义制度　推进国家治理体系和治理能力现代化若干重大问题的决定》提出"积极应对人口老龄化,加快建设居家社区机构相协调、医养康养相结合的养老服务体系"。

2020 年 10 月,《中共中央关于制定国民经济和社会发展第十四个五年规划和二〇三五年远景目标的建议》指出,推动养老事业和养老产业协同发展,健全基本养老服务体系,发展普惠型养老服务和互助性养老,支持家庭承担养老功能,培育养老新业态,构建居家社区机构相协调、医养康养相结合的养老服务体系,健全养老服务综合监管制度(表 10-1)。

**表 10-1　我国养老服务体系建设的政策文件**

| 时间 | 政策文件 | 养老服务体系 |
|---|---|---|
| 2000 年 8 月 19 日 | 《中共中央、国务院关于加强老龄工作的决定》(中发〔2000〕13 号) | 建立"以家庭养老为基础、社区服务为依托、社会养老为补充"的养老机制 |
| 2006 年 12 月 29 日 | 《国务院办公厅关于印发人口发展"十一五"和 2020 年规划的通知》(国办发〔2006〕107 号) | 构建"以居家养老为基础、社区服务为依托、机构照料为补充"的养老服务体系 |
| 2009 年 11 月 23 日 | 民政部关于进一步推进和谐社区建设工作的意见(民发〔2009〕165 号) | 建立"以居家为基础、社区为依托、机构为补充"的社会养老服务体系 |
| 2011 年 3 月 14 日 | 《中华人民共和国国民经济和社会发展第十二个五年规划纲要》 | 建立"以居家为基础、社区为依托、机构为支撑"的养老服务体系 |
| 2016 年 3 月 16 日 | 《中华人民共和国国民经济和社会发展第十三个五年规划纲要》 | "建立以居家为基础、社区为依托、机构为补充"的多层次养老服务体系 |
| 2017 年 2 月 28 日 | 《国务院关于印发"十三五"国家老龄事业发展和养老体系建设规划的通知》(国发〔2017〕13 号) | "以居家为基础、社区为依托、机构为补充、医养相结合的养老服务体系" |
| 2019 年 10 月 31 日 | 《中共中央关于坚持和完善中国特色社会主义制度 推进国家治理体系和治理能力现代化若干重大问题的决定》 | "积极应对人口老龄化,加快建设居家社区机构相协调、医养康养相结合的养老服务体系" |
| 2020 年 10 月 31 日 | 《中共中央关于制定国民经济和社会发展第十四个五年规划和二〇三五年远景目标的建议》 | 构建居家社区机构相协调、医养康养相结合的养老服务体系 |

## 二、养老服务体系现状

我国老龄事业和养老服务体系建设取得长足发展,但与人民群众的期盼相比,还存在着不少短板。

### (一)社会保障体系不全

以社会保险、社会福利、社会救助等制度为主要内容的社会保障体系还需根据老年人的需求进一步健全完善,长期护理保险制度建立不完善,基本养老保险、企业年金和个人养老金三层次保障体系还处在初级阶段。养老服务有效供给的数量、质量和结构与人民群众日益增长的多样化养老服务需求相比还存在较大差距,"年龄友好型"社会政策环境有待进一步优化,适老化改造尚未完成,老年宜居环境建设还存在一定薄弱环节。

### (二)市场运行机制不活

"政府包办"的传统思维还有一定市场,公平竞争的市场环境还未有效形成,政府"看得见的手"辖区过大过宽,市场"看不见的手"作用未充分发挥,市场监管还需进一步加强,市场环境还有待规范,涉老法规政策系统性、协调性、针对性有待增强,政策落实还须破解"最后一公里"问题。

### (三)养老服务人才不足

养老服务人才队伍数量短缺和素质不高,养老机构普遍反映招工难、留人难,养老人才晋升通道不畅,制约了养老服务业的发展。目前从事养老护理服务的人员大多是下岗职工或农民工,他们文化水平较低,不懂护理技巧,现有的专业培训较少,仅有的培训也只是短浅型,缺乏系统的医疗护理和老年社会工作服务培训。他们大多只能提供一些简单的家政服务,而诸如医疗护理、精神慰藉等高层次的服务要求却很难达到。

### (四)老年人社会参与不够

全社会正确认识、积极接纳、大力支持老年人参与社会发展的氛围还未完全形成,老年人力资源开发和志愿服务力度还不够;老年人仍存在"数字融入"困难;老年人适应数字生活的能力与互联网应用深入到老年人日常生活的速度之间存在差距。例如,2020年新冠肺炎疫情的爆发,凸显了老年群体在出行、就医等方面面临"数字鸿沟"问题;侵害老年人合法权益的事情时有发生,老龄工作基层基础还比较薄弱。

## 三、养老服务体系发展趋势

### (一)居家、社区、机构相协调

居家社区机构相协调就是要发挥家庭、社区和机构各自优势,促进各种养老服务方式融合发展。居家养老的优势在地点,即让老年人身处自己熟悉的环境中;机构养老的优势在服务,即向老年人提供专业化、标准化养老服务;社区养老的优势在平台和连接,即一边连接着对其有充分信任感的老年人,一边连接着各种养老服务供应机构。

促进居家社区机构相协调,一是引导机构通过连锁化运营等方式进入社区,并提供上门居家养老服务,使老年人在熟悉的家庭环境中得到专业机构提供的服务;二是以社区为平台,以社区老年人养老需求为导向,整合社区周边的养老服务机构为老年人提供服务,从而使社区从直接服务提供者转变为连接需求与供给的平台,进而充分调动社区周边相关机构参与养老服务体系建设的积极性,满足社区老年人多样化的养老需求。

### (二) 医养康养相结合

医养康养相结合就是要兼顾服务对象的共性和个性,在为不同健康状况的老人提供不同服务项目的基础上,充分考虑老年人健康状况的动态变化,设计具有可选择性的养老服务包,从而向全体老年人提供可以满足他们不同需求的整体解决方案。

促进医养康养相结合,需要以老年人的生活照料服务为基础,既针对有医疗需求的老年人,为其提供相应的医疗服务;又为健康老年人提供教育、旅游、养生和社会参与等有益身心健康的服务项目。

### (三) 充分调动各种资源,激发各类主体参与养老服务体系建设的积极性

1. 充分发挥家庭的作用 虽然伴随着家庭结构的小型化,家庭在养老方面的支持功能趋于弱化,但家庭成员在养老服务尤其是精神慰藉等方面的作用仍难以替代,必须加大政策支持力度,充分发挥家庭成员在满足老年人情感需求等方面的作用。

2. 充分调动相关行业市场主体的积极性 医养康养相结合,意味着养老服务所涉及的行业从传统的老年人护理和老年医疗拓展到健康教育、适老环境改造、老年人技能培训、老年人旅居等多个行业,为这些行业的发展带来了巨大机遇。要充分调动这些行业中市场主体的积极性,使其在服务好老年人的同时实现自身发展。

3. 充分发挥社会组织尤其是老年人组织的作用 通过政府购买服务等方式,引导、鼓励和支持社会组织为老年人提供专业服务,并将其作为老年人扩大社会参与、促进自我实现的重要平台,增进老年人身心健康与社会认同。

4. 充分发挥低龄健康老年人的作用 在老年人群体中,低龄健康老年人具有较强的社会参与意识,可以成为养老服务的补充力量。可以通过设立"时间银行"、成立老年人志愿服务队等多种形式,发扬互助传统,鼓励低龄健康老年人为需要帮助的老年人提供力所能及的服务。

## 四、养老服务体系建设的重要意义

为了确保老年人的养老问题能够得到高质量的解决,必须高度重视养老服务体系的建设。要通过多渠道、多手段满足老年群体多样性的需求,为养老服务工作夯实基础。做好养老服务工作,对于新时代的社会发展具有深远意义。

### (一) 养老服务体系建设是积极应对人口老龄化的重要举措

人口老龄化是世界范围内每个国家都会面临的普遍性问题,对整个人类社会的发展将产生持久的影响。解决老龄化社会问题是国家发展的关键工作,关乎千万老百姓的福利,是国家发展中必须慎重思考面对的重要内容。第七次全国人口普查显示,我国 60 岁及以上人口为 26402 万人,占全国总人口的 18.70%,社会老龄化程度进一步加深,养老服务在未来的一段时间内将以刚性增长的趋势存在,虽然这能够为我国的养老服务市场提供难得的契机,但同样也要求我国养老服务体系要更加健全,确保能够为老年人养老服务需求提供优质的、高水平的护理服务。

### (二) 养老服务体系建设是顺应养老需求变化的必由之路

与传统的养老模式相比,当今的养老服务对象和养老服务需求都发生了很大的变化。从服务对象上看,随着社会物质文化水平的提升、人们思想观念及养老政策的改变,养老服务对象已不再局限于没有劳动能力或者没有收入来源或没有人照顾的困难老人,而是全社会的老年人都需要提供养老服务。对从养老服务需求来看,老年人对养老服务的需求也越

来越高,不仅需要丰富的养老服务内容,还需要有保障的养老服务品质。另外,由于城镇化进程的速度越来越快,而且越来越多的年轻人为了获取更高的经济利益而选择进入城市打工,使城市的劳动力数量不断增加,这也造成很多老年人独自留在农村,成为留守老人。这些老年人在数量上非常大,而且收入来源不多,同时这部分老年人失能情况也明显增多,一般都是以独居为主。农村地区的养老服务已经成为我国养老服务事业的一个最为突出的问题。解决好农村留守老人的养老服务问题,建立完善的养老服务体系是我国当前和今后一段时期内一项重要的发展内容,对于我国养老服务质量的提高具有非常重要的意义。

**(三) 养老服务体系建设是解决高龄空巢失能等特殊老年群体的应急之策**

我国的老年人群体面临的困境比较严峻,他们的年龄普遍很高,很多都是空巢老人,而且失能老人的数量与日俱增,这种困境表现为需要提供养老服务的老年人以高龄化、空巢化和失能化为主。在这种情形下,我国的养老服务工作变得越来越艰辛。从高龄化情况来看,到 2025 年,高龄化情况更加严峻,预计 80 岁以上的老年人人口数量将超过 1.43 亿人,我国人口人均寿命在不断提高中。从空巢化情况来看,主要是由于我国人口结构发生变化。家庭结构主要以小家庭为主,家庭成员的减少使家庭的养老功能出现退化的现象,造成很多空巢老人对养老服务的需求愈来愈高。从失能化情况来看,情况也不容乐观。这对我国的养老服务事业是一个巨大的挑战,将有更多的老年人需要到养老机构度过晚年生活。我国的养老服务事业发展情况不仅仅对这些老年人的晚年生活起到重要的影响,还会严重影响到这些老年人子女的生活以及工作质量。建立、健全养老服务社会体系,将对养老服务事业产生积极深远地作用。

# 第二节　居家养老服务

经过多年养老模式发展探索,结合多数地区的调查研究,显示居家养老是老年人倾向选择的主流养老方式,也是符合中国国情的、可持续发展的、可推广的养老服务模式。在这种背景下,政府、社区、养老机构如何把养老服务延伸到居住在家的老年人,满足他们对社会化养老服务的需求,是必须着力解决的一个现实问题。

## 一、居家养老服务概述

### (一) 居家养老的概念

居家养老是指以家庭为核心、以社区为依托、以专业化服务为依靠,为居住在家的老年人提供解决日常生活困难为主要内容的社会化服务;是一种家庭养老和社会化养老结合的养老服务模式。中国人的养老观念倾向于选择居家养老,根据有关调研,选择居家养老的老年人占 90%,选择社区养老的老年人占到 6% 或 7%,选择机构养老的老年人占到 3% 或 4%。居家养老服务是公益性或准公益性的服务,适合我国国情、符合我国"未富先老"的社会特点。

### (二) 居家养老服务的内容

居家养老是针对特定人群的服务,凡是老年人的需求都应成为居家养老的服务内容,主要提供医疗护理服务和人文关怀服务;尤其是对年老体弱、不能自理或半自理的老年人提供日常生活、心理疏导等方面的帮助和支持的护理服务。

具体的服务内容:首先是物质生活方面的需求,即生活照料,如衣食住行;第二是精神文化需求,如文化、娱乐等;第三是情感和心理慰藉方面的需求,如沟通、交流,老人也有为社会发挥余热来实现自我价值的要求,这也是心理慰藉的一种方式;第四是医疗、保健、护理服务的需求。通常所说的居家养老"十助"服务项目分别是助餐、助洁、助浴、助医、助行、助聊、助急、助乐、助购和助学。

## 二、居家养老服务的特点

### (一) 成本较低、覆盖面广、服务方式灵活

居家养老用较低的成本满足老年人的养老服务需求,通过居家养老服务,可以让一部分经济有困难但又有养老服务需求的老年人得到精心照料,从而对稳固家庭、稳定社会和谐起到良好的作用。受中华民族传统的家庭伦理观念影响,我国大多数老年人不愿离开自己的家庭到一个新的环境去养老。居家养老服务采取让老年人在自己家里接受生活照料的服务形式,适应了老年人的生活习惯,满足了老年人的心理需求,有助于他们安度晚年,符合我国老年人的生活习惯和心理特征。

### (二) 居家养老服务专业性强

20 世纪 90 年代末,国家民政部和劳动部共同研究、制定并颁布了一个关于养老护理员的国家职业标准,提出所有从事养老护理服务工作的人员必须要经过专业化的培训,通过考试取得相应的资格才能上岗。2019 年国家教育部实施高职院校 1+X 证书考试制度,老年照护作为首批证书考核内容,培养了大批专业化养老服务领域的优秀人才。

### (三) 弘扬传承传统文化

我国一直以来都在弘扬"孝"文化,老年人除希望能够获得日常的养老服务外,更希望得到家庭亲情,居家养老服务既能满足老年人对"孝"文化的需求,也能够让子女们无需在工作之余担忧老年人每天的日常生活。

### (四) 不受时间和地理环境的影响

智能居家养老理念的引入,更新了居家养老的模式,即老年人在日常生活中可以不受时间和地理环境的束缚,在自己家中过上高质量、高享受的生活。老年人不离开自己习惯的生活环境,还能够经常与家人、朋友相见交流,有利于他们尽快回归社会,同时也为国家节约医疗资源,为家属和社会减轻养老护理负担。

## 三、居家养老服务的原则

### (一) 坚持以人为本

从老年人实际需求出发,为老年人提供方便、快捷、高质量、人性化的养老服务。

### (二) 坚持依托社区

建立居家养老服务机构、场所和服务队伍,整合社会资源,调动各方面的积极性,共同营造老年人居家养老服务的社会保障环境。

### (三) 坚持因地制宜

紧密结合当地实际情况,与社会经济发展水平相适应,与社区人文文化环境和老年人的需求相适应,循序渐进稳步推进居家养老服务工作。

### (四) 坚持社会化方向

采取多种形式,充分调动社会各方面力量参与和支持居家养老服务。服务设施开始要从最急需、最基本的地方做起,如衣食住行、医和养等突出的问题,不断扩大养老服务项目,

增加服务内容。

## 四、居家养老服务的发展

2002年，大连市首创居家养老服务。居家养老服务是我国养老服务模式在新形势下的新探索，是老年人社会福利服务领域的新拓展。在积极推进居家养老服务发展过程中，应注意四个方面的发展要点。

### （一）循序渐进，先试点后推广

居家养老服务是新事物，没有现成经验可以借鉴，而它又与老年人的日常生活紧密相关，应先通过试点取得经验，再逐步推广。

### （二）合理分工

开展居家养老服务应由政府主导，各种社会力量共同参与。政府、民间组织、服务机构根据各自不同的职责与分工，共同做好推进工作。政府是居家养老服务的管理部门，主要职责是制定居家养老服务的法规、政策，确立居家养老服务的整体发展规划和步骤，做好居家养老服务的经费预算、综合协调有关监管工作。民间组织是居家养老服务的实施主体，它接受政府委托，开展居家养老服务的具体组织、实施工作和服务对象的评估工作，按时完成政府交办的任务。服务机构面向老年人直接开展面对面的服务，其职责是做好服务人员的选派、管理、职业道德教育以及服务质量监督等工作。

### （三）网络体系建设

形成就近、便捷、专业化的居家养老服务网络，更好地为老年人服务，是开展居家养老服务的目标。在构建服务网络过程中，应充分了解老年人的实际需要，做到"雪中送炭"；同时，应教育服务人员为老年人开展"人性化"服务，防止"模式化"的倾向。开展居家养老服务应以街道社区为基本范围，设置居家养老服务网络，在条件成熟的基础上逐步孵化一批规模较大、企业化运作的居家养老服务组织，实行跨区域服务。

### （四）加强专业化培训

能否培训一支业务精、素质好、热情为老年人服务的居家养老服务队伍，是居家养老服务事业成败的关键。因此，在开展居家养老服务人员培训时，应有统一的教材、大纲，有一支优秀的师资队伍，有一批经有关部门审核认定的社会办学机构，并颁发经国家认可的通用资格证书，从而把居家养老服务的教育培训融入到社会的大教育系统之中，进行社会化管理，并作为教育部1+X证书考核的内容之一。

## 第三节 社区养老服务

社区养老不是家庭养老，而是社区中的在家养老；社区养老不是机构养老，而是将机构养老中的服务引入社区，实行社区的在家养老。它吸收了家庭养老和社会养老方式的优点和可操作性，把家庭养老和机构养老的最佳结合点集中在社区。它是针对中国社会转型期在21世纪上半叶所面临的巨大老龄化问题提出的一种新型养老服务方式。

## 一、社区养老服务概述

社区养老服务是以家庭为核心，以社区为依托，以老年人日间照料、生活护理、家政服务和精神慰藉为主要内容，以上门服务和社区日托为主要形式，并引入养老机构专业化服务方式的居家养老服务体系。让老年人居住在自己家里,在继续得到家人照顾的同时,由社区的有关服务机构和志愿者为老年人提供上门服务或托老服务,提供生活照护、精神慰藉、医疗与保健、文化娱乐等为主要内容的服务。服务内涵包括建立养老、敬老、托老福利机构中设立老人购物中心和服务中心;开设老年人餐桌和老年人食堂;建立老年医疗保健机构;建立老年人活动中心;设立老年人婚介所;开办老年学校;设立老年人才市场;开展老人法律援助、庇护服务等。

社区养老是养老方式之一。因家庭与社区的关联性,使社区养老与居家养老存在一定的联系但也有区别。社区养老是让老年人住在自己家里,在继续得到家人照顾的同时,由社区的有关服务机构和人士为老年人提供上门服务或托老服务;强调以老年人所在的社区提供养老服务;主要提供生活照料、医疗保健、精神慰藉、文化娱乐等为主要内容的服务。居家养老是老年人在家中养老,强调以老年人居家提供养老服务为主;主要提供以解决日常生活困难为主要内容的社会化服务,包括生活照料与医疗服务以及精神关爱服务等。

## 二、社区养老服务的特点

社区养老服务在政府的倡导下,以区、街道、居委会的社区组织为依托,服务于社区的老年居民,满足社区老年人的养老需求。社区的养老服务具有综合性、社会性、福利性、区域性、服务性的特点。

### (一) 社会性

社会性是社区养老服务的特征之一。社区养老服务离不开政府扶持、社会参与、市场运作,它所需要的社会资源是多方面的,呈现社会化、多样化特点;通过社区养老服务,为居家老年人提供全方位的支持,使养老不再成为单纯的经济行为,而是呈现出鲜明的文化性和综合性的特点。

### (二) 服务性

社区贴近于居民,是老人生活之地,通过社区的社会福利服务,可提高社区的公共福利水平,帮助有困难的老年人克服困难,满足老年人对社区养老服务的需求。特别是在当今人口老龄化的趋势下,我国社区的服务功能需要进一步发展。

### (三) 区域性

区域性是指养老服务范围的社区性和服务对象的地域性,即在具有一定人口的区域中对老年人所进行的养老服务,这是社区养老服务与一般社会养老服务在空间范围上的主要区别。不同的社区,其面临老年人的具体服务需求不同,因此需要社区依照社会保障法规和政策,针对区域内老年人的具体情况,发挥区域性保障服务载体的特殊功能,在养老资源的配置、服务的提供、设施的建立等方面,应结合本社区的实际情况,发挥社区的多种优势,实事求是地开展符合本社区老年人需求的养老服务。这种社区的主体功能和区域养老服务的针对性有利于构筑多层次、有地方特色的社区养老服务保障体系,提高社区养老服务保障的覆盖面和保障效率。

### (四) 福利性

福利性是指社区的养老服务不以营利为目的,造福于社区老年居民,以较小的花费为老年人提供所需的养老服务。随着我国人口老龄化程度的加深,大量老年人居住家中,需要社区提供养老服务,其发展需贯彻福利性的方向。首先是要根据老年人及其家庭的经济状况来确定,社区的养老服务不可能全部是免费服务,但不能以营利为目的,通过提供保本收费服务,谋求收支平衡,追求社会效益和经济效益的统一。其次是服务资源的福利性。服务资源主要包括社区的公共场所志愿者服务、企业捐献等。在城市社区主要是通过社区居民的互助和社区服务,充分挖掘社区的人力和物力,尤其是通过社区养老服务,使社区居民的互助、互济转化为巨大的社会性福利资源。

## 三、社区养老服务的模式

社区养老服务是指老年人住在自己家里或自己长期生活的社区里,在得到家人照顾的同时,由社区的相关组织承担养老工作或托老服务的养老方式。该模式是由正规服务、社区志愿者及社会支持网络共同支撑,为有照顾需要的老年人提供帮助,使他们能在熟悉的社区环境中维持自己的生活。目前,国内常见的社区养老模式有以下六种。

### (一)"嵌入式"养老服务模式

"嵌入式"养老模式是以社区为载体,以资源嵌入、功能嵌入和多元的运作方式嵌入为理念,通过竞争机制在社区内嵌入一个市场化运营的养老方式,整合周边养老服务资源,为老年人就近养老提供专业化、个性化的服务。

"嵌入式"养老模式下的养老中心一般设立于社区,拥有良好的地缘优势,可以采用多种运营模式,通过日托、助餐等方式,辐射到社区有照护需要的老年人群体,满足老年人就近养老的需求。

"嵌入式"养老模式致力于营造"养老不离家"的新理念,具有规模小、灵活性高、易布点且对社区日常生活影响小的优势;需要资金少,管理相对简单,运营要求较低,在推广方面可复制性强。"嵌入式"养老服务克服了传统居家养老、社区居家养老和机构养老的劣势。

### (二)公租房社区的养老模式

公租房社区的养老模式,即兴办公租房社区托老所("老人之家"或"老龄中心")。托老所服务内容呈现多样化:体现以亲情为主的经营理念;在经营体制上较敬老院灵活;能更好地与家庭养老相结合,成为家庭养老的一种有利补充形式。公租房社区托老所可由社区闲置场所改造而成,有效利用社区闲置资源,节约政府投资成本,为社区居民提供更多的就业岗位。

### (三)"三位一体"社区养老服务模式

"三位一体"是指物业通过与业主、业主委员会签订养老服务协议,向业主提供养老特约服务及综合服务,在促进物业服务升级的同时,又保证了社区养老服务项目的落实。

"三位一体"社区养老服务模式以社区委员会为中心,以业主委员会为根本,以物业为服务平台,充分发挥物业一线服务作用,体现三方合力的优势作用。物业服务具有参与社区养老服务的地缘优势,熟悉社区养老服务对象,方便利用物业共用空间和设施。此外,稳定的员工队伍和全天候的管理服务,能够保障社区养老服务的即时性和连续性。

物业具有成熟的社区服务平台,如有些物业构建了"互联网+"模式,手机 App、物联网已成为社区物业服务的支撑,可以结合现有的社区配套服务体系,整合相关资源,为小区业主提供养老服务。作为对现有社区养老服务模式的丰富和补充,物业的养老服务充分体现了社区养老服务供应主体的协同化观念。

业主委员会提供养老服务设施的硬件基础;政府以采购服务的方式,提供必要的资金支持;物业提供人力与服务支持,社区委员会和业主大会进行指导监督,保证了社区养老服务切实可行,有利于社区养老服务社会化功能的推动。

#### （四）"互助型"养老模式

互助养老是指居民间互相帮扶和慰藉的一种形式，满足老年人的养老需求。社区建立联系制度，帮助社区内空巢老年人结对子，采取"一帮一"或"一帮多"的互助模式。以社区为依托，把生活在社区内、具有专业特长、热心公益活动的健康老年人组织起来，成立老年互助社，实现多种形式的互助。

互助养老具有灵活性、多样性、自愿性、自治性等特征，满足了老年人对家庭、朋友和社区邻里依恋的需求，高效利用和发挥了家庭和社区的养老功能。在当今我国养老资源严重不足的情况下，"互助型"养老模式通过以老帮老、以老养老，为创新养老模式、打造多元化养老格局奠定了基础。

#### （五）"时间储蓄"契约模式

"时间储蓄"契约模式是在居民中倡导为老年人提供义务服务，然后将自己的服务时间像储蓄一样存储起来，等服务者将来老了之后，在自身需要养老服务时便可支取同样的服务来帮助自己。"时间储蓄"所包含的潜在价值对我国老年人社会福利和社会保障乃至社会发展都会产生积极的作用和影响。

以"时间储蓄"契约方式提供助老服务，不仅能使年轻人在为老年人提供服务时获得心灵上的满足，而且这些储蓄可成为自己今后养老的"本钱"。

#### （六）政府购买服务模式

政府购买服务是指政府将由自身承担的、为社会提供养老服务的事项，交给有资质的社会组织或街道、社区来完成，并建立定期提供服务产品的合约，由该社会组织提供公共服务产品，政府按照一定的标准评估履约情况，以此支付服务费用。

目前政府购买服务的方式主要有两类：第一类是政府补贴的资金直接拨付给社区养老服务机构，由社区向享受政府购买养老服务政策的老年人提供特定时间和特定服务的服务；第二类是采用养老代币券、服务券的形式，让老年人根据自己的养老需求，到社区或特定机构自主选择养老服务时间和内容。在社区养老服务中建立政府购买服务制度，既是一种巩固社区养老基础性地位的行之有效的做法，也是推动社区养老服务制度化发展的创新，值得推广和普及。

## 四、社区养老服务的工作内容

社区养老具有很大的优势，它融合了传统的家庭养老和机构养老的优点，在符合人道主义的基础上，更注重对老年人心理和情感上的关怀，使老年人过上了正常的生活，提高了老年人的生活质量。社区养老服务的工作内容有以下五个方面。

#### （一）生活照料

对衰老体弱、不能自理或半自理的老年人提供日常生活照顾的服务。主要包括：① 饮食和服药、身体清洁、卫生处置、变换体位、使用轮椅、更衣、排泄如厕、陪伴去医院检查或购物等照顾；② 料理家务、维护维修、代为购物等一般照料；③ 针对不同自理能力的老年人还可提供送餐服务。

#### （二）医疗保健

建立健康档案，为老年人提供陪护、陪伴看病、疾病防治、康复护理、心理卫生、健康教育等服务。

### （三）文化教育

设立老年人活动中心，为老年人提供棋牌娱乐、读书看报、知识讲座、学习培训、书法绘画、电视电影、戏曲评书、广场舞蹈健身、民族演唱等丰富多彩的老年文体活动。

### （四）法律维权

为老年人提供法律法规咨询、法律援助及维护老年人赡养、财产、婚姻等合法权利保障等服务。

### （五）志愿服务

为老年人提供邻里互助、定期看望、电话问候、谈心交流等服务。

为了给老年人提供质优价廉的养老服务，通过借鉴发达国家的成功经验，探索出适合我国国情的社区养老服务体系。例如，完善相关法律法规、提供法律支持；采用多种筹资渠道，提升我国养老服务水平、发展优质养老机构品牌连锁；改良场地设施、推进家庭改造；不断整合社会资源，完善服务机制，深化服务内涵；等等。探索新形势下养老服务模式和发展路径，促进社区养老服务事业的稳步发展。

# 第四节　智　慧　养　老

随着我国科学技术信息化水平的提高，现代通信技术、网络技术等科技化、智能化产品在养老服务业中的应用，特别是在远程医疗、健康管理、居家养老服务信息平台等方面，丰富了养老服务的广度和深度，提升了老年人的晚年生活质量，最大限度地解决了空巢老人寂寞的问题，为整个养老服务产业注入了新鲜的血液。智慧养老模式获得了政府、公众及媒体的广泛关注与认可。

## 一、智慧养老概述

"智慧养老"一词源于"智慧城市"这一理念。自提出"智慧城市"以来，许多城市都开始积极推动公共服务功能的技术化与信息化，而这些科技化手段同样也为养老服务的智能化创造了客观条件。

智慧养老是通过物联网、互联网等信息技术，搭建信息资源集聚的平台，提供给有养老服务需求的老年人。智慧养老面向居家老人所在社区及养老机构提供实时、快捷、高效、低成本的、物联化、互联化、智能化的养老服务，使养老服务的信息、组织资源充分整合，社会支持更有效地汇聚（专栏 10-1）。

智慧养老将分散的养老服务机构联合起来，构建养老服务云平台，从而形成一个虚拟的大社区。既可使老年人获得更加专业化的养老服务，也可使政府部门更好地进行养老机构建设规划。

### 专栏 10-1 虚拟养老院

> 虚拟养老院被称为"没有围墙的养老院"，是"居家养老 ＋ 助老服务"，是一种居家养老的创新形式。近年来，随着互联网、物联网等智能技术的发展，虚拟养老院的实现载体得到拓展，依托智能网络技术搭建起来的养老服务平台成为主要形式。
>
> 虚拟养老院的建立是对养老服务供给"碎片化"的有效整合，现代化信息技术的运用显著提高了养老服务效率，延长了服务辐射半径，其特点是：

第一，虚拟养老院通过信息增值与技术赋能实现高质量的养老服务，是具有中国特色的新型智慧养老模式。虚拟养老院的核心特点是将大数据、人工智能等新技术嵌入养老服务之中，使老人及其家人享受到信息增值、技术发展为养老保障事业带来的技术红利，符合世界"智慧养老"的趋势，也具有鲜明的中国特色。

第二，作为"三新"（新产业、新业态和新商业模式）经济的重要组成部分，虚拟养老院应用新科技、新技术创造新产业，升级现有产业，实现科技与传统的跨界融合与多方共赢。

第三，虚拟养老院是医养融合的一种实现途径。它利用现代技术手段打破传统医疗资源配置的不平衡格局，突破医疗与养老保障之间的"围墙"，为改变我国社会保障体系中制度"碎片化"的困境，实现整体性治理格局提供了有益的尝试。

资料来源：杜孝珍，孙婧娜. 我国虚拟养老院发展的优势、风险及路径[J]. 上海行政学院学报，2020，21（4）：74-85.

## 二、智慧养老服务的内容

智能化、科技化成为养老服务产业发展的热点，是目前中国养老服务产业发展的一个重要方向。智慧养老服务借助"养老"和"健康"综合服务平台，将医疗服务、运营商、服务商、个人、家庭紧密连接起来，满足老年人多样化、多层次的养老服务需求。

借助智能化平台，把众多的优质养老服务资源整合到一起，平台将这些资源和老年人进行有效对接。目前我国智慧养老服务的系统有10余种模式。

### （一）建立电子健康档案

电子健康档案，即电子化的健康档案，是涵盖居民全生命周期健康状况及接受卫生服务记录的信息资料库，可通过计算机和互联网进行访问、处理、储存和传输。电子健康档案是我国医疗卫生信息化的必然要求，也是"互联网＋养老"的基本内容，通过互联网、智能监测终端等将老年人基本信息、就诊记录、健康数据等上传至信息平台，可动态把握老年人的生活和健康状况、整合老年人健康大数据，帮助医生全面准确地诊断治疗，同时有助于养老服务人员预测和选取有针对性的养老服务类别。目前我国已有浙江、山东、河南、天津等多个省（直辖市）积极推进健康档案信息化工作，并在此基础上筹建养老服务信息管理平台，助力"互联网＋养老"产业的发展。

### （二）智能呼叫系统

智慧养老平台智能呼叫系统包括智能求救子系统和智能求助子系统。当发生紧急、重大事情时，如突然生病、家中着火等，用户按下红色按钮，服务中心客户端的主界面即出现该客户的呼叫求救信息列表，中心人员可以在第一时间优先进行救助处理。若为一般性的求助信息，如送水、送米、灯泡坏了、打扫卫生等，甚至是法律咨询、心理咨询等，用户按下绿色按钮，服务中心客户端的主界面出现该客户的呼叫求助信息列表，中心人员随即可以安排相应的服务人员进行处理。

### （三）老年人定位系统

智慧养老平台老年人定位系统主要用于外出老年人迷失方向、突发疾病无法找到老年人的位置时，老年人按呼叫终端紧急按键（SOS），平台能迅速找到老年人所在的位置，子女也可以主动查询老年人的位置。

### （四）业务受理系统

老年人通过智能终端呼入平台后，平台显示老年人业务需求受理界面，并能实时显示老年人的位置,服务中心人员根据业务内容受理业务(包括家政、送水、旅游、急救等一切老人需求信息)。

**(五) 服务商考核系统**

智慧养老平台服务商考核系统用于加盟服务商在为老年人服务时,监控服务人员的服务时间和服务质量,以便规范服务商淘汰机制,形成良性的竞争环境,最终实现提高服务质量的目标。

**(六) 视频关爱系统**

智慧养老平台视频关爱系统适用于以下情况:

(1) 家里子女因工作长期不在家,致使老年人长期一个人在家,子女需要随时了解老年人身体、生活状况。

(2) 老年人长期需要护工护理,子女需要及时了解护理状况。

(3) 家里有患慢病的老年人时,子女白天上班无法照顾,担心老年人会出事的情况。

(4) 当老年人紧急呼叫后,中心人员首先打开视频监控,判断老年人需要何种紧急救助措施,然后迅速派单处理。

**(七) 远程健康监护系统**

智慧养老平台远程健康监控系统,根据"远程监控—健康档案—健康预警—健康促进"的思路设计的。远程自动对老人进行各项医疗指标(如血压、血糖、心电、体重、脂肪、睡眠、计步等)的监测,及时发现异常并通知本人或子女,指标数据可以供老年人就医的医院参考,子女和医生可以通过 App 实时查询。

**(八) 生命体征监测系统**

智慧养老平台生命体征监测系统适用于独居老人、空巢老人。系统利用先进的、精密的穿戴设备,对老年人进行持续多方面的监测,根据所得的资料,进行综合分析,如果有危险发生,能够及时采取相应的治疗措施,从而达到挽救生命、治愈疾病的目的。

**(九) 安防报警系统**

智慧养老平台安防报警系统适用于家中某段时间无人,可能出现煤气泄漏、被盗等情况;或老年人健忘,炖煮食物时忘记关煤气导致泄漏等情况。安装相关的安防终端后,出现意外时,服务中心能第一时间得到警报。

**(十) 志愿者管理系统**

智慧养老平台志愿者管理系统用于志愿者注册、开展志愿服务信息收集、记载、保存、建立志愿服务情况查询、证明机制、志愿者星级评定等。平台通过该功能派志愿者上门服务。

**(十一) 主动关怀系统**

智慧养老平台主动关怀系统综合运用 App、电话、短信等通信手段,平台可以根据发送的内容,将天气状况、保健护理、疾病预防、政府的养老政策等主动发送给老年人,让老年人感受到政府和社会的关爱。

## 三、智慧养老服务的发展

2012 年,全国老龄办首先提出智能化养老的理念,鼓励支持开展智慧养老的实践探索。2015 年,国务院印发的《关于积极推进"互联网＋"行动的指导意见》中明确提出"促进智慧健康养老产业发展"的目标、任务。这意味着智慧养老上升到了国家战略层面,成为养老服务的新模式。为加快智慧健康养老服务产业的发展,工业和信息化部、民政部、国家卫生计生委制定了《智慧健康养老产业发展行动计划(2017—2020年)》。计划指出,中国正处于工业化、城镇化、人口老龄化快速发展阶段,生态环境和生活方式不断变化,健康、养老资源供给不足,信息技术应用水平较低,难以满足人民群众对健康、养老日益增长的需求。智慧养老利用物联网、云计算、大数据、智能硬件等新一代信息技术产品,能够实现个人、家庭、社区、机构与健康养老资源的有效对接和优化配置,推动健康养老服务智慧化升级,提升健康养老服务的效率和水平。

我国智慧养老服务驶入发展快车道。智慧养老模式既可让老年人在养老院养老满足对亲情的需要,也可解决居家养老老年人的安全问题,有效缓解机构养老资源不足的难题,同时也节省了人力成本,尤其对于居家养老的失能老年人,被称为"没有围墙的养老院",重视发展"智慧养老"日趋必要。

我国"智慧养老"虽然驶入快车道,但在发展过程中尚存在定位不清晰、标准化与规范化水平低、终端设备技术滞后、服务质量亟须提高等问题,为此,"智慧养老"除了要在建立健全机制、加强统筹规划、设立准入门槛、加快搭建平台、整合提升服务资源等方面下大气力开展工作以外,还应做好以下三个方面的工作,促进智慧养老服务模式发展。

首先,要进一步完善相关扶持政策。政府要在"智慧养老"服务用地、设施、养老服务人才扶持政策等方面给予优惠。鼓励和引导民间资本从事"智慧养老"服务业,使"智慧养老"在政策引导下,逐步形成政府、投资者、服务机构、从业人员和老年人群体多方共赢、健康发展的产业化规模。

其次,要加强医养结合政策的落实。建议以医养结合政策落实为契机,重视试点推广,加强医养结合在智慧养老中的具体实施,采用医疗机构与社区合作、医疗机构义务支援、居家医养护延伸等方式,通过家庭医生签约服务等形式,将医疗、养老、康复等一体化服务延伸到家庭。规范医疗护理项目、服务内容、服务标准和医疗服务价格,并积极纳入医保支出范畴,切实解决目前智慧养老在服务内容上的瓶颈问题。

再次,要建立完善的智慧养老服务体系。利用大数据分析技术等科技手段,以社区居家智慧养老服务机构管理信息网络平台为支撑,以"建立老年人信息数据库"为基础,以"提供紧急救援、生活照料、家政服务、精神关怀、健康管理"为基本服务内容,介入各种终端健康监测产品采集并与老年人安全、健康相关信息进行整合,将专业医疗健康服务机构、康复中心、家政服务、急救服务与个人、家庭随时随地连接起来,建立完善的智慧养老服务体系,有效保障我国养老服务事业的快速发展。

(刘耀辉 刘玉敏)

**思考题**

1. 简述我国养老服务体系发展过程。
2. 走访若干个社区,谈谈如何应用社区养老服务模式。
3. 阐述智慧养老的服务系统。
4. 观看《丹说养老》①,谈谈养老服务体系的建设。

---

① "老吾老以及人之老",养老是每个人、每个家庭都避不开的话题。在老龄化趋势日益明显,养老需求逐渐加剧的现实情况下,《生命时报》联合健康养老界资深学者乌丹星,共同打造中国第一个大型自媒体养老对话节目——《丹说养老》。

# 第十一章　机构养老服务

 情境导入

　　王奶奶有三个孩子，两个儿子一个女儿。王奶奶入住养老院一个多月了，有一天她开心地给女儿打电话，告诉女儿："我在这里吃得很好，饭菜全部吃光从不感觉到饿，每天能吃到近12种食物，每天不重复，一星期能吃到50种以上食物，荤素、粗细搭配，点心、杂粮、花色较多，我感到很满足。以前在家里随性吃些自己喜欢的菜和点心，对我们老年人其实并不好，但嘴馋熬不住，现在是养老院帮我改掉了坏习惯，消化功能也增强了。这里还可以点餐，可以点自己喜欢吃的小锅菜。每天还有丰富多彩的活动，活动时还可以交到朋友，如果身体有不舒服的地方，医护人员随喊随到，住得特别舒心！"

　　王奶奶入住养老机构50多天，从一天走500米，到能走1000米，再到现在能走2000米，别提有多开心了！

　　1. 为什么老年人要离开自己生活了一辈子的家到养老院？

　　2. 现在的养老机构是如何管理的？

　　3. 未来养老机构应该如何发展？

　　养老机构是指为老年人提供集中居住、生活照料、康复护理、精神慰藉、文化娱乐等服务的老年人服务组织，其主要服务对象是失能失智、半失能半失智老年人。这一概念主要明确了以下三个要素：第一，养老机构的本质属性是服务人员和服务对象为了特定的目标，根据特定的规则，协同开展行动而形成的老年人服务组织。第二，养老机构的服务对象是广义的

老年人群体,但服务对象的主体是靠自己或家人在家庭中难以获得照料服务的失能失智、半失能失智老年人。第三,在服务功能方面,养老机构首先要为老年人提供住宿场所,这是养老机构区别于不提供住宿场所的老年人日间照料机构等其他服务机构的一个重要维度。此外,养老机构应为入住老年人提供生活照料、康复护理、精神慰藉、文化娱乐等基于老年人各种需求的多样化服务。

# 第一节 机构养老服务内容

机构养老服务是指将老人集中起来统一照护的模式。主要分为三种:自理型老人养老机构、失能老年人护理机构(护理院)、持续照料养老社区(continuing care retirement community,CCRC)。

机构养老服务的服务范围和内容非常广泛,既涉及非专业日常生活的方方面面,又涉及医疗、护理、康复、心理慰藉等专业问题,还包含了社会关系、道德伦理、法律等层面的社会问题。本节将重点介绍机构养老的服务范围和服务内容。

## 一、餐饮服务

餐饮是老年人选择入住养老机构的直接原因,餐饮服务是老年服务中一个重要的内容。随着老年人年龄逐渐增大,自主购物、买菜、做饭的能力和主观意愿大大降低,加之老年人本身进食量又很少,营养均衡得不到保障,成为影响老年人身体健康的一个主要问题。

## 二、生活照料

生活照料是指为老年人提供日常生活中的帮助与支持,是养老服务体系中重要的组成部分,也是关系老年人生活品质和尊严的核心内容。例如,失能失智、半失能失智的老年人需要提供生活照料。

## 三、医疗护理服务

医疗服务重点解决的是为老年人及时提供急救、疾病诊断治疗、慢病管理、健康咨询等方面的服务,是由专业医疗机构、医生来执行和完成的。

护理服务重点解决的是为老年人提供病中或病后、疾病恢复以及生活能力恢复为主的专业照护服务,是由专业照护人员执行和完成的。

"医养结合"是中国养老模式较突出的特点之一,医疗护理服务也是养老服务中被老年人最看重的服务项目。

## 四、健康管理

健康管理是养老机构重要的服务内容,也是养老机构核心价值和核心竞争力所在。健康管理不但能够促进老年人生活能力的维持和维护,还能够充分调动老年人的自信心和乐观的生活态度,有助于延缓衰老、延长寿命、提高晚年生活品质。

## 五、文化娱乐

文化娱乐是养老机构不可忽视的服务内容。老年群体有着相似的人生经历和共同的兴趣爱好。老年人在一个集体中生活,能够通过与同龄人的沟通交流和互动,释放心情,传递理念,建立自信,延缓衰老。

## 六、心理慰藉

心理慰藉是养老服务中"看不见"的服务,但是,对于老年群体来说,是最重要的服务,也是目前养老服务中最缺失的服务。老年群体心理状态会随着年龄增大而逐渐改变,有的会向好的方向改变,而也有一部分老年人的心态是向着不良心态改变。例如,抱怨及不满越来越多,对生活的不自信越来越重,对家人的不满意越来越强烈等。因此,重视老年心理、加强心理疏导及心理服务的服务对于养老服务体系构建是十分重要和必要的,也是一个养老机构的核心竞争力所在。

### (一) 定期为老年人做心理辅导

专业心理咨询师的介入体现着机构的高端服务水准和标准。专业心理咨询服务可以尝试先以免费形式试着进入机构,当老年人认同之后再作为增值服务项目提出。一个好的专业心理咨询师能够凭借专业手段方法帮助老年人解决很多心理问题。

### (二) 组织各种活动转移老年人视线,让其忘却心中不快

专业心理咨询师可以通过与活动组织者共同组织老年人活动来完成部分心理咨询和疏导工作。所以,组织老年人活动必须成为日常运营工作中的一项重要任务,且活动还需要不断创新、不断扩大范围,从老年人到家属,从机构内部到外面社区。在互动中,增加老年人情感交流,减轻孤独感,对缓解老年人各种心理问题具有十分重要的作用和意义。

### (三) 与家属构成共同防线

机构工作人员无法替代老年人的子女。机构工作人员必须经常与老年人家属保持沟通交往,也可以设立一些奖励措施鼓励子女来机构看望老年人,如最佳看望奖、赠送购物券和电影票、积分换礼物等,总的目标就是使子女配合机构共同帮助老年人渡过心理情感关。

### (四) 音乐疗法

养老机构可以在走廊、休息厅、饭厅等处多放一些怀旧歌曲、轻音乐,使机构内弥漫着一种温馨、轻松、舒适的感觉;也可以通过一些色彩、音乐、装饰等方法,使机构显得有生气、有活力,减少老年人的压抑感和抑郁感。

### (五)陪聊

机构内所有工作人员都有陪聊的责任和义务,例如,见面打招呼、时常送一个问候和拥抱、微笑服务等,长此以往,能够产生一定的心理效果。楼层护士站或服务站的工作人员的主要职责之一也是与老年人聊天沟通,了解老年人需求,体验老年人感受,让老年人能够感觉到亲情和温暖。

## 第二节 机构运营管理

老年服务运营管理是保证养老机构提供高品质专业服务的基本手段。通过运营管理体系的建立,使养老机构各个层面能够按照一个统一的标准和统一的要求开展各种养老服务,并能够通过有效的评价体系对已实施的服务进行绩效考核和效果评价,从而保证了养老服务的专业性、精准性、高效率和人性化。

# 一、运营概述

运营是指企业经营过程中的计划、组织、实施和控制，是与产品生产和服务创造密切相关的各项管理工作的总称。一般将运营管理分为两个阶段：第一阶段是运营管理概念设计，主要解决定位及规划；第二阶段是运营管理实施，主要解决计划落地实施。第一阶段是确定经营方向，第二阶段是整合经营资源。

## （一）运营管理的作用

运营管理是保证养老项目的正常运作和经营。如果只有好的经营计划，没有好的运营管理，经营计划可能就是一个空中楼阁。运营管理通过规章制度的制定及实施，以及与员工的有效沟通，不断提高工作效率。通过绩效管理和人性化管理，不断提升项目的运营效率和可持续发展能力。

同时，运营管理概念设计在项目早期还有一个重要的职能，就是为硬件建设提供规划设计的依据。目前，养老项目中出现的一个普遍性问题是，做规划设计的团队不懂养老，也不懂养老运营管理，在此基础上设计养老项目，就很难满足后期运营管理的需求。规划设计的最终目的是为运营管理、为服务提供好的设施条件。如果不能够很好地了解服务需求和运营需求，设计出的产品不但浪费了资源，也加大了后期服务与管理的成本。对于养老这样一个微利产业是非常不利的。因此，老年住宅和养老机构项目在初始规划设计阶段，需要运营方的数据支持。要建一个什么样的机构、公共空间布局如何、电梯放在哪儿、老年人的房间应该如何设计等，都是与后期运营息息相关的。硬件至少在以下五个方面会对运营及服务产生影响：

1. 床位数　这直接关系到运营规模和盈利问题。床位数过多，在管理上可能难以达到较好的效果，过少则影响整个收益。一般而言，比较适宜的床位数为 200～300 床。

2. 房间格局　包括面积大小、朝向、布局是否合理等，如套间、单间、双人间、三人间，每间最多不超过 4 人。

3. 空间需求　包括老年人活动场所、餐厅、工作场所、配套面积等。老年人活动场所包括公共活动大厅、书画室、阅览室、棋牌室、舞蹈室等，餐厅包括共享餐厅、自助餐厅及私人包厢，工作场所包括医护工作站、值班室、行政办公室、康复大厅等，还需要配套的户外休闲区及健身区，绿化率需要达到 55%。

4. 行走距离　老年人最怕一眼望不到头的"一"字形长走廊，心里会产生恐惧。行走距离的设计会直接影响到老年人日常生活的方方面面。

5. 服务流线直接关系到人力成本　服务流线设计不合理，无论是服务人员行走流线还是交通设计、电梯使用等的不合理，都会给机构运营带来极大的困惑和问题，影响服务品质，增加运营成本。

老年服务运营的硬件需求如图 11-1 所示。

## （二）运营管理的主要内容

1. 运营计划　养老项目需要有一整套运营计划。运营计划可以分为年度计划、月计划和周计划，也可以有其他类型的计划方案。计划的主要作用是对阶段性的经营提出经营目标，包括达成经营目标的手段、方法、实现途径以及能够完成经营目标的保障措施。

2. 运营测算　运营测算是要解决收入与支出之间的平衡问题。目前养老机构收费项目主要有以下几种：入住押金、床位费、伙食费、护理费和杂费等。其中，入住押金是指老年

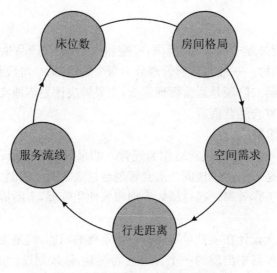

**图 11-1 老年服务运营的硬件需求**

人入住养老机构之前一次性缴纳的费用,根据机构的性质和服务不同,通常从几千元、几万元、几十万元不等。入住押金中,有的是作为保证金收取的,其作用和目的是以防万一老年人医疗紧急救治需要垫付或者在与其子女暂时失去联系的情况下为老年人入住提供必要的保证措施;也有的是针对养老机构房间不能够卖产权,作为使用权出售、快速回笼开发资金所采取的一种资金收回手段。目前全世界许多国家养老机构都有这种收费方式。入住押金在老年人离开机构的时候,不论是自动搬出还是老年人去世,一般都会全部或部分退还给老年人或老年人家属,退还的数额和条件根据机构与老年人事前约定的不同而不同。

养老机构的运营成本主要由三部分构成:人力成本、运营费用和租金。其中人力成本所占比例最大,可以达到 60%~70%。所以,养老机构人力成本控制一直是机构运营管理中最重要的一环。其次是租金,租金所占比例可以达到 20%左右。最后是其他一般性成本,包括水电气、办公、采暖、交通、维修等费用,一般占 10%左右。总之,在不同的运营管理框架和机制下,收费模式不同,运营成本控制手段方法不同,收到的效果也会有显著差异。

3. 盈亏分析 入住率越高,盈利空间越大;入住率越低,盈利空间越小,甚至亏损。因为无论入住多少老年人,基本人力成本和运营成本是不变的。入住老年人越多,人均成本才能越低。有的机构在开业之后,由于入住率低,工作人员人数甚至超过了入住老年人人数,亏损是必然的。一般而言,养老机构的入住率达到 50%以上,就开始进入了盈亏平衡点,并逐步产生盈利。所以,养老机构的入住率是盈亏关键。

**(三) 老年服务管理**

老年服务是一个涉及面广、细节繁多的行业,很多服务耗时长、过程复杂,还需要老年人的积极配合,否则服务也可能无法完成。老年服务管理既是对服务人员的管理,也是对服务过程的管理,两者相辅相成,形成完整的统一体。

1. 老年服务的流程管理 首先,老年服务需要有流程的设计。服务流程设计的目的是要用最小的劳动成本达到最大的劳动收效。流程设计是经过详细调研得出的有科学依据的结果。依据流程设计进行操作实施才能达到最佳效果。其次,服务流程是对员工进行业务培训的工具,让员工能够按照一定程序去从事各种服务活动。第三,服务流程管理是对服务质量进行监管和评价的依据。只有在统一的流程管理下,才有可能对服务品质进行标准化的评价和监管。

2. 老年服务的目标管理　与上述流程管理不同,目标管理不是以过程监管为靶向,而是以设定的具体实施目标为靶向。例如,我们设定今年老年人的服务投诉率为零,或重大事故发生率为零,这种设定就是目标管理。无论基层采取什么样的手段和方法,要的结果就是目标设定的结果。

3. 老年服务团队培养　老年服务的实施,依赖优质的服务团队。老年服务团队建设是养老机构服务的瓶颈要素之一。一个好的服务团队不仅需要好的管理者和制度设计,也需要有一大批能够将好的服务理念和计划真正落地实施好的一线工作人员。这就要求养老机构的管理者高度重视人才培养和团队建设。影响老年服务团队建设的主要因素包括:① 薪酬体系和福利待遇;② 岗位培训和继续教育;③ 绩效考核方式和公平性;④ 员工文化生活和企业文化;⑤职业上升通道等。其中薪酬过低、缺乏职业上升通道是目前老年服务人才流失的主要原因。

## 二、组织架构

养老机构内部组织机构设置应当根据养老机构的性质、规模、所开展的服务项目等科学安排,在符合国家、行业与地方政策法规、管理规范的前提下,遵循精简、专业和高效的原则,围绕机构的核心业务发展需要,建立业务模块合理、管理幅度适当的组织结构,并按照以需设岗、以岗定责原则,合理设置岗位。

养老机构应通过组织结构设计对机构内的活动进行细分,进一步区分管理工作的类型和相互关系,确定有效的组合方法。在此基础上,根据具体部门的划分、岗位职能的划分绘制组织结构图。组织结构主要有以下几种类型:

### (一) 直线制组织结构

直线制组织结构适用于小型养老公寓、民办小型养老机构和农村敬老院等,本着精简、高效的原则,灵活设置和配置,不设职能部门,由院长全权负责,实行直线垂直领导,如图 11-2 所示。

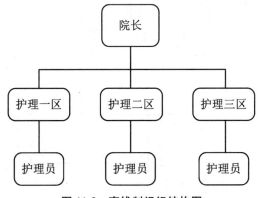

**图 11-2　直线制组织结构图**

### (二) 直线职能制组织结构

直线职能制组织结构一般适用于大中型养老机构,既设置包含决策层、管理层、操作层在内的纵向直线指挥系统,又设置横向职能部门系统,并以直线指挥系统为主体的两维组织结构,如图 11-3 所示。

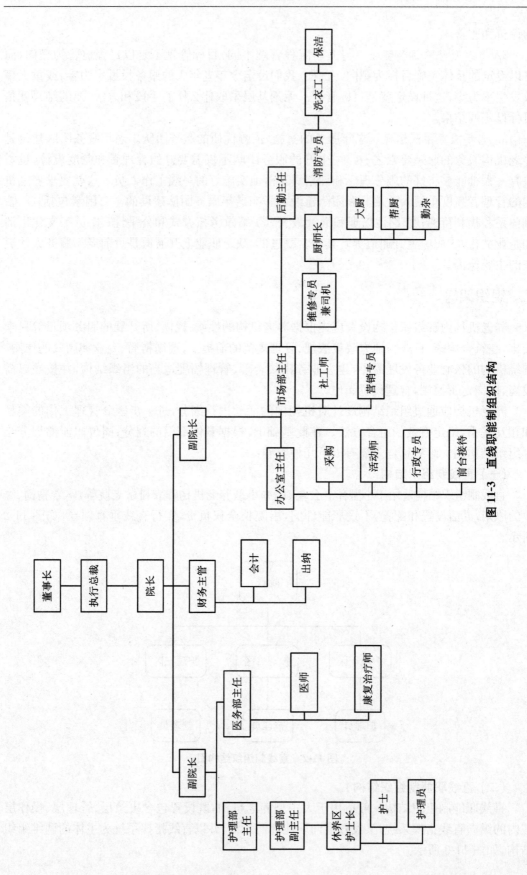

图 11-3　直线职能制组织结构

## 三、人力资源

作为养老机构的管理者,需系统掌握从业人员的招聘、录用、培训及日常管理等养老机构人力资源管理的有效方式和举措,破解人才短缺的困境,建立起一支有专业技能、有温度的工作团队。

### (一) 人员招聘

为养老机构的发展获取合适的人才,并赢得竞争优势,人力资源必须提升招聘的有效性。具体来讲,应从以下几个方面入手:

1. 人力资源规划　招聘工作需要以人力资源规划为基础,通过预测组织内的人力资源趋势(走向),保证当某一职位空缺,或者发生某类人才短缺时,能够尽快地解决这类问题,使组织的各项工作得以顺利进行,避免出现急需要用人时再去招聘,一时难招到人而影响工作的正常开展的情况。

2. 招聘渠道　现在可以利用的招聘渠道越来越多,但不同的招聘渠道和来源所吸引到的求职者的数量和质量也会存在差异,因此要事先分析所需招聘人员的特点,再采取较为适当的招聘渠道和招聘方式,以使符合职位要求的潜在求职者及时接收到招聘信息,提高招聘的针对性,及时招到所需员工。比较常见的招聘方式如下:

(1) 广告招聘,包括传统纸质传媒和新媒体工具,一般适用于一次性招聘量较大的情况。

(2) 网络招聘,如养老机构公众号或网站、求职网站等,一般来说应届生、专技人员对此渠道的招聘关注度比较高。

(3) 张贴招聘公告,在养老机构外部张贴招聘公告,在招聘适合就近就业的岗位时,效果比较好,如早班、三班制岗位等。

(4) 委托外部机构招聘,如就业中心、中介机构、猎头公司等,一般适用于招聘技能要求较高的岗位或管理岗位。

(5) 正式及非正式的一对一接触,如内部员工推荐、专场招聘会等。

3. 录用考察因素

(1) 工作经验。在招聘中,有相关工作经历往往会为应聘者加分。但需要对应聘者所提及的工作经历进行研判,如应聘者曾经做过餐饮酒店,虽都是服务行业,但服务对象和内容不一样。

(2) 职业素质。考察的内容包括应聘者文化程度、技术技能掌握情况等。

(3) 职业接纳度。应聘者常对养老工作所需承担的心理压力、工作强度等预估不足,建议使用真实工作预览的方式,真实地、准确地、完整地展示机构和职位的信息,包括积极和消极两个方面,让应聘者充分理解工作性质,分析利弊,从而降低员工的流失率。

4. 录用甄选方式　录用甄选的方式有多种多样,目前较为常见且比较适合养老机构用的便捷的甄选方式有面试、专业技能考评、能力测试等。

5. 录用决策　在员工录用决策中,应尽量从客观的角度评判应聘者的胜任性,尽量避免因个人的偏见影响到甄选判断。包括:① 首因效应,即因对应聘者的第一印象影响面试人员对其综合性的评判;② 近因效应,即因应聘者的某一特殊品质或行为表现异常鲜明、突出,从而淡化以掩盖其他方面的表现,造成考评结果不客观;③ 犄角效应,即因过度关注应聘者某些负面特征从而削弱了对其整体评价等。

### （二）培训

1. 职业培训　养老机构从业人员须持证上岗。岗位工作人员须参加国家职业资格培训和考试，取得国家职业资格证书后，持证上岗；或参加行业内相应的技能培训，获得相应证书，持证上岗。

2. 院内培训

（1）岗前培训。岗前培训是指在开始工作之前机构对员工进行的培训。一方面，岗前培训可以使新招聘的员工掌握业务知识和技能，更快地进入工作角色，适应工作；另一方面，通过岗前培训可以使新员工理解和接受敬老、爱老观念，认同养老机构的组织文化和理念，从而增加员工的稳定性，提高服务水平。

（2）带教培训。作为养老机构的员工不仅要掌握工作所需要的技术、技能，还需要将孝道文化、机构的工作文化等核心理念入脑入心，因此在培养护理骨干、后备干部时，可采用导师制，充分发挥导师的"传、帮、带"作用，通过一对一有效、精准地指导，给予潜在的人才提供培训支持，帮助其更快成长；如同工种员工的各方面表现相对平均，无法选拔"导师"进行带教时，也可以采取搭档制，相互之间学优补短，共同成长，共同提升。

（3）继续教育。养老机构管理者应重视照护人员技术、技能的日常跟踪培训，每年应制定继续教育的培训计划。一方面，通过晨会学习、集中轮训等形式，开展护理实训、照护人员"三级"培训测试等，帮助照护人员学习巩固基本护理知识、操作及应急处理流程等岗位必备技能；另一方面，应根据行业特性和发展趋势，开展安全预案演练、专业知识更新培训等，不断增加和更新员工的专业知识储备。

## 四、行政管理

行政管理是养老机构日常运营与发展的中枢。在养老机构分管院长的领导下，负责协调全院的日常行政管理工作。

行政管理部门，在养老机构中通常称为"院部""行政部"或"办公室"，负责全院的日常行政，包括文件管理、档案管理、质量考核、行政查房、行政值班、会议和活动组织、信访接待等日常事务。

### （一）文件管理

养老机构的文件主要有公文、内部文件及外来文件等，其归口部门一般为行政管理部门，主要负责各类文件的受控管理。

1. 公文　养老机构常用的公文种类有：决议、决定、公告、通告、通知、通报、报告、请示、批复、函、会议纪要等。公文应按《党政机关公文格式》（GB/T 9704）规定的要求行文。公文应按照行文要求和公文处理规范进行拟制、办理、管理、立卷归档等一系列衔接有序的工作，并由文件归口部门统一收发、审核、用印、归档和销毁，并建立相应的记录。

2. 内部文件　主要指养老机构内部制定的管理制度和规范性文件。文件在发放过程中，进行受控管理，发放过程需要做好签收记录，收到文件的部门对该文件均有保管的职责；回收旧版文件时，除保留一份备查外（需加盖作废印章），其余均由办公室统一销毁；文件的修订修改范围仅限于单位内部的受控文件，并做好相应的修改信息记录。

3. 外来文件　主要指养老机构适用的各类法律法规、政策要求，以及必须或参考执行的各类国标、地标、行标和团标。各职能部门应主动识别与本部门职能或业务范围相关的外来文件，并及时传递到文件归口部门。由文件归口部门建立、更新相关文件信息库，并及时组织对文件的评审,对没有保存价值的文件,经机构负责人批准后,由文件归口部门进行处置。

(1) 收文处理流程。收到文件后,由办公室统一进行登记,工作人员填写收文处理单、拟写收文拟办意见后交领导,根据院领导阅文意见,进行下一步传达或承办,由相应科室进行阅文承办,承办结束,文件返回办公室在年底进行统一归档,如院领导无阅文意见,则进行归档处理。

(2) 发文处理流程。由承办人进行拟稿,填写发文稿交部门负责人核稿,核对无误后交院领导签发或会签,办公室进行编号、缮印,承办部门进行校对,无误后由办公室进行盖印、并进行分发,发文稿纸及底稿办公室均留一份,并在年底做好归档。

### (二) 档案管理

养老机构应根据《档案馆建筑设计规范》(JGJ 25)的要求设置专用的档案库房,并明确档案工作的归口管理部门,且至少配备一名专(兼)职档案管理员,负责档案及档案库房的日常管理。档案类型一般包括文书档案、科技档案、声像档案、荣誉档案、电子档案、业务档案、会计档案和人事档案等。档案的收集、归档、编目、利用、销毁、统计等工作应根据《档号编制规则》(DA/T 13)、《归档文件整理规则》(DA/T 22)的要求执行。机构在每年 6 月前完成上一年度单位资料的归档整理工作。

### (三) 质量考核

养老机构应建立服务质量分级考核体系。制定各部门、各岗位服务质量考核细则,形成全院服务质量管理考核标准。每月至少开展定期考核、不定期考核一次以上且有记录。针对考核中发现的问题,部门之间要及时予以沟通、协调、解决,行政管理部门要做好整改情况的跟踪验证,并有相关跟踪记录。定期开展部门服务质量讲评,及时对存在的问题进行原因分析、采取整改措施及时予以纠正、预防。依据 GB/T 19001 建立和实施质量管理体系,或依据 GB/T 24421 标准建立和实施标准体系的机构,每年还应定期开展内审、标准体系自评价、管理评审和外审,以确保服务质量持续改进。

### (四) 行政查房

养老机构应由机构负责人带领各部门主管每周开展 1~2 次行政查房。行政查房应遵循检查与沟通、指导相结合的原则,采取听取汇报和现场察看等方式,对服务管理、后勤保障、安全工作以及部门之间需要及时协调解决的问题进行现场办公,并做好查房记录。对查房中发现的问题要整理汇总,责任部门要提出解决方案和处置意见,并有督办落实的记录可查。行政管理部门要做好问题整改的跟踪验证,并在规定期限内将处理结果向机构负责人汇报。

### (五) 行政值班

养老机构节假日及行政管理人员下班后至次日上班期间均应设置行政总值班,全面处理值班期间所发生的各种事宜,包括对院内各部门当班人员的在岗情况、工作质量、安全防范工作等实施巡查与监督,并加强对各重点部位和环境的巡查,发现问题及时处理并做好记录。行政值班人员夜间巡视不少于两次。如遇突发紧急、重大事项应及时报告相关领导后再进行办理。

### (六) 会议和活动组织

养老机构应根据实际情况定期召开员工大会、职代会、院务会,落实信息公开,加强群众监督;不定期地召开业务及专题工作会议,及时总结经验,布置和组织落实相关工作。同时,还应根据机构发展需求,做好文化建设和品牌建设,包括机构内外部各类公关、宣传,以及各类活动的组织、策划、宣传,为机构树立良好的社会形象。

**(七) 信访接待**

1. 工作程序与措施　处理群众来信来访工作,除按照《信访条例》的规定外,结合单位实际,明确具体程序与措施。

(1) 年初,单位要向职工和广大群众公布本年度信访接待安排,一般为主要领导每月安排一天为接待日。

(2) 一般性的群众来访、来信由院办公室收件登记后,由办公室负责人批转相关职能科室处理;对于影响重大的,或者上级交办督办的群众来信,经提交院主要领导阅批后办理。

(3) 在接待群众来访时,首先要热情、文明,并详细耐心地问清楚来访人的基本情况、来访意图、具体事项及其性质;其次根据职责管辖情况,认真做好接待处理工作,告知其处理意见。对于涉及不属于本单位受理的情况,应告知和介绍来访者到其他工作部门信访。

(4) 上级转来的来信来访事件,应当按照交办要求的时限(一般不超过 60 日)办结,并将办理结果形成书面材料,及时向上级反馈。由于情况复杂,在 60 日内无法办结,需提前一周报上级部门,批准后方可适当延长办理期限。

2. 信访工作汇报　定期将信访工作处理结果汇总后报院部,尤其是接待中群众普遍反映的热点和难点问题,及时如实向上级汇报。

## 五、财务管理

养老机构的财务管理包括收入管理、支出管理和预算管理三个方面。既要符合法律法规、财务制度,又要以养老机构实际情况及机构管理规范为基础,形成规范化的管理体系。

**(一) 收入管理**

1. 收入管理的内容　养老机构的收入是指因开展养老服务业务及其他活动依法取得的非偿还性资金。

2. 事业单位性质养老机构　收入一般包括财政拨款收入(含福利彩票公益金、纳入预算的政府性收入等)、事业收入(主要是床位费、护理费等业务收入)、事业单位经营收入、捐赠收入及其他收入。

3. 民办非营利性养老机构　收入一般包括财政补贴收入(主要是运营费补贴、岗位补贴、护理员补贴等)、服务收入(主要是床位费、护理费等业务收入)、投资收入、捐赠收入及其他收入。

4. 工商登记的养老机构　收入包括服务收入、转让财产收入、股息、红利等权益性投资收益、利息收入、租金收入、特许权使用费收入、捐赠收入及其他收入。

**(二) 收入管理的要求**

1. 建立岗位相关规范　养老机构财务部门应当合理设置岗位,建立岗位责任制,明确岗位职责和权限。确保收款与会计核算、印鉴章的保管与领用、票据的保管与领用等不相容岗位相互分离。

2. 明确收入归口管理　养老机构的各项收费项目应符合国家法律法规的规定。财务部门应确保各项收入应收尽收,并及时入账。对应收未收款项应当查明情况,明确责任主体,落实催收责任。严禁设立账外账和"小金库"。

3. 建立分析对账制度　养老机构财务部门应当根据预算批复情况和所掌握的其他收

入信息,对收入情况进行分析,有无存在异常。应定期与负有催收责任的部门进行对账,及时检查并做出必要的处理。

4. 健全票据管理制度　养老机构应当按照规定设置票据专管员,建立票据管理台账,做好票据的保管和登记工作。各类票据的申领、启用、核销、销毁等均应履行规定手续。养老机构不得违反规定转让、出借、代开、买卖各类票据,不得擅自扩大票据适用范围。

#### (三) 支出管理

1. 支出管理的内容　养老机构的支出是指为开展养老服务业务及其他活动发生的资金耗费和损失。事业单位性质养老机构支出一般包括工资福利支出、商品和服务支出、对个人和家庭的补助、基本建设支出、其他资本性支出和其他支出。民办非营利性养老机构支出一般包括业务成本(与服务对象直接发生的支出)、管理费用(如行政管理、后勤保障等)、投资费用和其他费用。工商登记的养老机构支出一般包括业务成本(与服务对象直接发生的支出)、管理费用(如行政管理、后勤保障等)、投资费用及其他费用以外,还有所得税支出和利润分配支出。

2. 支出管理的要求

(1) 明确开支的范围和标准。明确支出事项的开支范围,即对养老机构所有的支出事项及其事项明细进行界定。明确支出事项的开支标准,包括外部标准和内部标准。其中,外部标准是由国家或地方性法规规定的标准,如人员工资标准、差旅费报销标准等;内部标准是在国家有关法规允许的范围内,根据养老机构实际情况制定的标准,如职工用餐标准等。

(2) 加强支出审批审核管理。养老机构应当建立报销管理规范,规定报销的职责、单据的审核、报销程序等。加强支出审批,即支出事项行为发生前,必须经过相应授权人的授权批准后才能开展,审批手续要完备。一般采用分级审批、分额度审批和逐项审批。财务部门应当加强对各类票据的全面审核,确保各项支出真实合理。

(3) 严格执行支出管理制度。养老机构应当严格执行国家或地方性法规规定的相关的支出管理制度,如市财政规定的会议费、差旅费、因公临时出国(境)经费、培训费等。

(4) 定期编制财务分析报告。养老机构财务部门应当定期编制财务分析报告,为领导管理决策提供信息支撑。事业单位性质养老机构应对预算执行进度和项目内容等明细情况进行财务分析。民办非营利性养老机构应对各类成本开支、费用支出情况进行财务分析。对于支出业务中发现的异常情况,机构负责人应及时采取有效措施,规范各项业务行为,保障各项工作的顺利开展。

#### (四) 预算管理

1. 预算管理的内容　部门预算是指由养老机构编制,逐级上报、审核、汇总。部门预算包括人员经费支出预算、公用经费预算和项目支出预算。

2. 预算管理的要求

(1) 编制程序。养老机构应成立预算管理小组,一般应由院党政领导班子、财务科负责人等组成。一般每年7~8月启动下年度的部门预算编制工作。若涉及信息化项目、修缮项目或当年度追加项目等应根据主管局通知提早启动。严格按照批复的预算金额和用途安排各项支出。建立预算执行分析机制,定期通报各部门预算执行情况,提高预算执行的有效性。杜绝无预算、超预算支出等问题。

(2) 决算绩效。加强预算绩效管理,建立"预算编制有目标、预算执行有监控、预算完成有评价、评价结果有反馈、反馈结果有应用"的全过程预算绩效管理机制,做到决算真实、完整、准确、及时,决算分析全面有效。

## 六、信息化管理

信息化管理,就是通过网络和数据库等技术,对日常业务的各项工作进行数据化处理和分析,对日常工作中所有有用数据的采集、组织、加工处理、共享和输出等,完成日常工作的绝大部分事务性工作。

在信息技术普遍发展并得到了社会广泛重视的今天,信息技术已经或为养老服务体系的一部分。在当前老龄化浪潮席卷全国的大环境下,利用信息技术助推养老服务发展、为缓解老龄照护提供帮助,是政府和社会都期待的。同时,养老机构可借助信息化手段,及时掌握全面情况,合理配置资源,提高管理水平,降低运营成本,提升工作效率。

养老机构中信息化管理的主要工作内容,包括信息化基础架构管理、信息化平台管理和信息化日常管理等。

### (一) 信息化基础架构管理

养老机构的基础架构可参考医院的网络架构,采用内外网分离的网络架构或内外网融合的物理架构。

1. **内外网分离的网络架构**　将院区的内网和外网业务分别放在一张单独建立的网络上来运行,两网物理隔离,最大限度地保障内网业务及数据的安全。内网主要承载核心业务,如综合管理系统等。外网作为行政办公、对外发布、互联网资料查询的主要平台,对于稳定性和保密性的要求低于内网,并且接入终端及数据流特点也更为复杂。

优点:内外网无共用设备和链路,两网之间互不影响。这种网络架构设计,能够最大限度地保证内网安全。

缺点:① 由于内外网完全物理隔离,两张网络单独建设,投资规模增大;② 灵活性稍弱,一台终端只属于一张网,不能同时对两网资源进行访问,也不能自由切换;③ 需要管理两张网络,增加管理成本。

2. **内外网融合的物理架构**　院区的内网业务以及办公业务都在一张基础网络上运行,在这一网络架构之上,无论是数据的类型、重要程度,还是对网络的要求,以及数据流方向都不尽相同,使得网络数据复杂度提高而可控性下降。

优点:可以减少投资,并且可以根据需要让某部分终端同时访问两个区域,而且内外网融合所需设备相对较少,在维护和购买设备方面都最大限度地减少了成本。

缺点:所有业务都在一张基础网上,两网仅逻辑隔离,外网对设备的攻击可能引起内外网络全面瘫痪。

基础设施设备选型建议采用传统的三层网络架构,将网络分为核心、汇聚、接入三层。

### (二) 信息化平台管理

养老机构信息化平台的基本元素包含综合管理系统软件、智能硬件和大数据服务。养老机构综合管理系统软件主要包含 OA 管理子系统、老年人管理子系统、医疗护理管理子系统、药品管理子系统、膳食管理子系统、物资管理子系统及其他管理子系统。养老机构应通过优化和改进不同的功能模块,修正程序错误和漏洞,逐渐完善初期应用饮件开发中的不足,再根据养老机构的实际情况和政策形势的变化,调整各功能模块,不断优化信息系统内容、功能和流程以适应养老机构日常工作和今后发展需要。

1. **OA 管理子系统**　主要包括邮件收发、文件传阅、信息发布、考勤管理、文档下载、标准知识库等模块。

（1）老人管理子系统。主要包括老年人基础信息档案管理，出入院管理、请销假管理、满意度管理等模块。

（2）医疗护理管理子系统。主要包括健康档案管理、院内感染控制、医疗废弃物管理、医生工作站、护士工作站、医疗物资（包括一次性物品）管理、健康体检管理等模块。

（3）药品管理子系统。主要包括药品采购、药库管理、药房管理、库存管理、调价管理、特殊药品管理、发药管理、用药统计和分析等模块。

（4）膳食管理子系统。主要包括食品采购、食谱管理、订餐管理、统计分析、数据维护等模块。

（5）物资管理子系统。主要包括物资采购、固定资产管理、一般物资管理、特殊物资管理、统计查询和分析等模块。

（6）收费管理子系统。包括押金管理、基本收费管理、收费查询、入院缴费、出院结算、缴费通知单等模块。

（7）其他管理子系统。包括电子围栏系统、跌倒报警系统、远程查看系统等模块。智能硬件。养老机构可以选用以下一些能提高服务质量的智能硬件设备：① 离床感应器，一般用于监测老年人休息状态，若其离开床铺超过一定时间，则自动发出报警通知照护人员。② 多功能生命体征看护床垫，该床垫含有智能传感器，可以监测老年人的呼吸、心跳频率，尤其可以记录在床、离床及离床次数、离床时间统计。③ 尿湿感应器，失能老年人在尿湿的情况下，尿湿感应器能及时通知照护人员更换衣裤或纸尿裤等。

2. 大数据服务　养老机构信息化的作用不仅体现在有效管理与业务的流畅运行上，更有价值的是为管理部门做出科学决策提供数据支撑。因此，只有能够形成有效合理结论的数据挖掘技术与软件才能给养老机构信息化建设带来预期的效益。

**（三）信息化日常管理**

建立切实可行的信息化管理制度是养老机构信息系统的开发、实施、运行的可靠保证。养老机构信息系统涉及养老机构管理的方方面面，最终要和管理工作融为一体。

1. 建立信息化工作机构　设立信息化工作领导小组，负责信息化系统建设工作，对信息化工作的重大问题进行研究、决策。领导小组下设办公室，负责信息化系统建设工作的归口管理。

2. 人员配置　至少配备一名专（兼）职网管，负责信息化建设工作的日常管理。

3. 信息化设备管理　制定信息化设备使用和维护管理的职责、分类、使用和日常维护要求。养老机构信息化设备通常包括机房设备（UPS、服务器），监控设备（前端监视设备、后端存储、控制及显示设备），网络硬件设备（交换机、路由器、防火墙）等。

4. 信息系统安全保护　计算机信息系统安全保护在我国已经有相应的标准，养老机构信息系统安全保护等级定级方法参见国家标准《信息系统安全等级保护定级指南》。

5. 人员培训　网管应有专业的计算机知识，养老机构如有条件，对网管的培训应从信息系统建设的初期开始，跟随系统集成商一起完成整个系统的建设，在工作中不断学习进步，使其掌握整个系统的情况，为系统运行后的维护工作打下扎实的基础。普通操作员主要由养老机构各科室、部门的人员组成。对这些人员的培训应该从实际情况出发，既培训计算机使用的基础知识，又要他们熟练掌握系统使用功能的操作。

6. 信息保护　养老机构应采取必要措施保护每位入住对象的隐私，可通过制定切实有效的方法、合理的步骤,采取必要的安全手段保护已存储的个人及组织机密信息。

## 七、后勤管理

养老机构后勤管理是养老机构日常运营管理的重要组成部分,主要担负着管理保障和服务等职能。后勤管理水平的高低直接关系到养老机构服务质量、经济效益和社会效益。后勤管理范围包括养老机构服务外包管理、基本建设管理、采购与物资管理、设施设备管理、能源管理、环境管理、安全管理等方面。

### (一) 服务外包管理

养老机构后勤服务的很多职能可由社会服务机构承担,外包后勤人员的技术水准、服务意识、行为规范等直接影响服务质量与满意度。因此,对外包公司的规范化、精细化管理和考核尤为重要。

### (二) 基本建设管理

养老机构基本建设管理是一项综合性管理工作,具有政策性强、涉及部门多、技术要求高、实施周期长等特点。基本建设包括新建、改建、扩建以及大修、改造等。我国养老服务事业正蓬勃发展,作为养老机构的管理者掌握一些基本建设方面的知识,对根据服务需求不断改善机构布局、设施设备配备等工作均有帮助。

1. 基本建设程序 养老机构的基本建设程序是指工程项目从策划、立项、评估、决策、设计、施工至竣工验收、投入使用的整个建设过程,其管理必须严格遵循国家以及地方有关法规和制度。

(1) 工程建设前期阶段。主要包括初步方案论证、项目建议书报审、可行性研究报告报审等。

(2) 工程建设准备阶段。主要包括项目报建、工程招投标(主要包括设计、工程监理、地质勘探、工程施工)、初步设计、项目建设用地规划选址及建设方案规划许可、项目用地预审及获取土地使用权批准、项目环境影响评价审批、项目节能评估和审批、施工图报审、施工许可证及开工报告批复等。

(3) 工程建设实施阶段。主要包括工程建设项目施工准备(主要包括水、电、气、排水、通信、交通、场地)、工程建设项目组织施工(主要包括安监、质监等事项的报批)。

(4) 工程竣工验收备案与保修阶段。主要包括工程竣工验收备案、工程竣工档案编制报批等。

(5) 工程竣工决算审计交付资产阶段。主要包括工程审价、审计、财务决算报批、固定资产交付等。

2. 管理原则 坚持"科学决策、程序规范、合理设计、计划管理、权责一致、运行公开、质量第一、安全优先、廉洁有序"的原则,执行项目法人责任制(或者经批准实行代建制)、招标投标制、建设监理制和合同管理制四项工程管理制度。

### (三) 采购与物资管理

物资管理与采购工作的好坏直接影响到养老机构各部门使用效率乃至服务质量,采购与物资管理是养老机构成本控制的重点。

1. 合同管理 养老机构签订的合同应符合法律法规的要求,明确权利、义务和违约责任。事业单位性质养老机构要求所有经济合同经过专业律师会审,工程类、服务类(除咨询、网络技术外)项目签订合同时应附带签订安全协议。养老机构内部应明确合同流转、保管、存档等各个环节的执行部门,制定详细的工作内容及相应权责。

2. 物资验收　物资验收是对所购物资在入库前按照规定的制度、程序和方法进行检查和验收的工作,内容包括:

（1）凭证验收:检查发票、运单、入库单等是否齐全一致,并与合同相符。

（2）质量检验:检验物资是否与合同规定的质量标准相符,避免入库物资质量不好而影响使用。

（3）数量验收:核实进库物资是否与运单、发票及合同中规定的品种、规格、数量相符。

（4）出入库管理:养老机构应明确物资的入库、存储、出库（领用）、盘点、退库、报废等工作流程及职责,针对固定资产、低值易耗品等不同类型的物资,制定相适应的管理机制,保证账、卡、物的一致性。值得注意的是,养老机构应加强物资限额管理,针对各部门不同的需求情况,制定部门物资限额管理制度,按需发放日常物资。

## 八、风控管理

多数养老机构由于缺乏对风险的正确认知,风险防范意识薄弱,在意外安全事件发生后,应急处理方法不当,导致老年人生命财产受损,影响机构形象和经济效益。养老机构的老年人在入院期、入住适应期、入住期、出院等各个环节都面临着不同程度的安全风险,尤其是养老机构中的高龄老人,出现意外伤亡的风险非常高。因此,风控管理对于养老机构的持续稳定经营至关重要。养老机构管理者应增强风险意识,正确分析风险出现的原因,通过积极采取防范措施来有效减少风险可能造成的损失。

### （一）养老机构风险、风控管理的定义

养老机构风险是指养老机构在特定条件和时期内,由于自然灾害风险、人为原因导致的某种损失,具有客观性、突发性、多变性、相对性和无形性等特征。

养老机构风控管理是指养老机构围绕总体经营目标,由院领导（董事会）、管理层和员工共同参与,以风险识别为模型,辨识可能对养老机构造成潜在的影响的事项,进而设计出养老机构风险应对措施,消灭或减少风险事件发生的各种可能性,或减少风险事件发生时造成的损失。

### （二）养老机构风险控制流程

养老机构要从根源上控制风险的发生,需要营造良好的内部控制环境,进行全面风险评估,加强控制活动,推进信息与沟通建设,强化内部监督,完善并规范风控管理。

从养老机构的运营层面来看,建立健全内部控制体系,针对主要风险点,梳理一套完善的标准化流程和规范是非常必要的,这样有助于实现风控管理的目标。养老机构风险控制流程主要包括风险的识别、分析、评价、应对、改进五个步骤。

### （三）养老机构风险防控的重点工作

养老机构应围绕机构发展战略,通过在管理的各个环节和经营过程中进行风险识别、评估和应对,培育良好的风险管理文化,完善风险管理的组织体系,建立风控管理制度,从而为实现风控管理的总体目标提供保障。具体来讲,根据养老机构常见风险的特点,重点要做好以下几个方面的工作。

1. 加强安全教育

（1）制订各部门安全教育计划,确定安全教育内容、组织教育形式、教育培训时间,并严格贯彻落实。

（2）每年定期组织机构内全体人员参与安全教育，对全员进行安全教育知识的宣传工作。

（3）定期组织消防专业人员来机构进行消防演习、安全事件的疏散工作，指导和培训安保人员、其他部门人员及老年人应急逃生的正确方式。

（4）严格规定新员工上岗前必须接受安全知识培训，包括防火、防盗、防破坏、防灾害、防事故等相关内容，并进行笔试考试和实战操作，考核合格方可上岗。

2. 明确安全责任

（1）确定领导责任。院长是第一责任人，依照相关法律法规及机构管理规定等对机构安全工作负有全责；各部门安全分管领导是直接责任人，对安全工作直接负责；具体的安全责任问题，因个人过失造成的人、财、物的损失，要依法追究个人责任。此外，要做好岗位责任工作，明确安全责任，做到人人身上有责任，树立"安全工作，人人有责"的意识。

（2）做好安全稳定工作。建立健全本机构治安保卫工作的各项工作制度，实行目标管理、分级管理、定期考核、奖赏惩罚，成立安全稳定工作小组，明确工作小组职责。

（3）做好安全保卫组织建设。提高安保人员的思想素质、职业道德、业务素质，强化安保人员的责任感。维护全机构的安全，贯彻落实"八无"，即无政治事故、无交通事故、无火灾事故、无盗窃事故、无医疗事故、无伤亡事故、无违法乱纪、无食物中毒事故。

（4）确定安全检查标准。定期进行安全检查，或不定期进行安全抽查，严格按照安全标准展开检查工作，及时发现存在的安全隐患，同时针对暂时难以解决的不安全因素采取临时安全防范措施，做到杜绝安全问题，从源头上保障安全工作。

（5）明确交通事故责任。机构专车司机应完全遵守交通安全管理规定，自觉按时按标准完成管理手册中规定的自我安全教育，加强岗位安全责任意识。

3. 制定安全制度　安全制度是确保机构安全工作的硬件指标，规范安全标准、安全内容以及人员的行为和意识。养老机构基本安全制度应包括内保安全制度、消防安全制度以及交通安全制度等方面的内容。

（1）内保安全制度。主要包括《安全检查制度》《安全责任事故查究制度》《安全生产制度》《安全档案管理制度》《机构安全保卫制度》《院内巡逻、巡视制度》《外来人员管理制度》《食堂库房安全管理制度》等。

（2）消防安全管理制度。主要包括《消防安全例会制度》《消防安全知识宣传教育制度》《防火巡查制度》《防火检查制度》《火灾隐患整改制度》《消防控制室值班制度》《消防值班制度》《配电室消防管理制度》《消防疏散设施管理制度》《用电防火安全管理制度》《用火动火安全管理制度》《管道燃气使用安全管理制度》《灭火和应急疏散预案演练制度》《易燃易爆危险物品和场所防火防爆制度》等。

（3）交通安全制度。主要包括《交通安全管理制度》《院内步行人员的交通安全管理规定》《交通安全事故处理规定》等内容。

4. 加强保密管理

（1）做好文件登记和保密制度。后勤管理中心对员工、入住老年人及来访人员的相关隐私资料要严格做好资料存放、保密工作，严禁外泄，保护个人隐私。

（2）制定和落实秘密文件、资料、档案的借用管理制度。如需借用、查阅秘密文件、资料、档案，需要提交相关文件证明和申请，经主管领导批准，并按照相关借用手续进行登记。

（3）如发现材料遗失、人员信息外泄等现象，要及时向上级领导汇报，认真处理，并进行全面检查,如发现内部员工出现泄密行为,视情节严重程度,依法律规定进行行政或刑事处理。

5. 做好应急处理

(1) 保护好刑事、治安案件、灾害事故现场,及时组织抢救受伤人员和物资,并在第一时间内向有关公安机关报告,协助公安机关侦查、处理。

(2) 一旦发生安全事件,安全管理区责任人必须第一时间向主管领导和操作中心汇报,得到指示后及时做出处理。

(3) 安全部门应针对机构可能出现的各种安全事件、灾害事故等情况,事前制定好相关的应急预案,避免事件、事故发生时,出现恐慌、无措、损失重大等问题。

(4) 针对发生的风险事故,安全管理部门要及时进行风险控制,及时对安全事件、灾害事故进行风险分析,制定防治措施,将损失控制在最小范围内。

## 九、质量管理

随着我国老龄化程度的加深,如何满足老年人的养老服务需求和提高老年人的晚年生活质量,已成为社会普遍关注的重大民生问题。养老机构的服务质量直接关系到老年人的晚年生活幸福感,也是养老机构长远可持续发展的核心要素。因此,养老机构应构建运行有效的服务质量管理体系,通过系统化、规范化、科学化的管理,提高养老机构过程控制和持续改进的能力,不断提升养老服务质量,提高老年人及其家属的满意度,从而提升养老机构品牌形象,增强市场竞争力。

### (一) 质量管理概述

质量管理是指在质量方面指挥和控制组织的协调一致的活动,包括制定质量方针、质量目标、质量策划、质量控制、质量保证等。

质量管理体系是指在质量方面指挥和控制组织的管理体系。质量管理体系是组织内部建立的、为实现质量目标所必需的、系统的质量管理模式,是组织的一项战略决策。它将资源与过程结合,以过程管理方法进行的系统管理,一般包括与管理活动、资源提供、产品实现以及测量、分析与改进活动相关的过程组成。一般以文件化的方式,成为组织内部质量管理工作的要求。质量管理的理解要点如下:

(1) 养老机构质量管理的目的是实现质量目标,质量目标是质量管理体系评价的主要依据。养老机构可根据不同老年人的服务需求,制定可检查、可量化和可实现的质量目标。

(2) 养老服务管理的各环节都与质量管理密切相关,质量管理是通过质量策划、控制、改进等一系列管理活动来确保质量目标的实现。因此,养老机构在质量管理活动中,可运用过程方法和 PDCA 循环的管理模式(策划—实施—检查—改进),在提高工作效率和工作效能的同时,持续改进服务质量,不断提升养老机构的管理水平。

(3) 养老机构质量管理的七项原则包括以顾客为关注焦点、领导作用、全员积极参与、过程方法、改进、循证决策和关系管理。养老机构应以满足老年人需求并且努力超越其期望为首要关注点,将质量管理的七项原则贯穿养老服务过程的始终,并管理好与所有相关方的关系,赢得和保持老年人和其他有关相关方的信任以获得持续成功。

### (二) 养老机构质量管理的流程

随着养老服务业的快速发展,对养老机构的服务质量和管理水平提出了迫切要求,建立质量标准和管理规范已成为养老服务质量管理的首要任务。养老机构在开展质量管理体系建设时,应以 ISO9001:2015 质量管理体系为建设基础,在服务过程中所涉及的各任务环节实现质量目标确认与过程控制,通过分析各环节质量过程控制及考核数据,识别服务过程中的机遇与风险,实现服务质量数据采集、统计、分析和服务质量的持续改进。

1. 建立质量管理部门 养老机构应指定部门并由专人负责质量管理工作,规模较大的养老机构可设置专门的质量管理部门,其职能是负责本机构服务质量方针、目标的设计和制定,服务质量的评估、监督和管理工作,质量管理制度和保障机制的建立健全,体系文件的管理和控制,内部审核、管理评审等工作的组织策划等,各职能部门负责人应根据质量管理要求落实相应的实施措施。

2. 梳理服务全过程 按照 ISO9001:2015 质量管理体系标准要求,应明确养老机构内各职能部门、员工的职责和权限;梳理并规范各部门业务工作流程、工作记录;在工作流程中设置质量监控环节和监控记录;建立有效的质量文件和程序文件;制定年度质量目标和部门分解目标,质量目标的测量应做到有据可查。为确保质量管理体系运行的有效性,养老机构还应根据机构内、外部情况变化,开展体系评审工作,及时修订相关工作文件。

3. 开展服务质量数据分析 服务质量数据包括各项服务关键环节、监控环节的工作记录数据、服务满意度测评数据、服务质量监测数据等,各部门应根据自身工作特点,采集相关工作数据,开展数据分析,为持续改进质量工作目标、提升服务质量提供依据。

4. 建立全面质量考核体系 养老机构应根据岗位职责、服务质量要求、服务管理相关制度制定相应的考核体系,确定服务质量控制点。考核可根据机构实际情况,采取现场观察、提问、调阅记录等形式进行定期或不定期考核,宜在一定时间段内,如一个季度、一年内,做到考点考核全覆盖。考核体系不仅要考核员工是否熟悉且遵从岗位职责、权限和工作流程的相关要求,同时也要检查现有的体系文件、制度规定是否符合标准要求和工作实际,对于考核中发现的服务质量问题,应及时落实整改并进行跟踪验证。

5. 开展服务质量评价 养老机构应定期开展服务质量评价,以评估各部门确定服务提供是否满足策划的目标和要求。服务质量评价的内容主要包括服务项目、服务质量、服务人员、服务满意度、工作记录和归档情况等。通过机构自行组织的质量考核,服务满意度测评,召开民管会、伙委会、家属座谈会听取服务质量意见,邀请第三方专业机构进行服务质量评价等评价形式,结合投诉处理等相关信息的收集和分析,对机构提供的服务质量进行全面评价;通过召开工作例会、座谈会等相关会议,查找问题,分析原因,及时纠正和制定预防措施,并对实施措施的有效性进行跟踪评价,以确保提供的服务持续满足养老服务要求。

**(三) 养老机构质量管理的工具与方法**

养老机构在开展质量管理活动过程中,可灵活运用质量管理的工具与方法,从经常变化的服务过程中,系统地收集与服务质量有关的各种数据,并用统计方法对数据进行整理、加工和分析,从中找出质量变化的规律,实现对质量的控制。

1. 质量管理工具简介 目前比较流行的质量管理工具有"老七种"工具和"新七种"工具。"老七种"工具主要包括:调查表、分层法、因果图、排列图、直方图、散布图、控制图;"新七种"工具主要包括:关联图、亲和图、系统图、矩阵图、矩阵数据分析法、过程决策程序图、网络图。

2. 养老机构质量管理常见方法 质量管理方法有很多种,这里简要介绍四种在养老机构较为常见的质量管理方法。

(1) PDCA 循环。将质量管理分为四个阶段,即计划(plan)、执行(do)、检查(check)、处理(act)。在质量管理活动中,要求把各项工作按照计划实施,并检查实施效果,然后将成功的纳入标准,不成功的留待下一循环去解决。这一工作方法是质量管理的基本方法,也是管理各项工作的一般规律。

(2) 品管圈。品管圈即品质(quality)、管理(control)、圈子(circle),简称QCC,是由相同、相近或互补性质的工作场所的人们自动自发组成数人一圈的小圈团体(又称QC小组,一般6人左右),全体合作、集思广益,按照一定的活动程序来解决工作现场、管理、文化等方面所发生的问题及课题,目前在护理管理中应用较多。QC小组应遵循计划、实施、检查、处理工作程序,按照选择课题、现状调查、设定目标、原因分析、确定要因、制定对策、对策实施、检查效果、制定巩固措施、总结等步骤开展品管圈活动。

(3) 6S管理。6S,即整理(seiri)、整顿(seition)、清扫(seiso)、清洁(seiketsu)、素养(shitsuke)、安全(security),是以现场为中心而推行的一项基础管理活动,只有不断地深入现场、发现问题、解决问题,创造亮点,才能使管理活动深入持久地坚持下去。

(4) 根本原因分析。根本原因分析(root cause analysis,RCA)是指根本原因分析法,是一项结构化的问题处理法,通过回溯性失误分析,逐步找出问题的根本原因并加以解决。根本原因分析法的目标是:找出问题(发生了什么);分析原因(为什么发生);采取措施(什么办法能够阻止问题再次发生)。

## 十、标准化管理

### (一) 标准化管理基本概念

标准化管理以机构标准体系为基础,简化、统一、协调、优化机构各类专业管理体系文件和日常重复使用、共同使用的规章制度,促进机构形成一套完整、协调配合、自我完善的运行机制,获取卓越绩效,从而给顾客和社会提供优质服务。标准化管理对提高养老机构的服务质量和管理水平,推动养老事业的规范化和现代化建设具有重要作用。

### (二) 标准化管理参考依据

养老机构属于服务业范畴,因此养老机构建立和实施标准体系的依据是《服务业组织标准化工作指南标准体系》(GB/T 24421.2)和《养老服务标准体系建设指南》。

### (三) 养老服务标准化的意义

在社会养老服务体系建设任务极其繁重的今天,社会养老服务体系的标准化建设可以在养老服务行业获得最佳秩序并使得社会效益最大化,起到事半功倍的积极作用。主要可以达到以下效果:

1. 为养老机构的管理科学化打下坚实的基础　在遵循客观经济规律的基础上对于养老机构进行科学有效的标准化管理,其遵循的各种管理制度都以标准化为基础。

2. 促进养老机构更好发展　对于养老服务标准的建设实施可以促进养老机构全面健康发展,规范市场准入制度,避免重复劳动,从而提高经济效益。

3. 保证养老机构服务质量的同时维护老年人利益　标准化还会成为衡量照护人员服务质量高低的标尺,成为提升照护人员服务热情的有效工具。

4. 养老服务标准的建设实施还可以保障老年人的身体健康与生命安全　针对安全、质量、环保等方面的标准制定并发布后,可成为衡量养老服务机构服务质量的关键环节。

### (四) 机构标准化的主要工作内容

养老机构标准化工作的内容是围绕服务的提供建立科学完善的标准体系并有效运行。

各类养老机构甚至同类养老机构由于性质、规模不同,标准化工作内容也不尽相同,但归纳其相同之处,养老机构标准化工作一般应有以下内容:

1. 标准化工作的领导机构和工作机构  设立标准化领导小组,负责领导机构的标准化工作,对标准化工作的重大问题进行研究、决策。设立标准化办公室,即机构标准化工作的工作机构,负责机构标准化工作的归口管理。各部门应根据需要设立标准化兼职人员,对标准化工作进行日常管理。

2. 标准化现状调查  通过汇总和分析机构的职责分配情况,现有服务标准、工作标准、管理标准及其执行情况,质量、风险、信息安全、环境、职业健康安全管理的基础等事项,识别标准化工作需求,界定标准化范围。

3. 标准化工作的组织管理  结合养老机构经营和发展目标,编制标准化工作规划或计划,制定标准化管理办法,并根据标准化工作需要,配备专(兼)职标准化人员,明确职责和权限(以文件形式明确)。

4. 建立和完善标准体系  收集资料并整理成文件,编制养老机构标准体系结构图和标准明细表,在此基础上组织相关人员补充制定新标准、修改完善原有标准。标准化工作人员应对标准体系实行动态管理,将新发布的标准及时纳入体系,对于已修订的标准及时更新,对于废止的标准应终止使用。

5. 推动标准实施  制订实施计划,包括确定标准实施范围、实施人员、实施进度和具体要求。在此基础上做好实施准备工作,包括组织准备、人员准备、物资准备、技术准备等。在完成以上各项准备后,应按计划组织标准的实施,使标准规定的各项要求在服务过程的各个环节上加以实现。

6. 标准实施的监督与评价  养老机构应对标准的实施情况进行定期或不定期监督和检查,及时发现标准本身存在的问题和不足,以便日后对标准做进一步修订和完善。在监督和检查过裂中,养老机构应对一些好的做法给予褒奖,而对不符合标准的行为应及时进行纠正。

## 第三节  养老服务未来发展趋势

我国经历了 20 年的老龄化进程,养老服务业得到快速和规模化发展,全国共有各类养老机构和设施超过 20 万家,养老床位 775 万张,其中民办养老机构超过 50%,为未来发展奠定了基础。近年来,国家深入推进供给侧改革,要求养老服务业转型升级,对养老服务发展提出了更高的目标:确保到 2022 年,在保障人人享有基本养老服务的基础上,有效满足老年人多样化、多层次养老服务需求,老年人及其子女的获得感、幸福感、安全感显著提高。中国养老服务行业发展将以专业化、标准化、品牌化为主线,大幅提高服务质量和服务水平。

### 一、注重培育养老市场

推动中国养老产业持续健康发展,推进养老产业供给侧结构性改革,保增长,重质量,紧紧围绕"五位一体"总体布局和"四个全面"战略布局,坚持以新发展理念引领经济发展新常态,坚持中国特色卫生与健康发展道路,持续深化简政放权、放管结合、优化服务改革,积极应对人口老龄化,培养健康养老意识,加快推进养老服务业供给侧结构性改革,保障基本需求,繁荣养老市场,提升服务质量,让广大老年群体享受优质养老服务,切实增强人民群众获得感。

## 二、注重人文关怀

发展养老服务业是一项系统工程，需要做的事情很多，尤其需要转变思想观念，倡导文化养老，实行物质供养与精神养老并举，在养老服务中注入更多的人文关怀，给予乐养文化与养老设施建设同样的重视，实现"老有所养、老有所依、老有所乐、老有所安"。

由于老年人具有特殊的生理、心理特性，他们在身体状况、情感状态等很多方面都较为脆弱。研究表明，为老年人提供人文关怀照护可以促进独立并降低他们的孤独感，维护老年人的尊严，促进其健康老龄化。随着社会经济的发展，人文关怀在老年人的照护中越来越多地被强调。从建筑设计、室内装潢，到社会工作活动、心理护理，从个性化护理方案、精细化护理细节，到健康宣教、特殊饮食，都要以老年人为中心，将人文关怀落实到养老服务实践的方方面面，帮助老年人建立起一种积极的养老理念，乐观地面对自己的晚年生活。

## 三、注重医养结合

人口老龄化伴随而来的是老年人健康和照护需求的猛增，老年人由于其生理、心理、社会适应能力均有不同程度的衰退，具有患病率高、患病种类多、病程长、并发症易发生、治疗难度高等特点，迫切需要全人、全程、全方位的健康管理服务跟进，即健康检查与指导，健康危险因素评估，健康干预和康复。目前，医养结合服务模式主要有三种实施途径：在医院中设立医养结合服务机构，在养老机构中设立健康服务机构，养老机构与医疗机构开展合作。在各地区广泛实践的基础上，医养结合的模式在不断创新和发展。

## 四、注重人才队伍的建设

依托院校和养老机构建立养老服务实训基地，加快老年医学、康复、护理、营养、心理和社会工作等方面的专门人才队伍建设。推动普通高校和职业院校开发养老服务和老年教育课程，为社区、老年教育机构及养老服务机构等提供教学资源及服务。总的来说，养老服务未来的发展，必然要依靠养老服务人才队伍的建设。

## 五、注重居家社区机构养老的融合发展

为积极、科学应对人口老龄化，近年来，我国逐步建立健全以居家为基础、社区为依托、机构为补充的多层次养老服务体系。但在养老服务深化发展中，居家养老专业性不足、机构养老一床难求与床位空置、社区养老服务供需不平衡等结构性矛盾不断凸显。在经济社会新常态发展下，打破原来的固有模式和分割，将居家、社区和机构养老服务融合起来，取长补短，形成适合城乡发展实际和贴合老年人需求的养老模式。近年来，通过不断探索和尝试，目前成效显著。

## 六、注重智慧养老

随着老龄化社会的到来，养老问题日益严峻，养老床位紧张，养老服务人员不足、医疗服务水平受限等现象日益突出，依托现代科技的智能养老就显得尤为迫切和重要，而信息化技术的快速发展，也为智慧养老的发展创造了良好的条件。智慧养老是面向居家老人、社区及养老机构的传感网络系统与信息平台，并在此基础上提供实时、快捷、高效、低成本的，物联

化、互联化、智能化的养老服务。

在智慧健康养老的大背景下,远程医疗照护、在线监测、人工智能、数据共享等系统智能化手段,便携式、可穿戴、自助式、高灵敏度等装备智能化手段,人工记忆和提醒、简单便捷、人性化、可定制的服务智能化手段,及时性、全面性、集成化、可预测等管理智能化手段将成为未来养老产业发展方向。作为对传统养老模式的一场革命,智慧养老将结合信息科技的优势与力量,为我国养老事业和产业面临的难题与困境提供新的思路和切实可行的实践道路。

(马小燕　周英霞)

**思考题**

1. 简述机构养老服务内容。
2. 如何在机构开展文化娱乐和心理辅导?
3. 模拟自己筹建一家养老机构,并设立组织架构。
4. 养老机构未来如何开展医养结合?

# 第十二章　老年人社会保障

 情境导入

　　李奶奶,80岁,生有五个子女,按理说子女均已成家,李奶奶理应享受晚年生活,但现实是五个子女在赡养老人的义务上相互推诿。原来李奶奶的老伴去世后留下的唯一财产是他们居住的这套房子。因为小儿子结婚时没有房子,李奶奶一时心软,在没有同其他子女协商的情况下,就将房屋过户给了小儿子。小儿子结婚后,夫妻二人并没有因为得到家产而赡养老人,他们认为其他的兄弟姐妹也或多或少得到父母亲的资助才成家立业,不应由他一人承担赡养义务。而其余的兄弟姐妹却因母亲将房产赠予了老小,不愿赡养母亲。不久前,李奶奶患了一场大病身边却无一儿女照看,老人心里非常伤心,但也无可奈何。

　　1. 老年人有哪些权益? 如何保护老年人权益?

　　2. 子女应该尽到哪些义务? 孝道文化如何传承?

　　3. 随着社会发展养老保险制度不断完善,目前有哪些保险?

　　4. 老年人如何参加志愿服务?

　　在我国快速老龄化的形势下,老年人已逐步形成一个构成复杂的庞大群体,随着年龄的增长,生理机能日益退化,老年人逐步退出主要政治生活领域。全面构建小康社会,需要坚持以人为本的理念,从最广大人民群众的根本利益出发,重视、尊重每个人的尊严、需求、应当享有的权利以及个人价值的实现。而作为弱势群体的老年人,更需要国家和社会出台政策法规对其合法权益进行保障。所以,保障老年人权益是促进社会发展的必要,也是构建社会主义和谐社会的需要。

# 第一节 老年人权益保护

## 一、老年人权益概述

"权益"一词在日常生活中时常会遇到,比如消费者权益、劳动者权益、青少年权益等各种权益。"权益"不等同于权利,"权益"包含权利和利益两方面的内容,利益是权利的表现形式,是法律主体通过一定的权利进行维护,进而保护自身的利益。因此,在法律上,权益是指经受法律确认并由法律保护的公民的权利和利益的总称。

老年人的权益,是指按照中国法律法规的规定,老年人应享有的权利和权益。老年人权利强调的是老年人作为社会主体所处的地位,而老年人权益还包含权利的价值功能,更侧重于国家和社会赋予老年人各种合法权益比如人身权、财产权等保障,强调老年人实际所获得的利益。老年人权益不仅拥有普通公民的基本权益,包含物权、债权、知识产权等与财产权有关的权利,还包括专属于老年人的物质帮助权、受赡养权、社会保障权、社会优待等特殊权益。

## 二、实施老年人权益保障的意义

### (一) 关注老年人合法权益的现实需要

老年人口逐年增多,老龄化、高龄化给社会带来各种新的挑战,老年人群体已经成为社会的弱势群体。由于计划生育政策的实行,老少比例很高,在"四二一"的家庭模式下,一对年轻夫妇在照顾四个老年人同时还要承担一个小孩的生活负担,这样的家庭结构难免会忽略对老年人的照料。加之传统孝文化意识的弱化,虐老、欺老、侵犯老年人权利的案件时常发生。文明的进步在于对待弱者的态度,现代社会的人权发展也应更加注重对弱势群体的保护,需要加强对老年人的保护。相对于政策、私人合同或慈善救助,制定权益保障制度保护更具有稳定性和连续性,能让老年人感受到自身受到尊重而不被看成一种施舍,能让老年人晚年依然感受到做人的尊严。

### (二) 保障老年人合法权益的法治需要

老年人由于生理因素无法再通过劳动获取更多自己的利益,加上社会、家庭对老年人权益的未予以重视,导致老年人群体的生存权和发展权受到一定的威胁。但随着经济社会不断发展,人们法治意识越来越重视,老年人权益保障问题不仅仅是子女、家庭的问题,更是全社会应重视的问题。尤其是随着国家人口结构的变化、老龄化进程的加快,老年人权益保障问题显然已成为全社会、全世界共同关注的问题。保障老年人的合法权益,也是全社会、全人类的共同责任。党和国家高度重视老年人权益的保障,2004 年我国宪法修正案将"国家尊重和保障人权"写进宪法,这是历史性的进步。只有全社会重视起来,积极行动,全员参与,拿起法律的武器,才能真正保护老年人的合法权益。

### (三) 构建和谐社会的必然要求

和谐社会一直是人们所追求的一种理想社会状态。我们所要建设的社会主义和谐社会,应该是民主法制、公平正义、诚信友爱、充满活力、安定有序、人与自然和谐相处的社会。公平正义是社会主义和谐社会的基本要求,应从最广大人民群众的根本利益出发,重视、尊重每个人的尊严、需求、应当享有的权益以及个人价值的实现。在实现社会公平正义的过程中,由于各种因素的原因,或多或少的存在一些不公平现象。在目前我国老龄化的社会背景下,老年人作为一个复杂的庞大群体,天然成为社会弱势群体。老龄化问题是关系国计民生和国家长治久安的重大问题,要认真解决好老年人的实际问题,妥善安置好老年人的切实利益,解决好关系到老年人权益的矛盾。

## 三、国外老年人权益立法保障

随着全球人口老龄化趋势的快速发展,国际社会对于老年人权益的保障意识逐步强化,通过立法形式保护老年人的合法权益,是现代国家普遍的价值选择,也是社会文明进步的必然要求,也反映出整个国际社会对老年人的尊严与自由的维护。

联合国在1982年和2002年分别通过了《维也纳国际行动计划》和《马德里国际行动计划》。1991年和1992年,又先后发布了《联合国老年人原则》和《老龄问题宣言》。这四个政策文件的颁布为各国老年人权益的保障提供了重要行动准则。目前,联合国正在积极筹备《联合国老年人权利公约》的立法起草工作。在对老年人权益保障的维护方面,世界各国也积极出台了相应的法律法规。其中,德国是世界上建立养老保障制度最早的国家,其制度完善程度较高。日本是世界上国民平均寿命最长的国家,其长寿的秘诀也得益于制定了较为完备的老年人养老保障制度。我国可借鉴和参考他国先进的经验,不断完善老年人权益保障制度。

### (一)日本老年人权益保障制度

日本是亚洲第一个实施社会保险的国家。目前日本已经进入一个低出生率、低死亡率和低自然增长率的"三低"阶段,即所谓的人口"少子老龄化"阶段。人口结构发展的变化趋势严重影响到养老、教育、医疗等多个领域。为应对老龄化社会,日本在1963年7月出台了《老人福利法》,被称为"老人宪章",该法不仅对老年人应享有的福利权利及相关义务进行了明确规定,并且以法律的强制力保障老年人应获得的各项权益。为了更好地适应社会的发展,该法案先后进行了三次修订。法律中强调国家和政府在保障老年人各项权益方面应负的责任,以及应该承担的社会福利费用。要求国家和社会应该兴建福利机构,对那些在家中养老有困难的老年人进行收养,同时还要求机构提供福利服务和开展终身教育等福利措施,以保障老年人的身心健康。此外,还指出社会和个人应当承担的义务,明确了国家、地方政府和社会福利法人分别承担费用的比例、支付方式,制定了对营利性老年人福利事业的审批、经营及对其行政监督的各项制度,并将每年的9月15日定为日本的"敬老日",体现整个社会对老年人的尊重和爱护。

随着老年人医疗保健费用的比例在全民医疗费用中快速增长,日本在1982年针对老年人就医权和健康权又出台了《老人保健法》,该法的制定旨在确保医疗服务的基础上,重视疾病预防、治疗及功能训练等综合性保健,促进整体国民的保健水平和加强老年人福利事业的发展。《老人保健法》中提出"40岁保健,70岁医疗"的原则。它强调预防保健应从中年开始,年满40岁以上的国民均可免费享受疾病的预防诊断、检查、保健等治疗,疾病重在预防;规定70岁以上的老年人除支付必要的医疗费用之外,原则上可享受免费医疗。

2000年4月1日,日本再次针对生活不能自理或有设施、服务需要的老年人推出《护理保险法》,该法制定通过社会保险来为老年人护理所需的设施、服务等费用提供支持,并培训照护人员,将家庭养老与社会养老同时进行。该法明确了在护理保险基金中各方承担老年人护理花费的比例,个人和国家税金分别承担缴费部分为50%。对老年人护理花费应当如何承担,确定由各方按照比例进行承担。日本此项法规不仅保障了老年人权益,也减轻了家庭的负担。

《老人福利法》《老人保健法》和《护理保险法》等多个法律政策,从老年人社会生活的各个方面进行保护,这些法律的出台和实施,构建了日本老年人权益保障的法律体系,有力保护了老年人的各项权益。

### (二) 德国老年人权益保障制度

作为欧洲的发达国家,德国较其他国家更早进入了严重的老龄化阶段。为应对老龄化,德国采取了大量制度性措施对老年人权益进行保护。德国保障模式采用分散立法的方式,完善老年人权益保障的法律保障体系。德国先后制定了《社会保障法》《劳工老年残疾保险法》《帝国保险法典》《工人养老保险》《社会法典》等多部法律法规,保障覆盖了法定健康、年金、护理保险等多个方面。德国的社会养老保障体系包括四个方面:第一,社会基本养老保障。该规定要求所有职员必须将总收入的20%缴纳到养老保险金中,分别由雇员和雇主各承担一半,一般年满65岁者即可领取社会养老金。第二,私人养老金计划。由企业和员工分别缴付,所缴资金可用来投资,收益和本金均在员工的个人账户中供退休后使用,但不允许提前取出。第三,个人储蓄养老。政府在政策上的提供优惠,鼓励个人为养老进行存款。第四,专门援助计划。对老年人出台各种优惠政策,包括医疗照顾、住房基金、民间援助、监护等多方面。除此之外,德国还颁布了《社会护理保险法》,以此来完善老年人保护的国内立法。

## 四、我国老年人权益立法保障

在国际社会针对老年人权益保障理念的影响下,我国出台了历史上第一部专门针对老年人权益保障的法律法规——《中华人民共和国老年人权益保障法》(以下简称《老年法》),该法于1996年8月29日第八届全国人大代表常务委员会第二十一次会议中通过并于当年10月1日起实施。为顺应时代发展更加完善老年人权益保障的法律制度,保障社会养老服务体系的健康运行,2013年国家对《老年法》进行了修订,修订后的《老年法》从6章50条扩展为9章85条,新法中将积极应对人口老龄化纳入国民经济和社会发展总体布局中,标志着我国老年人权益保障进入法制化的全新阶段。

我国老年人作为具有中国国籍的公民,除了享有中国公民的基本权益外,《老年法》还规定,"国家和社会应有责任有义务,为保障老年人各项权益制定制度,逐步改善保障老年人生活、健康、安全以及参与社会发展等各项条件,真正实现老有所养、老有所医、老有所为、老有所学、老有所乐"。《老年法》中对于老年人的特殊权益可以概括为受赡养权、就医权、参与权、受教育权、婚姻自由权和文化娱乐权等六大项。

### (一) 受赡养权

受赡养权是指老年人在年老时有从国家或社会、家庭多方面获得扶养的权利,在经济上收入有保障、在生活上有人在照料、精神上可以给予安慰。"老有所养"是《老年法》确立保障老年人权益目标"五老"之首,受赡养权就是"老有所养"的直接表现形式。受赡养权在所有权益中位居榜首,具有极其重要的意义,因为随着年龄的增长,老年人生理各项机能逐步退化,自我供养的能力也大大减弱,如果到了老年而无人赡养将直接影响老年人的基本正常生活。

《老年法》对受赡养权做出规定,规定老年人有获得物质供给、生活救助、享有社会保险和社会优先待遇的权利,明确规定老年人的子女等赡养义务人必须承担老年人的赡养义务。值得注意的是,《老年法》规定的受赡养权不仅仅包含物质需要、生活照料,还包含精神及社会优待等各个方面,《老年法》将老年人精神上的赡养写入法律。

### (二) 就医权

老年人随着年龄的增长其患病的机率也快速增高,就医的需求逐渐增多,就医权可以视为老有所医的表现形式。就医权从疾病的预防、治疗及康复三方面进行保障。新修订的《老年法》规定国家通过建立基本的医疗保险制度,保障老年人的基本生活,对低保或低收入家庭中的老年人,参加农村新型合作医疗或城镇职工医疗保险时个人需要缴纳保险费用部分由国家政府承担。对于经济特别困难、无人赡养或失去工作能力的老年人,各级地方政府应给予帮助,对流浪乞讨的老年人提供救助。另外,《老年法》针对需要长期接受照护的老年人制定了长期护理保障制度。

### (三) 婚姻自由权

婚姻自由是我国婚姻制度的重要原则,即独立自主的决定婚姻问题,不受他人干预和限制。《老年法》中第21条规定:"老年人的婚姻自由受法律保护。子女或者其他亲属不得干涉老年人在婚姻方面做出的决定。而赡养人的赡养义务不得因老年人婚姻关系变化而解除。"规定中明确对于干预老年人婚姻自由权行为进行批评教育,对有违反法律法规的行为进行处罚,严重情节者追究刑事责任。

婚姻美满对每个人来都是幸福生活不可缺少的部分,而老来伴对于老年人来说,更是精神寄托的重要来源。尤其目前随着社会经济的快速发展,子女远离家乡、进城追求理想,导致空巢老人群体越来越多。现实中很多子女对老年人再婚持反对意见,对于老年人的这种合法权益不予重视。作为子女不允许忽视老年人的合法权益,必须给予老年人应有的获得幸福的自由。

### (四) 社会参与权

老年人虽然到了退休的年龄,但并不意味着没有继续发光发热的能力,尤其是一些具有宝贵经验、熟练技能的专业人才,退休后身体依然硬朗、思路依然清晰,若因年龄限制无法继续为社会做出贡献,实则是一种巨大损失。因此,《老年法》中设置"参与社会发展"一章专门用以保障老年人的社会参与权,明确规定要充分发挥老年人的自身价值,保障老年人享有参与经济、政治、文化和社会生活等各方面的权益。通过法律来保障老年人社会参与权,不仅可以实现老年人自身的价值,同时也可以丰富老年人的晚年生活,促进和谐社会的发展。

### (五) 受教育权

受教育权是我国每个公民应享有的权利,我们有时在新闻中能看到一些老年人依然在考大学、考研,在追求理想的道路上从未停歇,但这些老年人的行为有时难以被认同甚至遭到家人或朋友的阻拦,老年人受教育的权利似乎很容易被人们忽视。《老年法》中第71条明确规定:"老年人有继续受教育的权利。国家应重视和发展老年教育,加大各地老年大学经费的投入,国家实行统一规划,把老年教育纳入终身教育体系中。"

### (六) 文化娱乐权

文化娱乐权是指老年人有权参与各类诸如文化、体育等活动的权益。《老年法》中规定,"国家和社会应积极开展适合老年人群体相关的文化、体育、娱乐活动,以此丰富老年人的精神文化生活"。

# 第二节 孝道文化

中华传统孝道文化是构成中华传统文化中独具特色的部分,在中华民族漫长的历史长河中具有极其重要的地位。孝道是中华民族基本道德规范之一,是中华文化中具有代表性的元素。孝道在中国社会中有着极其广泛的综合意义,它以多样的形式和丰富的载体在各个领域发挥着重要作用。时代和社会呼吁人们对孝道进行重新审视,建立符合社会发展的孝道新理念来促进养老事业的发展。在目前严峻的老龄化背景下,必须重视孝道新理念的力量,以孝道新理念顺应时代、促进养老事业发展。

## 一、中华传统孝道文化的内涵

孝道文化是中华传统文化的特色与精华,包含着极为丰富的含义和内容。在中国传统社会中,"孝"被视为一种天经地义的事情,是一切道德规范的基本,也是人们与生俱来就有的自然情感。"道"是指道路、方向和道理,是一种标准和规范。所谓"孝道"就是指对孝的思想、理论及行为进行评判而做出的规范和准则。

中华传统孝道文化是中华民族在长期的历史实践中总结出来的以孝敬父母为基础的一系列思想、观念、情感和行为等的总和,它是中华民族几千年文明的精髓与根本,是我国传统社会的核心道德准则,是所有中国人民安身立命的基本。孝道对中国社会的过去、运行与发展影响深刻,中国传统社会就是建立在孝道文化上的社会,可以说"中国文化在某一意义上就是孝的文化"。孝道从个人领域、家庭领域逐步延伸到社会领域和政治领域,成为一种普适性的伦理道德规范。这种内涵的丰富可以从《孝经》中找到依据:"夫孝,始于事亲,中于事君,终于立身。"中华传统孝道文化包含着个人、家庭、社会、国家四个层面的意义。

在个人层面上,中华传统孝道文化包含着立身、承志、传宗接代等思想。立身首先要爱惜自己的身体,子女的身体是父母给予的,自己应重视。在此基础上,子女要养成良好的品行和作风,拥有优良的道德素质,做到不辱父母。承志是指子女要继承父母的志愿,成就一番事业,延续家族的荣耀。繁衍后代在具有数千年传统文化思想是一项极为重要和神圣的事情,也是社会延续发展的客观需求。

在家庭层面上,中华传统孝道文化包含着养亲、敬亲、谏诤、侍疾、善终等思想。奉养父母是子女报答父母养育之恩最基本的方式。除了满足父母物质上的需求外,还要在精神上尊敬父母。但是子女孝顺父母并非一味服从父母,对于父母的不合理之处要采用他们容易接受的方式进行谏诤。当父母身体出现疾病时,子女理应在身旁悉心照料、专心侍疾。当父母离世时,子女要为其举办葬礼和祭祀,以表达对已故亲人的思念和尊重。

在社会层面上,中华传统孝道文化包含着和谐、博爱等思想。子女在家敬爱父母,进入社会就能转化为爱他人、爱世间万物,便就有了博爱的含义。孔子曰:"人不独亲其亲,不独子其子,使老有所终,壮有所用,幼有所长。"孟子曰:"老吾老以及人之老,幼吾幼以及人之幼。"这都说明了宽广的博爱精神。通过这种孝心转换为爱心,整个社会才会呈现出一种和谐的状态,有利于社会秩序的稳定。

在国家层面上,中华传统孝道文化包含着尽忠、报国等思想。国是家的延伸,有国才有家,所以爱国与爱家是等同的,人们对于父母的爱到了政治领域就转变为对国家的爱,忠孝相通。中国历史上不乏岳飞、文天祥这种为国尽忠、报效祖国的例子,他们舍小家为大家,为了国家的安全与稳定不惜牺牲自己。中华传统孝道文化将随着中国社会文明的发展而不断丰富和被赋予新的内容。

## 二、我国传统孝道文化现状

随着我国经济快速发展，物质得到极大的满足，而传统孝道文化却有些削弱，主要体现在以下三个方面：

### （一）感恩意识淡化

感恩是孝道中重要的一部分，它要求人们在处理各种社会关系时，竭尽所能做到识恩、记恩、报恩，做到感恩的最大化。感恩父母是弘扬和培育中华民族数千年优良传统的具体体现，是中国特色社会主义思想道德建设的重要内容。然而，随着市场经济及价值多元化的快速发展，子女感恩父母的意识受到了一定冲击，亲情意识也有些弱化，即有少数人将父母对自己的关爱视为理所应当，对父母的付出没有感激之心，反而一味地向父母索取，甚至不满足就恶语相向、拳脚回敬。当父母年老体弱需要照顾时，嫌弃父母成为生活路上的负担，更有甚者做出忘恩负义、抛弃父母、伤害父母的事情，感恩意识的弱化直接削弱了敬孝行为，影响和谐社会的建设和发展。

### （二）虐老现象时有发生

随着全球人口老龄化的加速发展，无论在发达国家还是发展中国家，虐待老年人已成为一个全球性的社会问题。在各种虐待中，身体遭受暴力、疏于照料以及精神虐待是较常见的三种虐待类型。不管是在城市还是农村，都存在虐待老年人的现象，只是虐老方式不同而已。老年人身体遭受暴力、疏于照料的现象较多，子女对父母的身体进行体罚、殴打等，导致老年人的身体遭到暴力损伤。疏于照料，则是指不提供基本的食物、干净的衣服、舒适的住所、良好的保健和个人卫生条件来满足老年人的日常需要。《中华人民共和国老年人权益保障法》明确规定，禁止歧视、侮辱、虐待或者遗弃老年人，禁止对老年人实施家庭暴力。子女常常通过语言或非语言的方式对老年人进行情感上的伤害，由于精神虐待对老年人并未造成身体上的损伤，因而更具隐蔽性，但这种损伤常常对老年人心灵上的伤害是难以修复的。尤其进入数字时代，在智能手机普及的情况下，"低头族"带给父母的新型冷暴力时有发生。

### （三）长幼地位失衡，代际倾斜严重

幼儿和老年人都是社会的弱势群体，是社会关怀的对象，同时尊老爱幼也是中华民族的传统美德。在封建社会，"长幼有序"的家长制规矩使得尊老爱幼的天平更偏向老年人，老年人在家庭里享有绝对权威。随着社会的变革，我国家庭结构化发生巨大改变，即家庭日益小型化、核心家庭增多、代际层次变少、代际之间的关系发生变化，老年人在家庭中的权威地位逐步丧失。加上独生子女政策导致家庭中孩子数量减少，中国家庭的天平重心已悄然发生了变化——孩子成为核心。天大地大，孩子最大，一切围着孩子转，一切为了孩子，家庭所有的精力、财力、物力全部都向子女倾斜，年轻父母将太多的心血倾注到孩子身上，他们对下一代的关注远远超过上一代，尊老不足，爱幼有余，使得尊老爱幼的天平严重失衡。

## 三、孝道文化的传承与发展

针对我国孝道文化逐步被遗忘的现状，可从以下四个方面采取相应的措施：

### （一）加大宣传孝道文化的力度

政府加大对孝文化的宣传能够促进国民对于传统孝文化的重新认知，使他们从内心接受并且传承优秀的孝文化传统，用孝道来强化养老责任，约束自己赡养老年人的行为，保障老年人的晚年生活质量。同时，通过言传身教，也能为下一代做好榜样，促进他们对孝文化的学习与理解，更好地推动孝道文化，从而有利于孝道文化的延续和传承。

### （二）制定子女赡养老年人的相关法律

一方面法律作为强制性的手段，在法律的框架内约束自己的赡养行为，对于不赡养老年人的恶劣行为做出相应的惩罚，让他们意识到自己的行为是错误的，必须给予纠正，让老年人在法制社会中得到应有的生活基本保障；另一方面，通过法律法规的制定和实施，重新让人们意识到孝道文化的重要性，用法律作为孝道文化传承的后盾，真正让孝道文化扎根于国民心中，真正起到敬老爱老的作用。

### （三）积极开展家庭教育

首先，家长应做好榜样作用，正所谓家长是孩子第一任老师，孩子会潜移默化的在父母身上学到很多东西，尤其是对待父母方面，孩子更会进行行为模仿。孩子幼年早期，是非对错的概念大多来源于父母的教导，道德观的形成也是依赖于父母。因此，父母若是懂得尊敬老年人，爱戴老年人，真诚地赡养老年人，那么他们的孩子必然是尊敬长辈的人；反之，若连自己都不孝顺老年人，对老年人不管不顾，对老年人冷眼相待的家长，还能指望自己的孩子能多尊敬长辈、爱戴老者吗？因此，家长从小就要对于孩子们进行孝道教育，强化孝道观念的形成，并且还要赋予行动，让家庭成为孝文化道德教育主阵地，在家庭环境的影响下，让孩子能够认识到什么是孝道文化，促进孩子养成良好的思想道德观念，这样孩子长大后必然能成为家庭中的责任担当、社会中的栋梁之材。让每个家庭都形成重视孝道文化的意识，形成整个社会的敬老养老传统文化氛围。

### （四）强调学校孝道文化教育

学校可将孝文化教育纳入教学任务中，让孝道文化教育成为必修课程，贯穿于学生的整个学习过程中，目的是培养学生孝文化的理念，学校不仅只是单纯的理论教育，更多地是要渗透到学生身心发展的各个方面，不仅要学习孝文化理论，还要加强实践教育。目前学校开展的德育教育就是宣传孝文化教育很好的平台，把传统的优秀孝文化融入到学校德育教学中，从根本上对学生进行孝文化的教育，增强感恩意识，积极开发适宜的相关课程，让学生从小就树立起良好的孝道观念，促进全体学生孝道水平的提升。学生作为社会的未来，以后也会为人父母，应该要有强烈的道德感，要不断继承和发扬优秀的家庭美德。

## 第三节　养老保险政策

我国人口快速的老龄化与社会经济发展水平不相适应，呈现出"未富先老""未备先老"的现状，"老有所养"成为老年人最为关注的首要问题，养老保险制度的完善程度直接影响着老年人群体晚年的生活质量。政府需要不断完善养老保险政策制度，以满足老年人社会对养老的需求。

## 一、养老保险政策概述

习近平同志在中国共产党第十九次全国代表大会上的报告中提出："加强社会保障体系

建设,按照兜底线、织密网、建机制的要求,全面建成覆盖全民、城乡统筹、权责清晰、保障适度、可持续的多层次社会保障体系;全面实施全民参保计划;完善城镇职工基本养老保险和城乡居民基本养老保险制度,尽快实现养老保险全国统筹;完善统一的城乡居民基本医疗保险制度和大病保险制度;完善失业、工伤保险制度;建立全国统一的社会保险公共服务平台;统筹城乡社会救助体系,完善最低生活保障制度。"中国特色社会保障的优势及特点在于:养老保险的覆盖领域及待遇水平明显提高;养老保险经办管理不断增强;养老保障基础建设基本完善;社会化管理程度持续提升,养老保险制度转型,构建完善的责任分担体系。

## 二、养老保险政策种类

1991 年,我国正式进行全面养老改革实践,通过不断地改革试点、总结经验,初步确立了城镇职工养老保险、城镇居民养老保险、新型农村养老保险制度,构建起中国特色社会主义养老体系的基本框架。

### (一)城镇职工养老保险政策

1991 年国务院颁布的《国务院关于企业职工养老保险制度改革的决定》,开启了我国企业职工养老保险社会统筹的改革先锋,将基本养老、企业补充养老和职工个人储蓄养老保险相结合,保险费用分别是国家、企业、个人三方共同承担。基本养老金由政府、企业和职工共同承担。企业根据本企业职工工资总额和当地政府规定比例在税前提取。职工个人缴纳的保险费起始标准不超过本人工资的 3%。企业和职工缴纳的保险费存入"养老保险基金专户",实行专款专用。

1993 年通过了《中共中央关于建立社会主义市场经济体制若干问题的决定》,该决定提出"由单位和个人共同负担城镇职工养老和医疗保险费用,实行社会统筹和个人账户相结合",进一步推动企业养老保险社会统筹的改革。

1995 年颁布了《国务院关于深化企业职工养老保险制度改革的通知》,将社会统筹和个人账户相结合的养老保险制度正式开展起来。

1997 年又颁布了《关于建立统一的企业职工基本养老保险制度的决定》,该决定规定了企业和个人分别承担的费用比例。在基本养老方面:企业缴纳保险费一般不得超过企业工资总额 20%(包括划入个人账户的部分),有特殊情况超过 20% 的应报劳动部、财政部审批。个人缴费部分:1997 年度企业职工缴纳不得低于本人工资的 4%;自 1998 年起,个人缴费每两年提高 1%,个人缴费标准不超过本人缴费工资 8%。个人账户方面:基本养老保险个人账户按照职工个人缴费工资的 11% 比例缴纳,全部存入个人账户。该决定还规定:个人缴费年限累计满 15 年者,退休后可按月领取基本养老金;个人缴费年限累计不满 15 年者,不可以领取基础养老金,只能一次性全部将个人账户里的养老金取出。

1998 年颁布的《关于实行企业职工基本养老保险省级统筹和行业统筹移交地方管理有关问题的通知》,实行信息产业部、铁道部、民航总局、有色金属局、银行系统、石油系统、国家电力公司等企业职工的基本养老保险行业统筹,统一由地方管理,基本养老保险根据省、区、市的标准和办法执行。至此,我国企业职工养老保险改革全面推广,实现了省级统筹。

2009 年又颁布了《关于转发人力资源社会保障部财政部城镇企业职工基本养老保险关系转移接续暂行办法的通知》,规定基本养老保险关系可随工作地点变动随同转移到新参保地,要以在各地缴费年限合并计算作为领取条件,按照《国务院关于完善企业职工基本养老保险制度的决定》的规定领取基本养老保险金;未达到领取年限的企业职工,原现有企业不得单方终止与职工的基本养老保险关系。《城镇企业职工基本养老保险关系转移接续暂行办法》进一步完善了基本养老保险实行省级统筹的养老改革，到2010年全国各省基本实现养老保险的省级统筹。

### （二）新型农村养老保险政策

为提高农村养老的质量和水平，国家进一步对养老保险政策改革。

1991年民政部颁布了《县级农村社会养老保险基本方案》，该方案提出以个人缴费为主、集体补贴为辅的个人账户储备积累制，初步形成县级以下农村新型养老模式。

1992年又颁布了《关于加紧农村社会养老保险改革的通知》，加快推动了农村居民基本养老保险政策改革在全国主要试点地区展开。至此，我国农村社会养老保险进入稳步发展的新阶段。但在推广的过程中也暴露了一些问题：农村社会保险运行操作更偏向于商业化，金融风险偏高，保障水平低，农民参与积极性不高。

为解决出现的风险和问题，1998年民政部将农村社会养老保险由劳动与社会保障部进行管理。对原来开展的农村社会养老保险进行清理整顿，停止接受新业务，区别情况，妥善处理。在此期间，农村养老社会保险暂时处于停滞期，同时国家也开始找寻更适合的改革措施。

2009年国务院颁布了《国务院关于开展新型农村社会养老保险试点的指导意见》，将在全国10%的市、县试行新型农村社会养老保险（以下简称新农保），试点范围逐年扩展10%，到2020年实现全覆盖。新农保实行参保人终身记录的养老保险个人账户制度，基本养老保险金实行个人缴费、集体补助和政府财政补贴。新农保的个人缴费标准分为每年100～1200元等12个档次，农村居民可自行选择缴费档次，待遇实行多缴多得。新农保规定，国家要求村集体针对村民购买养老保险时适当给予补助，同时也鼓励社会公益组织、企业和慈善机构提供农村居民的缴费资助。中西部地区基础养老金标准实行国家财政全额承担，东部发达地区给予50%的补贴。新农保区别于老农保的最大改革就是明确了政府责任，原来的个人账户储蓄模式也转变为个人账户与社会统筹相结合的模式，新农保在制度上体现出"保基本、广覆盖"原则，农民养老在质量、范围、生活水平、制度保障等各方面都获得很大的提升。

### （三）城镇居民社会养老保险政策

城镇居民社会养老保险是对城镇户籍非从业居民开辟的新养老保险制度。根据党的十七大精神，我国要加快覆盖城乡居民社会保险体系的建立，逐步解决城镇居民的养老问题，到2020年基本建成覆盖城乡居民的社会保障体系。2011年国务院颁布了《关于开展城镇居民社会养老保险试点的指导意见》，实行政府主导和居民自愿相结合的城镇居民社会养老保险试点工作，城镇居民实行个人缴费和政府补贴相结合的社会养老。个人缴费标准设为10个档次，依次为每年从100元至最高1000元。政府补贴标准：对中西部地区给予全额补助，对东部发达地区给予补助50%。地方政府对城镇居民缴费补贴标准每人每年不低于30元，具体情况由地方政府确定。实行社会统筹和个人账户相结合制度，基本养老金包含基础养老金和个人账户养老金，基础养老金标准设为每人55元，由国家拨款。个人账户则由个人缴费、地方政府缴费补贴等构成。城镇居民年满60周岁即可按月领取养老金。

### （四）城乡社会养老保险政策的衔接

随着我国农村劳动力持续转移，城镇化水平的提高，在城镇工作的农村劳动力与城镇居民、国企职工在养老待遇上的差距逐步引起关注。同时，由于城乡居民基本养老保险起步晚，各地财政承受能力各有不同，地区之间待遇差别也较大。因此，为实现我国养老城乡统筹发展、有效衔接,2012 年人社部发布了《城乡养老保险制度衔接暂行办法》的征求意见,提出了将职工养老保险、新型农村社会保险和城镇居民养老保险要实现衔接转换,规定了缴费年限的换算办法。2014 年,印发了《城乡养老保险制度衔接暂行办法》,该办法对新农保、城镇居民养老保险(城居保)和职工养老保险(职保)转换细节进行了初步规定:凡参保过以上三种养老保险中的两种或两种以上人员,可衔接转换养老;只参保过一种养老保险的人员,要按制度规定进行衔接转换。转换条件为:职保缴费满 15 年以上的,可从城居保、新农保向职保转换;职保不满 15 年的,可从职保向城居保、新农保转换,规定只转移个人账户。职保转换为城居保、新农保缴费年限可累加,城居保、新农保转入职保人员缴费年限不能累加。该办法的出台将新型农村和城镇居民社会养老保险高度融合实施,建立统一的城乡居民养老保险制度,标志着我国统筹城乡养老保险制度正式建立,为更加公平、公正、可持续发展的养老事业提供重要基础。

**(五) 养老政策并轨改革阶段**

我国逐步构建起覆盖城乡的养老保险基本制度,确立了城职保、城居保、新农保三大养老保险制度,机关事业单位养老保险制度改革顺利推进,建立了省级统筹养老制度。经济社会发展使城乡之间、企事业单位之间养老待遇不平衡问题凸显出来,逐渐成为社会关注的焦点问题,为从根本上化解"双轨制"矛盾,我国继续深化全国统筹,推动养老金并轨,创新养老模式,开启购买服务和延迟退休等制度,加快了养老改革的步伐。

养老金并轨是指机关事业单位职工和企业职工享受同样的基本养老保险制度。养老金并轨改革是针对我国机关事业单位与企业因养老待遇不同而形成的不公正、不平衡问题进行改革,也是我国统一全国养老保险制度、提升养老保障水平的具体措施。为统筹城乡更公平、更可持续养老保障体系的建立,2017 年 12 月,人力资源和社会保障部、财政部联合下发了《企业年金办法》,企业年金是在基本养老保险基础上对企业职工补充养老金制定的保险制度。企业年金由企业和职工个人共同缴费。企业年金账户由职工企业年金个人账户和本人企业年金个人账户组成,企业缴费纳入职工年金个人账户,职工缴纳的纳入个人账户,年金在个人退休、丧失劳动能力、出国、死亡时领取,否则不能提前领取。此办法于 2018 年 2月 1 日起实行。通过对机关事业单位和企业职工养老的系列改革,把机关事业单位与企业整合到统一保险体系之中,真正实现了养老金的并轨。这是继城乡居民养老保险合并改革后又一强劲改革,为实现全国统一、公平、可持续的养老保险制度又迈进了一大步。

## 三、长期护理保险制度

随着医疗水平的提高和期望寿命的延长,老龄化不断加深的同时凸显出高龄失能化的现状。截至 2020 年调查数据显示,我国失能老年人口已达 4000 万,约占老年人口的19.5%,其中完全失能人口约占 11.52%。预计到 2050 年,我国将有 1.29 亿的失能老年人口,60 岁以上老年失能人口将占老年人口的 28.8%。失能化的现状迫切需要我国探索建立长期护理保险(以下简称长护险),解决失能老人长期护理保障的问题。

长期护理(long-term care,"LTC"),又称长期照护、长期照顾,主要是指对长期处于部分或完全失去生活自理能力状态下的人员提供各种护理支持,针对护理的对象、范围、方式,不同国家和组织有着各自的定义,目前我国尚未对长期护理进行权威的具体表述。长期护理保险是指在被保险人因疾病、意外或年老而带来的身体机能衰竭等状况导致的慢性病而需要接受护理服务或进行援助所产生的长期护理费用进行经济补偿的一项社会保障制度。换句话说,长期护理保险就是针对没有日常自理能力的失能群体提供的一种保险制度。

**(一)长期护理保险制度实施现状**

2016 年 6 月,人力资源和社会保障部发布《关于开展长期护理保险制度试点的指导意见》(以下简称《指导意见》),标志着我国正式进行长期护理保险制度建设。《指导意见》对覆盖范围、参保对象、资金筹集、待遇给付、基金及经办管理等方面提出统一指导意见,并在首批 15 个城市,如浙江宁波市、河北承德市、山东青岛市、湖北荆门市、重庆市、江苏南通市和苏州市、成都市等,试点推行。

截至 2018 年底,15 个试点城市陆续在 2012 年 6 月至 2018 年 3 月间发布政策实施方案。2012 年 7 月青岛市区最早作为试点推行该项政策,主要依靠医疗保证金满足长期护理费用报销所需的资金。2015 年 5 月,长春市采用类似办法进行探索。2016 年,护理保险制度在南通推行,政府投入的资金主要源于医保基金、个人和政府投入的资金。2017 年,上海市、重庆市紧接着出台了试点方案,主要保险人群为城镇职工。15 个试点城市均以社保模式来推行长期护理保险。只要参加了职工基本医疗保险,均按照要求参加长期护理保险。

**(二)长期护理保险制度实施成效**

2016 年的《指导意见》发布后,各试点城市响应国家政策积极推行长期护理保险的探索,初步获得了一些成效,满足了失能群体的部分护理需求,初步缓和了失能家庭的部分经济和生活压力,维护了失能老年人的人权与尊严。关于长期护理保险模式,各试点城市基本达成一致,均采用社会保险模式。在筹资机制方面,试点城市主要是采用多元化的筹资模式,多方责任共担的筹资机制,包括政府补贴、个人缴费、单位缴费、医保统筹划转比例等。在资金筹资方面,一是按比例筹资,主要根据个人、政府、医保基金和单位按照一定比例进行缴费或划转;二是进行定额缴费,各城市规定当地直接缴纳的缴费标准,但缴纳的数额占比较小,同时有政府、单位和社会的补贴。在支付方式上,实行按床日(月、年)的定额缴纳,以及根据各地标准,按照不同比例进行支付。在保障内容方面,居家、社区、机构是长期护理的三种方式,多数城市均以这三种方式为主,保障内容以一些生活基本照料为主,并且鼓励居家护理。在经办服务方面,经办模式有两种选择:社保机构和商业保险公司经办。其中,商业保险公司经办模式一般是由当地政府委托第三方管理,分为以下几种情况:一是保险公司直接接受委托,前提是必须是具有资质保险公司;二是保险公司打包一部分的业务委托给商业保险公司负责;三是社保的人员与保险公司进行合作办公。在管理模式上设置严格的准入规定,对相应的内容进行协议,合作流程和管理的内容,甚至退出流程都有严格规定和管制,以确保服务质量。失能评估方面,目前采用《日常生活能力评定量表》(Barthel 指数评定量表)的试点城市有 9 个,只是具体的评分界限略有不同,其中有 5 个试点城市制定了当地的失能评定表或者规范。

**(三)长期护理保险制度实施过程中存在的问题**

依据《指导意见》,15 个试点城市结合当地实际情况,逐步形成了适合当地的长期护理保险实施方案。不同城市具体方案不一致,体现出多样化的地方特色,但在一定程度上制约了全国性长期护理保险制度的构建。我国社会"五险"之外的第六险势在必行,从试点城市运行情况来看,有待完善的问题需要进一步进行思考。

1. 筹资机制尚未稳定　筹资渠道方面是涉及长期护理保险能否可持续发展的关键。试点城市中,个人、单位的缴费多数是从医保个人账户和统筹账户中按照一定比例划拨而来,即长期护理保险基金主要依靠来源医保基金。但照此下去,长期护理保险依赖医保基金将会给医疗体系财政负担造成极大的压力。长期护理保险依附医疗保险的方式也将会阻碍医疗保险的发展,影响长期护理服务质量,无法保障老年人群的生活水平。虽然多数试点地区明确了个人责任,但部分城市的筹资都是由政府和单位的缴费组成,个人有缴费比例较低。长期护理保险的保险性质要求个人也需要承担相应义务,筹资承担比例不合理将制约长期护理保险的可持续发展。

2. 失能评估体系尚未统一标准　目前我国失能评估体系存在以下三个方面的不足:一是我国采用的评估分级工具数量上较发达国家少,质量也较不完善。从我国试点城市来看,多数地区采用 Barthel 量表进行失能评估,失能评估还未形成全国统一的标准。二是试点城市评估工具的科学性有待考察。我国试点城市制定的本土评估表或者规范在理论上缺乏一定的科学性,实际可操作性不强,无法普及。三是各试点城市缺乏全国统一的失能标准评估体系,导致试点地城市待遇标准缺乏基本服务项目指导目录。

3. 保障对象尚未实现全覆盖　我国人口老龄化带来的失能化、失智化问题日趋严重,导致社会老龄人对长期护理的需求呈现多样化。针对我国历史背景以及社会现状,长期护理保险应该注重城乡地区的全覆盖。但从目前长期护理保险试点城市实施情况来看,我国多数试点城市规定仅参加城镇职工(居民)医疗保险的群体可加入长期护理保险,仅一个试点城市将城乡居民群体纳入长期护理保险,因此在理论上尚未实现全覆盖。

4. 照料和护理体系尚未标准化　我国试点城市根据当地的实际情况,制定了相应的服务项目和服务内容。但多数城市只是将服务项目简单的一一列出,并未针对失能等级制定相对应的服务项目。比如服务的具体内容、提供服务的流程、护理后续的评价等均未进行具体的评估和规定。我国的老年人口数量庞大,护理需求多样化,而我国长期护理保险处在发展初期,护理机构和床位等对应的硬件设施严重不足,医养结合机构的发展模式尚有不足,长期护理服务的从业专业人员短缺,难以保障服务的质量水平。

**专栏 12-1　长期护理保险制度最新进展**

2020 年 9 月,国家医疗保障局联合财政部发布《关于扩大长期护理保险制度试点的指导意见》,继续增加 14 个试点城市和地区。新增的试点城市包括山西省晋城市、北京市石景山区等。目前具体实施情况显示,各试点城市因为条件不同制度实施存在许多差异,例如,覆盖范围、给付对象、资金筹集等方面。

2021 年 8 月,国家医疗保障局会同民政部发布《长期护理失能等级评估标准(试行)》(以下简称《评估标准》),统一规范长期护理的失能等级评估标准,明确规定 14 个新增试点城市参照执行《评估标准》,原有试点城市参照完善地方标准,原则上两年内统一执行《评估标准》。在失能待遇方面,试点地区按照各自方案推行,不同失能等级对应的护理服务内容及基金和个人负担比例存在较大差异,造成各试点地区长期护理保险基金需求规模存在差异,而这种差异将随着老龄化程度的加深和失能人口数量的增加逐渐扩大。

资料来源:① 于江. 我国长期护理保险法律制度研究[D]. 徐州:中国矿业大学,2021.

② 陈璐,时晓爽.中国长期护理保险基金需求规模预测[J].中国人口科学,2021(6):54-67.

# 第四节　老年人志愿服务

老年人参与志愿者活动是积极老龄化视野下老年人社会参与的重要形式之一。世界卫生组织在积极老龄化政策框架中,提到关于"参与"的内容包括承认和帮助老年人根据个人的需要、喜好和能力积极参与各种经济发展活动,正式与非正式的工作及志愿者活动;鼓励老年人充分参与家庭和社区生活。参与志愿者活动既充分体现了老年人社会参与的积极性,也是老年人完整的社会参与的重要组成部分,具有很大的发展潜力。

## 一、老年人志愿服务概述

近些年,我国医疗保障水平不断提升,民生成果惠及更多的老年人,这使老龄人口健康有效改善,平均寿命也有所增加。低龄老年群体有自身的特殊性,他们大多刚从岗位上退休时间不久,仍然表现出积极的社会参与态度,虽然进入老年时期,但身体机能、精神状态都比较好,生活自理能力也较高,精力比较充沛,他们在时间、经济条件方面比中年人更为宽裕,具有足够的生理基础参与志愿者活动。

志愿服务是指在不求任何回报的情况下,为不断改善社会人文环境,促进社会进步,和谐稳定发展,而自愿付出个人时间及精力所做出的服务工作。志愿精神是指一种相互帮助、不求回报的精神,它提倡"互相帮助、助人自助、无私奉献、不求回报"。志愿精神的重要内涵,从政治社会角度来说是公民意识和公民精神,从社会心理角度和文化角度说则是团结互助、和谐友爱的先进文化。我国当前志愿服务具有多种形式,普遍具有福利性、利他性的特点。

社区志愿服务是居民参与社会活动的重要形式,同时对于社区事务处理以及社区居民公共意识和服务意识的提高具有重要意义。20 世纪 80 年代末,我国第一个社区志愿服务团体诞生。2005 年正式颁布的《关于进一步做好新形势下社区志愿服务工作的意见》文件中,将社区志愿服务提到更高角度,使社区志愿服务工作得到进一步发展。2017 年 6 月份,国务院正式印发《加强和完善城乡社区治理的意见》,意见中强调要强化社区文化引领能力,促进社区志愿服务的发展。目前,我国社区志愿服务工作进行和发展已有 30 多年,法律法规日趋健全,服务内容不断拓展,整体环境显著提升。但是与有着丰富理论支持且发展较快走在前端的西方发达国家相比,我国的社区志愿服务还要很长的路要走。

## 二、老年人志愿服务组织

低龄老年志愿者的社会参与按照场所可分为两类:

一类是在社区及街道范围内,组织文娱活动、帮扶高龄老年人、协助社区环境治理、监督车辆摆放等。社区是老年志愿者活动开展的主要空间。老年志愿者通过组织和开展多种形式的社区活动,为居民社区公共生活和社区内人际交往提供了互动空间,为增加社区居民间的熟识度,建立密切的邻里关系提供了平台和条件。他们在志愿者活动中表现出的兴趣和热情,对社区全体居民能够起到积极的示范作用。此外,老年人常驻社区,无论是空间还是时间,都为他们积极参与志愿服务奠定了基础。由此可见,老年志愿同样可以成为社会志愿服务的主力军。

另一类是社会上举办的一些公益活动,如公交站、地铁站维持秩序、特殊日子作为街头引导志愿者等的志愿服务。志愿者活动中体现出的关爱他人、奉献社会的志愿服务精神,有利于居民互助合作精神的培育及互利互惠规范的形成,对于增强社会的认同感,优化居民的人际关系及推动和谐社区、和谐社会建设具有积极意义。老年人群体虽然在体力方面存在劣势,但时间、热情、学识和经验等方面却具有其他群体不可比拟的优势。

## 三、老年人志愿服务意义

老年人通过参与基于共同价值观、共同兴趣和爱好而形成的团队,能够增强老年人的人际互动,帮助老年人减轻由于退休而产生的社会脱离及孤独感,而持续性、规律性的志愿者活动也有助于老年人获得归属感和认同感,团队目标或任务的完成有助于老年人获得满足感和成就感。有调查显示,老年人普遍认为"参与志愿者活动对志愿者本人的意义"主要体现以下三个方面:

### (一)提高身心健康

老年群体认为保障老年生活质量的基本条件,首先是要保持适度的运动量和一定的社交量,多走出家门,融入社会,以自主维持身体和精神的健康活力。对于低龄老年社区志愿者参与志愿活动中,其活动开展的时间较为规律,定时定点,走出家门,活动形式大多是与人交谈和处理事务,每次进行志愿服务,志愿者们就相当于进行了户外活动,让参加志愿服务的老年人有了规律的户外运动,保证了基本的活动量,提供与人交流的机会,开阔心情,改善情绪,有益身心健康。

### (二)促进社交需求

社交需求是对爱与归属的需求。低龄老年人的共同特点是:经历了大半的生命历程及事件后,眼下时间较为自由,闲暇时间富裕。家庭小型化导致该群体独居的时间较多,身体机能尚好但无处发挥余热。他们普遍具有社交的需求,希望排解孤独,得到情感的交流。老年社区志愿者通过志愿服务活动,参与到社会中,接触的人群基本都是同社区的、或者经常可以看到的人,通过志愿服务活动的方式能够让其与同社区居民更加熟识,容易建立交流的社交平台。在这种社会参与的过程中,不仅满足双方的互惠互助,同时也满足了双方情感的交互,作为付出自己劳动爱心的人,赠人玫瑰,手有余香;在社会参与中所形成的关系网络里,老年社区志愿者收获了更多的满足。所以对于低龄老年社区志愿者的志愿服务,其作用一是利于排解老年人的孤独,二是利于建立本地社交网络,寻求情感交流及归属感,满足老年人与他人交流的需求。

### (三)实现自我价值

老年社区志愿者们参与志愿活动同时也是渴望自我实现,充分地运用自身的才能和人脉,在社会中有所为,继续放光发热。他们具有责任意识和奉献精神,用实际行动积极投入社会,回馈社会,为大家服务,通过为他人、为社会做力所能及的事以实现自我价值。

综上所述,参加志愿者服务的老年人,通过在参与志愿服务的过程中,拓宽了朋友交际圈,促进与本社区、附近居民的联系,同时也获得了集体归属感,满足了他们情感、归属的社交需求;在进行志愿活动服务的过程中,发挥所长,坚持自己的信仰,实现了自身价值,满足了自我实现的需求。

(程遥)

**思考题**

1. 什么是老年人权益?《中华人民共和国老年人权益保障法》对于老年人特殊权益包括哪几项内容?

2. 中国孝道文化应从哪几个方面进行传承与发展?

3. 我国养老保险类别有哪些?

4. 简述老年人参加志愿服务的意义。

# 第十三章　安宁疗护

**情境导入**

　　于某,男性,43岁,肺癌患者,全身多处淋巴结及骨转移,恶病质、骶尾部Ⅲ度压力性损伤,因骨转移致恶性疼痛1年多,在家多次自杀未遂。患者家属因无法承担好照护责任而痛苦不堪。后于2021年2月入住某医院安宁疗护病房。经过安宁疗护病房医护人员全方位照护,于某于入院1个月后平静离世。请思考:

　　1. 什么样的患者能接受此类照护?

　　2. 安宁疗护工作人员提供了哪些的照护服务?

　　3. 安宁疗护应该遵守哪些原则? 达到哪些目标?

　　安宁疗护是近代医学领域中的一门新兴的边缘性交叉学科,是社会需求和人类文明发展的标志。安宁疗护是指当临终患者对治愈性医疗无反应时,为患者及其家属提供生理、心理、社会等的全方位护理照顾,使其在临终时获得尊严和安宁,从而提高死亡质量的护理模式。

　　世界卫生组织指出,全球每年约有4000万例临终患者需要安宁疗护服务,但仅有14%的患者可获得安宁疗护。《"健康中国2030"规划纲要》强调,要实现从胎儿到生命终点的全程健康服务和健康保障。随着老龄化加速,《全国护理事业发展规划(2016—2020年)》将加强安宁疗护服务能力建设作为老年护理服务发展的核心要求之一。在国家政策的支持下,安宁疗护发展成为必然趋势。

# 第一节 安宁疗护的概念

## 一、安宁疗护的起源

"安宁疗护"一词源于英文 hospice。在中世纪的欧洲，hospice 是指为朝圣者或旅行者提供中途休息、补足体力的驿站，其原意是"驿站""救济院"，是一种早期的慈善服务机构。自 16 世纪开始，宗教人士开设了照顾病人和将死之人的场所。1905 年在伦敦开设了圣约瑟安宁院(St. Joseph's Hospice)，成为缓和医疗发展的萌芽。1935～1990 年关于死亡和哀伤的心理社会学方面的研究有了迅猛发展。20 世纪 50 年代，英国护士西西里·桑德斯博士在长期工作的肿瘤医院中，目睹了许多垂危患者的痛苦，于是她在 1967 年创办了世界上第一所临终关怀机构——圣克里斯托弗临终关怀院(St. Christopher's Hospice)，让垂危患者在人生的最后一阶段得到了舒适的照护，从而点燃了人类安宁疗护运动的灯塔。之后，许多国家开展了安宁疗护实践。之后，缓和医疗在英国迅速发展，1974 年美国也开始了这方面的工作。20 世纪 80 年代缓和医疗在整个美国发展，并向亚洲扩展。1990～2000 年在全球40 个国家都有缓和医疗的发展，其中也包括不发达国家。

## 二、安宁疗护的发展

### （一）国外安宁疗护发展

1. 英国 英国的安宁疗护事业一直处于全球领先地位，国民对安宁疗护教育培训和"死亡教育课"的认知度及参与度均较高，制度建设完善。1988 年，英国将缓和医学定为医学专科，向不治之症患者提供一种积极性、整体性和人性化的医疗团队照护。其基本特点是服务机构数量多、覆盖面广、专业水平高、民众认知和参与程度高。服务类型主要包括住院服务、日间服务、家庭安宁疗护、社区护理等。截至 2016 年底，英国安宁疗护医院约有 220所，并实行全民公费医疗，同时英国卫生部制定了临终关怀院指南，并将国民医疗保险体系纳入临终关怀，建立相关制度加强对临终关怀工作的监督。英国成为了世界临终关怀的典范。

2. 美国 美国安宁疗护开始于 1974 年。1982 年美国政府在医疗保险计划《老年人的卫生保健计划》中加入了安宁疗护的内容。这项政策的出台为安宁疗护在美国的发展提供了财政支持，同时也为其发展奠定了基础。由于政策的支持，各州市相继成立了安宁疗护服务机构。此时美国的安宁疗护服务在处理复合性疼痛及症状管理方面得到了加强，安宁疗护组织由小的自愿组织发展到正规的盈利或非盈利性机构。1996 年，美国的晚期癌症患者中接受安宁疗护的比例已达到 43.4%。如今，美国国家安宁疗护组织(National Hospice Organization，NHO)在 50 个州相继成立，绝大多数的美国医院已提供安宁疗护服务，且有独立的机构——安宁疗护和姑息护理协会附设的培训认证机构(National Board for Certification of Hospice and Palliative Care Nurses，NBCHPN)，这些机构对从事安宁疗护的安宁疗护照护人员进行资格认证，这为美国安宁疗护专科护士的培养以及专科事业的发展起到了促进作用。

3. 日本 在亚洲，日本是开展安宁疗护服务较早的国家之一。1990 年日本山口红十字会医院成立了安宁疗护研究会；1991 年，日本成立了安宁缓和医疗协会并设立安宁疗护病房;2001 年 5 月,日本、新加坡、马来西亚等 15 个地区及国家成立了"亚太安宁缓和医学学会",这是全球第一个推动安宁疗护的国际组织。虽然日本没有制定关于安宁疗护专门的法律,但《国家健康保险法》《长期护理保险法》和《癌症控制法案》等政策保障了安宁疗护的迅速发展。

4. 澳大利亚　19 世纪初,澳大利亚提出了《国家慢性病策略》和《国家姑息治疗策略》,建立慢性病自我管理系统,为慢性病患者和老年人的安宁疗护提供政策上的保障。其中,全人服务是安宁疗护最大的特点,为慢性病患者提供"四全服务",即"全人、全程、全队和全家"服务。此外,1994 年,澳大利亚首次出版《澳大利亚临终关怀标准》,之后陆续出版了许多相关指南,制定了以循证为基础的缓和医疗指南,较完善的政策和制度极大地促进了澳大利亚安宁疗护的发展。

安宁疗护发展到 2015 年,全球共计 136 个国家、地区建立了安宁疗护机构,20 个国家、地区把安宁疗护纳入了国民医保体系。

### (二) 我国安宁疗护发展

20 世纪 80 年代初,台湾省参考其他国家的先进经验,率先开展了安宁疗护。1983 年,康泰医疗教育基金会成立安宁居家疗护,被认为台湾地区安宁疗护运动的开始。1988 年,台北马偕医院成立了安宁照护小组。1990 年 3 月,在台北马偕医院淡水分院设立第一批安宁病房。1996 年,安宁缓和居家护理纳入全民健康保险。1998 年,马偕纪念医院安宁疗护教育示范中心成立。

安宁疗护在香港特区始于 1982 年的香港天主教医院,他们建立了第一个舒缓医学小组,共 6 张舒缓医学床位,主要为癌症晚期患者提供善终服务活动。1983 年,舒缓医学机构开始了家庭舒缓医学服务,其中包括为死者家属提供居丧服务。1986 年,成立了善终服务促进会,随之开展了安宁疗护有关知识的传播及普及,主要是到医学或护理院校讲授安宁疗护相关知识,帮助医院建立安宁疗护小组或病房,并对医护人员进行培训。1987 年 7 月,香港特区创立了善终服务会,从事安宁疗护的照护人员称为"握手护士"或"握手姑娘",且备受民众尊重。1992 年,白普理宁养院作为独立的安宁疗护机构在香港沙田落成,该院除照顾临终患者住院服务外,还开展了居家临终关怀服务。

1987 年,中国内地逐渐重视临终关怀的理念,1988 年 7 月天津医学院(现天津医科大学)临终关怀研究中心的成立,这是中国内地第一家安宁疗护专门研究机构,并且该中心还建立了内地第一家临终关怀病房,成为内地安宁疗护发展史上重要的里程碑。同年 10 月,上海成立了临终关怀医院,开始收治患者。1992 年 5 月,天津医学院与美国东西方死亡教育学会在天津联合举办"首届东西方临终关怀国际研讨会"。北京成立松堂医院从事临终关怀服务。

继 1988 年天津医学院临终关怀研究中心成立以来,原卫生部于 1994 年在《医疗机构诊疗科目名录》列入了"临终关怀科",并且制定了《医疗机构基本标准(试行)》。1999 年 11 月,由原卫生部制定的全科医生培训大纲和 2000 年 7 月制定的社区护士岗位培训大纲正式列入临终关怀内容。1998 年,李嘉诚基金会捐资于汕头大学医学院第一附属医院。2010 年 5 月,北京老年医院设立临终关怀病区,正式将临终关怀服务纳入到老年医学服务模式。经历 20 多年的发展,安宁疗护医院在上海、北京、天津、广州等大城市相继建立。

2017 年,国家卫生计划委员会连发三个安宁疗护工作相关文件:《安宁疗护中心基本标准(试行)》《安宁疗护中心管理规范(试行)》《安宁疗护实践指南(试行)》,为我国安宁疗护专科发展提出了方向,是我国安宁疗护专科事业发展的里程碑。同年10月,国家选取北京市、德阳市等5个地区开展安宁疗护试点工作。2018年5月,中华护理学会安宁疗护专业委员会成立,代表我国安宁疗护将进入到一个新的阶段。2018年7月,国家卫生健康委员会(卫健委)、国家发展和改革委员会等11个部门联合印发《关于促进护理服务业改革与发展的指导意见》,指出需要全面推进安宁疗护工作,完善安宁疗护服务供给,这也是我国首次以多个部门联合发文指出发展安宁疗护的必要性及紧迫性。2019年5月,国家卫生健康委增设上海市等71个市(区)开展第二批全国安宁疗护试点地区。2019年9月,国家卫健委、国家发展和改革委员会等8个部门联合制定了《关于建立完善老年健康服务体系的指导意见》,明确提出安宁疗护从机构设置、进入标准、项目收费、服务模式、试点经验及稳步扩大试点等要求。2019年11月,中共中央、国务院印发了《国家积极应对人口老龄化中长期规划》,将安宁疗护纳入应对人口老龄化的具体工作任务。2019年12月28日,第十三届全国人民代表大会常务委员会第十五次会议通过《中华人民共和国基本医疗卫生与健康促进法》,其中第三十六条规定"各级各类医疗卫生机构应当分工合作,为公民提供预防、保健、治疗、护理、康复、安宁疗护等全方位全周期的医疗卫生服务"。该法自2020年6月1日起施行,从立法层面把安宁疗护列入国家健康体系。

安宁疗护服务形式正式被国家和政府承认并立法,这是国家和社会进步的标志。

## 三、安宁疗护的内涵

### (一) 安宁疗护的定义

安宁疗护是指为疾病终末期或老年患者在临终前提供身体、心理、精神等方面的照料和人文关怀等服务,控制痛苦和不适症状,提高生命质量,帮助患者舒安详、有尊严地离世。

### (二) 安宁疗护理念

安宁疗护的理念为"维护生命,把濒死认作正常过程""不加速也不拖延死亡""控制疼痛及心理精神问题""提供支持系统以帮助家属处理丧事并进行心理抚慰"。安宁疗护既非放弃对患者的积极救治,也不是"安乐死",而是用专业的方法帮助患者,确保其拥有最佳的生活质量,同时帮助患者的家庭和亲属能够平静面对亲人的离世,帮助他们度过哀伤阶段。

### (三) 安宁疗护内涵

(1) 肯定生命,认知临终是人生的正常历程。

(2) 认同死亡是生命的一种自然的过程,既不加速也不延缓死亡的来临。

(3) 尽可能缓解疼痛和其他痛苦的症状。

(4) 给临终患者提供心理、社会和精神层面的整体照护。

(5) 提供支持系统,帮助临终患者尽可能以积极态度生活,直到死亡自然来临。

(6) 协助家属积极面对临终患者的疾病过程及哀伤历程。

(7) 以整个多学科医疗团队合作模式来处理和满足临终患者和家属的需求。

(8) 提高临终患者和家属的生活质量。

### (四) 安宁疗护目标

安宁疗护将治疗目标从"治愈"调整为"舒缓",从而帮助医务人员和患者接受生命有限的预后和面对死亡。

1. 减少患者痛苦 通过控制各种症状,缓解症状给患者带来的不适,减轻患者痛苦,提高其生活质量。

2. 维护患者尊严　通过尊重患者对生命末期治疗的自主权力,尊重患者的文化和习俗需求,采取患者自愿接受的治疗方法;在照护过程中,将患者当成完整的个人,而不是疾病的代号,提升患者的尊严感。

3. 帮助患者平静离世　通过与患者及家属沟通交流,了解患者未被满足需要、人际关系网络及在生命末期想要实现的愿望,并帮助其实现,达到内心平和、精神健康的状态,患者能平静离开人世。

4. 减轻丧亲者的负担　通过安宁疗护多学科队伍的照护,减轻家属的照护负担;并给丧亲者提供居丧期的帮助和支持,帮助丧亲者度过哀伤阶段。

**(五) 安宁疗护的服务原则**

(1) 以疾病终末期或老年患者及其家属为中心。

(2) 以患者自愿、尊重患者、平等公正为导向。

(3) 为患者提供缓和、舒适、安全、有效的服务。

(4) 以多学科协作模式进行。

**(六) 安宁疗护服务对象**

安宁疗护以终末期患者和家属为中心。患者符合以下条件就可获得安宁疗护服务:

(1) 疾病终末期,出现症状。

(2) 拒绝原发疾病的检查、诊断和治疗。

(3) 接受安宁疗护的理念,具有安宁疗护的需求和意愿。

**(七) 安宁疗护的服务内涵**

安宁疗护服务内涵主要体现在五个方面,即"全人、全家、全程、全队、全社区"。

1. 全人照顾　终末期患者在生命最后阶段一般会面临疼痛、呼吸困难、水肿等各种不适症状,还有对病情与生命的不确定性,时常会产生焦虑、抑郁、伤心等负性情绪,加上家庭社会支持体系的改变或不足,易导致患者觉得人生缺乏意义及价值感,感到无力、无助,甚至有轻生的倾向。因此,对于终末期患者,安宁疗护需要提供身体、心理、社会、精神多维度的全人照顾。

2. 全家照顾　终末期患者最后会走向死亡,而死亡是整个家庭甚至整个家族的大事;家属也是安宁疗护团队需要关注的重点;在照顾终末期患者时,由于照顾时间长、照顾技能缺乏等多方面因素,家属也会出现身体、心理多方面的问题。所以,除了照顾患者之外,也要照顾家属,解决其体力、心理、悲伤等问题。

3. 全程照顾　从患者入住安宁疗护病房直至患者接受死亡(包括住院及居家照顾),安宁疗护团队都应全程对患者进行管理,其中包涵对家属的悲伤辅导。

4. 全队照顾　安宁疗护是一个需要多学科团队合作的工作,其中包括医师、照护人员、营养师、心理师、志愿者等;其中每个成员都是终末期患者照顾的一部分,如症状控制、心理辅导、社会支持、精神照护等,只靠某一专科是无法做好安宁疗护的工作。

5. 全社区照顾　安宁疗护照护不仅是医疗机构、护理院的责任,也是全社会的职责。实施安宁疗护的工作需要积极寻找和连结社会资源,动员社会力量,为终末期患者和家庭提供切实帮助,奉献爱心。

**(八) 安宁疗护的服务内容**

安宁疗护的服务内容包括症状控制、舒适照护、心理支持和人文关怀。

1. 症状控制　在具备常见晚期恶性肿瘤疾病诊疗照护技术及设备基础上,开展支持治疗技术,三阶梯镇痛、镇静、抗惊厥、止呕吐、通便、利尿等服务项目,控制疼痛、呼吸困难、咳嗽、咳痰、咯血、恶心、呕吐、呕血、便血、腹胀、水肿、厌食/恶病质、口干、睡眠/觉醒障碍、谵妄等症状。

2. 舒适照护 提供具有整体性、连续性的临终护理、临终护理指导与临终护理咨询服务。开展病室环境管理、床单位管理、口腔护理、肠内营养护理、肠外营养护理、静脉导管维护、留置导尿管护理、会阴护理、协助沐浴和床上擦浴、床上洗头、协助进食和饮水、排尿异常护理、排便异常护理、卧位护理、体位转换、轮椅与平车使用等照护措施。

3. 心理支持和人文关怀 开展心理、社会等多层面评估,做好医患沟通,帮助患者和家属应对情绪反应。尊重患者权利,做好死亡教育、生命回顾、哀伤辅导、公共服务链接等服务,鼓励患者和家属参与服务计划,引导患者保持顺应的态度度过生命终期,促进患者舒适、安详、有尊严离世。

同步做好家属丧亲辅导,丧亲辅导一般持续到患者去世后至少一年,安宁居家疗护团队会针对过度悲伤的家属定期追踪,包括寄问候卡、电话访谈、家庭访视、小组支持等方式,直到家属恢复正常生活为止。

## 四、安宁疗护教育的发展

安宁疗护及姑息护理作为一个学科整体发展,照护人员服务对象包括患者及家属,提示照护人员不仅需要能管理患者和家属身心,也要能与多学科团队进行合作,需要掌握更全面的能力。美国国家临终关怀与姑息照护联盟(National Coalition for Hospice and Palliative Care,NCHPC)认为,相应机构必须提供必要的教育和资源来促进临终关怀与姑息照护相关专业人员得到相应的能力培训。HPC 的相关教育能让照护人员掌握必要的知识和技能,减少焦虑、恐惧、绝望、挫折等负性情绪,能更好地面对死亡,促进临床实践的发展。

### (一) 安宁疗护教育的全球发展

世界卫生组织涉及 HPC 教育发展的考察指标包括护理院校中本科 HPC 教育和国家认证的专科教育项目的开展情况。

1. 北美洲的 HPC 教育发展情况 19 世纪 70 年代,耶鲁大学护理学院院长沃德将 HPC 引入美国,并成立了美国第一所临终关怀机构。美国护理本科和硕士课程也逐渐开始出现 HPC 相关部分内容。20 世纪 90 年代,美国的护理学院开始出现 HPC 专业的硕士、临床型护理博士以及护理科学博士,以培养专科高级护理人才。另一方面,由学会和国家认证的美国终末期患者护理教育协会(End of Life Nursing Education Consortium,EL-NEC)的系列课程作为 HPC 的继续教育项目,成为该专科护理教育的重要途径之一。目前,EL-NEC 的课程体系已超过 11 个,该培训项目现已在美国本土以及非洲、亚洲、欧洲、澳洲、新西兰、北美和南美等 79 个国家和地区开展,已培训的照护人员超过了 480000 人。加拿大也是最早开展安宁疗护及姑息护理的国家之一,早在 1991 年加拿大就制定了 HPC 的本科课程教育目标。

2. 欧洲的 HPC 教育发展情况 19 世纪 60 年代是现代临终关怀建立和相关护理教学开始发展的时期。1967 年,桑德斯博士在英国创办的圣克里斯托弗临终关怀院成为现代临终关怀建立的标志,她本人也通过编写书籍和讲座进行相关的教育工作。随着英国各地临终关怀医院的发展,HPC 教育也日益得到重视。目前欧洲大部分国家都已开展 HPC 教育,一般作为必修课或者一个单元学习。19 世纪 90 年代,由英国慈善机构捐赠建成的临终关怀中心从临床、教学、立法等方面推动了中欧及东欧的 HPC 发展。2010 年起东欧和中欧开始出现护士学校及大学内的 HPC 课程,2011 年起,也开始了专科护理硕士项目。

3. 非洲的 HPC 教育发展情况　非洲 HPC 的教育主要集中在本科和研究生教学阶段,其中博茨瓦纳、肯尼亚、南非、乌干达、赞比亚等国家的护理本科课程中已经有 HPC 课程。在国家认证项目方面,非洲姑息护理协会(The African Palliative Care Association,APCA)发布了相关从业者的核心能力和核心课程规范,并提供教学课程和学位认证。

4. 除中国以外亚洲国家及地区的 HPC 教育发展情况　亚洲的 HPC 起步较晚。日本国内只有 20% 的医务人员认为自己接受了足够的相关教育,也只有 30% 的人认为自己具备相关的知识和技能。各国纷纷引入了 EL-NEC 的核心课程以及老年人、重症及儿科等方向的课程。

5. 中国的 HPC 教育发展情况　台湾省和香港特区的 HPC 开始较早且发展较完善。台湾省地区的相关教育开始于 1993 年。由于有标准核心课程设置作为参考,并且有《安宁缓和医学专科护理师》等政策的保证,该地区大大加快了 HPC 人员的培养。香港特区从 1982 年开始推行安宁疗护及姑息护理,目前在护理学院中有开展"舒缓护理学""生死教育"等与 HPC 相关的专业课程,在护理研究生层面也开展了相关的基础理论和实践研究。内地从 19 世纪 80 年代开始逐渐接受 HPC 的概念。然而,目前护士学校或者护理学院中依然很少有开设专门的 HPC 课程,相关概念也是散落在一些其他的临床学科或章节中,尚未形成系统的理论知识。高等教育方面,根据 2019 年中国研究生招生信息网的说明,目前仅有 3 所院校招收相关专业的护理硕士。2019 年,中华护理学会组织进行了全国首届安宁疗护专科护士培训,将进一步促进我国 HPC 的发展。

### (二) 安宁疗护教学内容

HPC 的课程体系是按照该专业从业照护人员的核心能力标准来设置。美国五大姑息照护机构发起了国家筛查项目(national consensus project,NCP),发布 HPC 的循证指南,是各机构发布 HPC 标准以及发展 HPC 专科教育的蓝本。2018 年,NCP 发布的指南包括八个部分:HPC 照护的框架及流程、生理照护、心理和精神照护、社会照护、灵性/宗教/生存维度的照护、文化照护、终末期照护、伦理与法律。其中 EL-NEC 的核心课程是姑息护理课程的经典教育课程,包括终末期护理、疼痛管理、症状管理、文化照护、伦理与法律主题、沟通、悲伤/失去感/居丧、临终时刻的护理、提高终末期生活质量九个单元,适用于 HPC 的专科教育。

EL-NEC 作为国家认证的继续教育项目,其高级实践护士课程包括绪论(专业的意义、护理专家的角色意义、法律和伦理、自我护理)、高级疼痛管理、高级症状管理、沟通主题、临终时刻主题、财务主题、质量管理主题、教育主题、领导力主题九个单元。可以看出,高级实践护士的教学内容更强调的是专家型的临床能力、领导能力和专业发展能力。在进行了必须的教育及资质认证后,世界卫生组织提出可以对不同的医务人员进行一定的"赋权"。例如,为了加强终末期患者的疼痛控制,乌干达通过立法允许照护人员在完成 9 个月的 HPC 课程后获得吗啡的处方权。

所以说,HPC 教育的推进对于提高临床照护人员 HPC 能力有着极其重要的意义。就目前而言,HPC 专业及教育的发展在全球以及我国不同地区发展都极为不平衡。总体而言,我国的 HPC 还处于发展亟待完善的阶段,需要同时结合学校的学位教育以及学会、医疗机构的继续教育。在发展过程中,注意根据当地经济和医学水平发展情况,在保证快速、全方位地满足人民群众需求时，培养出专家型的姑息照护人员，进一步推进专业的发展。

# 第二节　安宁疗护伦理

## 一、概念与内涵

安宁疗护伦理是指研究医疗健康照顾人员和志愿者在为终末期患者及其家属服务过程中应遵循的道德原则和规范。

安宁疗护伦理是以马克思主义的基本原理为指导，以身体上、心理上、社会上的全面护理照顾为理念，以缓解患者痛苦、提高疾病终末期患者及其家属的生活质量为目的，以帮助终末期患者舒适和有尊严地离世为目标，研究安宁疗护关怀伦理的产生、发展、变化规律及如何运用安宁疗护关怀道德原则与规范去调整安宁疗护关怀中的人际关系，解决安宁疗护实践中的伦理问题。

## 二、理论基础

安宁疗护伦理的发展与医学伦理学一脉相承，因此，安宁疗护伦理的理论基础主要内容有生命神圣论、生命质量论、生命价值论、人道主义论、权利义务论、公益公正论、后果论和美德论。

### （一）生命神圣论

生命神圣论（theory of divine life）指的是人的生命具有至高无上、不容侵犯的道德价值的伦理观。中外医学伦理学家都把生命视为神圣不可侵犯，并以此去阐释医学伦理思想。如唐代孙思邈"人命至重，贵于千金"的名言，就是人的生命神圣论的集中体现。生命神圣论强调不论在任何情景下都要尊重人的生命，不允许有任何侵犯。

### （二）生命质量论

生命质量论（the quality of life）是指某一生命就生物学生命意义上是否具备人的自然素质。生命质量论认为，可以凭借人的自然素质的高低优劣，去衡量生命存在对自身、他人及社会的价值，以生命质量的优劣来确定生命存在有无必要。一方面是以人的智力和体力水平衡量，如智力障碍、畸形、残疾等都降低了生命的质量；另一方面，以人的意识丧失与否和痛苦程度来衡量。生命质量论的出现，使人类对生命的态度由"繁衍和维系生存"的低层次上升到"提高生命质量"的高层次。

### （三）生命价值论

生命价值论（theory of rights and obligations）伴随生命质量论而产生，两者既有联系又有区别。生命价值论是以人的生命价值来衡量生命意义的一种伦理观。生命质量是决定生命价值的内在要素，是生命价值的基础。生命质量与生命价值共同成为医学伦理学的理论基础。

### （四）人道主义论

人道主义论（theory of humanitarianism）起源于欧洲文艺复兴时期的人道、人文思想体系，提倡关怀人、尊重人、爱护人，是一种以人为本、以人为中心的伦理理论。人道主义理论对安宁疗护伦理实践产生了以下两点影响：

1. 尊重服务对象的生命和生命价值观　尊重终末期生命是人道主义最基本的思想。

在安宁疗护实践过程中,还要注意保护和维持终末期患者的生命价值和生命质量。

2. 尊重服务对象的人格尊严　享有安宁疗护服务是人道主义所追求的理想。在安宁疗护实践中,医护人员应当尊重服务对象的文化背景和宗教信仰,尊重服务对象的人格尊严也是提高安宁疗护质量的必需条件。

### (五) 权利义务论

医患权利和义务是对立统一的,是相辅相成的,医生的权利与患者的义务基本是一致的,医生的义务与患者的权利基本是一致的。医生的权利,从某种意义上说,是其对患者尽义务的保证。权利义务论包括医生的权利义务和患者的权利义务两个方面,医生的权利包括诊治患者的疾病权、宣告患者的死亡权、对患者的隔离权、医生的干涉权;医生对患者的义务包括承担诊治的义务、解释说明的义务、医疗保密的义务、解除痛苦的义务;医生对社会的义务包括面向社会的医疗保健义务、提高人类生命质量的义务、参加社会现场急救的义务、发展医学科学事业的义务;患者的权利包括基本医疗权、疾病认知权、知情同意权、保护隐私权、监督医疗权、免除一定的社会责任权、要求赔偿权;患者的义务包括保持和恢复健康的义务、积极配合诊疗的义务、承担医药费用的义务、支持科学研究的义务。

### (六) 公益公正论

公益公正论(theory of public interest and justice)是根据行为是否以获得社会大众利益为直接目的而确定道德规范的后果论。探讨的是如何利用特殊的医疗手段与有限的医药资源,达到社会公共利益分配更合理、更有益于大众利益又公正的目的。公益公正论就是医学伦理学在新的医疗与社会背景下产生的一种全新的理论,是医学科学发展的需要,是医学与社会协调发展、可持续发展的需要。

### (七) 后果论

后果论(consequentialism)认为行动的是非善恶决定于行为的后果,并不决定于其性质。后果论伦理思想方法是首先确定"好",由"好"再到"正当",它具有实质指向性。后果论伦理思想方法在根本上是实质性追求的方法。如有的医生认为不应把病情严重的真相告诉终末期患者,担心这会引起消极的后果。后果论要求在不同的治疗方案中做出选择,最大限度地增进患者的利益,把代价和危机减少到最小程度。

### (八) 美德论

美德论(virtue)是一种从内而产生出的力量,当一个人心中充满着对世界的爱,对生命的充满敬畏,以及对时间与万物倍加珍惜时,就会自然而然地产生美德。美,就是美的事物;德,古称之为得;合起来解释就是,美的事物可以吸引和得到社会中的一切。美德论是中外传统医学伦理学中最具解释力的理论,在中国传统医学伦理学中,要求不论亲疏贵贱应全力救治、尽职尽责、作风正派、不图回报、谦虚谨慎、尊敬同行等,均是要求医生应该具有美德而立论的。

## 三、基本原则

安宁疗护伦理表达的是人道主义精神。这种精神所演绎的是安宁疗护伦理的基本原则:尊重与自主原则、知情同意原则、人道主义原则、行善或有益原则、有利与无伤害原则、公正公平原则。六个基本原则正是这种意识和精神的体现。安宁疗护伦理的宗旨为不以延长生命为目的,而以减轻痛苦(包括肉体、心理和精神)为目的;以患者为中心而不是以疾病为中心;不以治疗疾病为主,而以支持患者、理解患者、体贴患者、控制症状、安宁疗护治疗与全面照护为主;使患者至死保持人的尊严,不要"人为的生命",因为生活的质量与价值比生存时间的长短更为重要。这是安宁疗护伦理的重要原则,也是构建伦理道德规范最根本的道德根据。

### (一) 尊重与自主原则

尊重与自主原则指在安宁疗护实践活动中,医务人员与患者双方应得到人格的尊重,同时,患者应享有独立的、自愿的决定权。尊重原则是生物-心理-社会模式的必然要求和具体体现,是安宁疗护伦理基本原则的必然要求和具体体现。尊重自主原则的实现有其必要的前提条件:一是要保证医患双方人格受到应有的尊重;二是要保证医务人员为患者提供适量、正确并且是患者能够正确理解的诊疗护理信息;三是要保证患者有正常的自主能力,情绪是正常的,决定是经过深思熟虑并与家属商量过的;四是要保证患者自主的选择和决定不会与他人利益、社会利益发生严重的冲突。简而言之,执行尊重自主原则并不是简单地满足患者的要求,还包含了当存在争议和医生认为某项治疗不恰当时,医务人员应该做好解释工作,并帮患者获得第二种治疗的选择,而医务人员在任何时候都应该承担自主原则赋予的道德责任。

### (二) 知情同意原则

知情同意原则是临床上处理医患关系的基本伦理准则之一,也称知情承诺原则,指在安宁疗护实践中,医务人员与患者、患者家属之间对患者病情进展、治疗方案、放弃治疗、不予延命医疗等方面真实信息的沟通,尤其是不可预测的意外及其他可供选择的诊疗方案等信息,经患者或家属思考自主做出选择,并以相应方式表达其接受或拒绝此种诊疗方案的意愿和承诺;在得到患方明确承诺后,才可最终确定和实施方案。

### (三) 人道主义原则

人道主义原则是指以救治患者的苦痛与生命,尊重患者的权利和人格为中心的医学道德的基本原则之一。以关怀人、尊重人,以人为中心作为观察问题、处理问题的准则。在安宁疗护实践活动中,要求医务人员要有敬畏并尊重生命的意识,尊重每一名终末期患者,尊重患者的生命质量与生命价值,尊重终末期患者的正当愿望,提供患者身体、心理、社会、精神全方位的照顾及对家属的哀伤辅导。

### (四) 行善或有益原则

行善或有益原则的基本精神就是选择好的医疗护理行为,禁止做与安宁疗护伦理相违背的行为。其实质就是要求医务人员在安宁疗护实践中,无论是出于对人道主义还是对生命的尊重,都要善待终末期患者、善待社会。

### (五) 有利与无伤害原则

有利与无伤害原则又称不伤害原则,是指医务人员的医疗动机、行为、后果均应避免对患者造成伤害。医务人员在安宁疗护实践中树立有利而不伤害的思想理念,一切以将患者的伤害降到最低为目的,做到以最小的损伤换来患者最大的益处。在多种安宁疗护的措施中选择并实施对终末期患者最佳的安宁疗护服务措施,如减轻患者的不适、引导终末期患者正确面对死亡。

### (六) 公正公平原则

公正,是指公平正直、没有偏颇。作为伦理学的公正原则是指同样有医疗需求的患者,应该享有平等的医疗资源。这就要求医务人员在医疗诊治中应以公平合理的态度对待每一位患者。公正原则主要表现在人际交往的公正与医疗资源分配的公正两方面。在人际交往方面,由于患者与医务人员一样有平等的人格,医务人员应平等对待患者,做到对每一位患者都一视同仁;在医疗资源分配方面,以公平优先,兼顾效率效益优化资源配置和合理使用。

## 四、医务人员的伦理规范

(1)遵守医疗卫生法律、法规、伦理和安宁疗护诊疗规范。

(2)患者至上,以患者为中心,在安宁疗护工作中,医务之间的工作重点都是以患者为中心,医务人员应将终末期患者权益放在首位,及时做好临终疼痛心理痛苦等不适症状的缓解治疗。

(3)理解与尊重关心、爱护患者,保护患者隐私。

(4)在安宁疗护实践活动中,安宁疗护医务人员应当将患者的病情、安宁疗护服务措施如实告知患者或其家属,及时解答患者或家属的咨询。

对于不可逆转植物人、脑死亡或濒于死亡的终末期患者,作为生命的社会存在已经丧失,其生命的质量和价值已经失去,延长他们的死亡和痛苦是不人道的。医务人员作为安宁疗护诊疗中的主体,应秉承身体、心理、社会、精神全人照护理念给予终末期患者更多的关怀,充分实现对人的尊重,让终末期患者得到应有的尊严和关怀。这样不仅能减轻家庭和社会的负担,而且也合理利用了卫生资源,符合安宁疗护伦理规范。

# 第三节　安宁疗护的实施

安宁疗护护理实践是以临终患者和家属为中心,以多学科协作模式进行,主要内容包括疼痛及其他症状控制,舒适照护,心理、精神及社会支持等。安宁疗护旨在通过多学科照护团队协作,有效控制患有严重威胁生命疾病的患者的疼痛及其他不适症状,并结合患者和家庭的需求、价值观、信仰和文化等,满足他们在心理和精神上的需求,改善其生活质量;同时,还可以优化医疗资源配置,节约医疗卫生支出。

## 一、安宁疗护患者生存期评估

### (一)生存期评估的意义

对疾病的诊断、治疗和预后判断是临床医学的三大主要技能。随着安宁疗护的兴起,照护生命期小于等于 6 个月的晚期癌症、终末器官衰竭等慢性不可治愈的疾病,使患者的生存期评估再次提上日程。

生存期评估在慢性、不可治愈疾病的诊疗过程中意义重大,因为它是医务人员、患者及家属制定相关临床决策的基本前提,使安宁疗护能及时介入和实施,提供专业、整体的围死亡期照护,是实现善终的必要途径。

1. 为患者及家属量身定制照护计划提供信息　生存期的评估为终末期患者及家属选择照护场所提供依据。使用合适的医疗方法会减轻经济负担,同时提供最佳照护。当患者及家属权衡延长生命与功能伴随的痛苦及相关治疗风险后,有助于其选择适合的治疗策略。

2. 协助照护团队做出诊疗抉择　当延长生命已无可能时,医生能够指导患者选择支持疗法和能够提高生活质量的诊疗抉择。

3. 确定安宁疗护的介入时间及方式　预计患者生存期有助于医护人员选择安宁疗护介入时间及方式。在美国,生存期预期小于等于 6 个月的患者可以获得安宁疗护资格;在英国、德国等地的连续性医疗照护中,根据病程的不同阶段先后提供早期缓和医疗支持,以及当慢性疾病进展到预定的标准时,及时过渡为安宁疗护阶段。

4. 协助临床研究设计与分析 准确的生存期评估可以帮助终末期患者制定相关的临床试验或设计新的临床试验标准。

### (二)生存期评估的挑战

生存期的评估、告知方法及依据此拟定全面的照护计划是安宁医护工作者必须具备的三项核心技能。在英国国家黄金标准框架中心(the Gold Standards Framework,GSF)第6版生存期评估指南中,认为评估目的是为了满足患者和家属的需求,而不是给出确定的时间。在正确的时间提供正确的照护,比计算出确切的剩余时间更有意义,能提供符合患者要求的、更有品质的前瞻性照护。生存期评估流程见图13-1。

### (三)生存期评估的方法

生存期评估有多种方法,主要有三种:

1. 临床生存预测(clinical prediction of survival,CPS) CPS是通过临床医生的主观判断来评估生存期。

2. 精算判断(actuarial judgement,AJ) Dawes等认为,AJ依赖于生存中位数和危险比等统计数据,并且消除了对人为判断的需要。AJ通常表示为一个当时估计事件(即死亡)发生的时间预测,通常表示为一个连续变量(即实际天数,周或数月),但也可能是类别变量(如小于3周、小于6个月、大于1年)。概率预测是对存活到某个时间点的概率的估计,如6个月内存活概率的百分比。

3. 姑息性表现量表(palliative performance Scale,PPS) PPS是根据Karnofsky功能状态评估量表(karnofsky performance status scale,KPS)的功能维度(包括行走、活动水平和疾病证据)改编而成的,用于判断肿瘤晚期患者生存期的统计学预测方法,增加了自我护理、口服摄入量和清醒程度三方面内容。作为一个成熟的预测工具,该量表在国外已被广泛应用于癌症患者的生存预测,大部分姑息单位及社区临终服务机构将其作为病情记录的内容之一。

## 二、安宁疗护的模式

### (一)医院安宁疗护

医院安宁疗护适用于有难治性或复杂性的临床症状,而在其他照护场所如社区、居家无法满足其全方位照护需求的终末期患者。

医院安宁疗护为终末期患者提供跨区域、专业的、不以治愈为目标的综合医疗服务,解决危急重症和疑难复杂症状,满足患者和家属心理、社会以及精神方面的需求。接受社区医院转诊,对下级医院进行业务技术指导,为患者转至社区医院创造条件。

推动医院安宁疗护模式,一方面是为了推动安宁疗护团队建设,促进学科发展;另一方面也为了支撑安宁疗护三级联动立体转诊网络和居家照护体系的建设,优化医疗资源配置,减少医疗费用。

医院安宁疗护的服务模式分为三大类:病房服务、小组服务、出院延续护理服务门诊模式。

1. 病房服务模式 病房服务模式基于安宁疗护病床的建立,由专业的安宁疗护多学科团队为患者和家属提供"全人、全家、全队、全程、全社区"五全服务的一种医疗护理模式。服

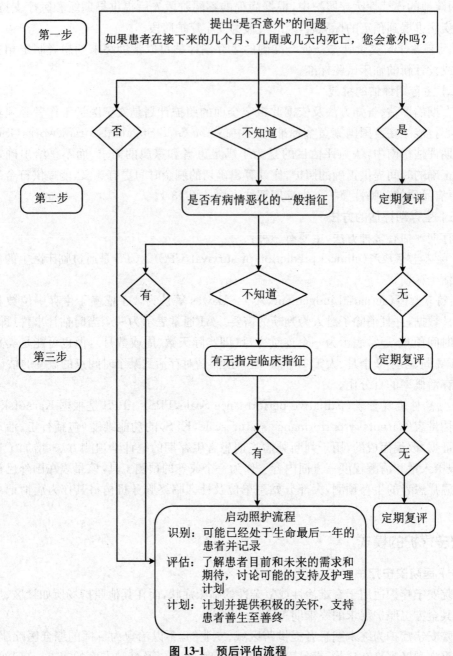

**图 13-1　预后评估流程**

资料来源：GSF 主动识别指南第 **6** 版。

务对象为现代医学不能治愈，属不可逆转的慢性疾病终末期，预期存活期小于 6 个月的患者。

工作人员具体职责如下：

（1）制定并落实各项管理规章制度，执行国家制定公布或者认可的技术规范和操作流程，明确岗位职责，执行各项安全管理和医院感染预防与控制措施，保障医疗质量和患者安全。

（2）明确综合医院功能定位，开展疑难复杂的安宁疗护诊疗服务，不断提升医疗综合诊治能力、决策能力、工作效率与效果,提升服务水平与质量。

(3) 充分发挥综合医院技术辐射和带动作用,通过对口帮扶、医联体等多种方式,促进医疗资源纵向整合,引导优质医疗资源下沉,提升基层医疗机构安宁疗护服务能力,推动构建三级安宁服务体系和转诊通道。

(4) 发挥综合医院在区域范围内的骨干作用,建立安宁疗护培训基地,制定安宁疗护专科人才和多学科人才培养方案,壮大人才队伍,满足社会对安宁疗护日益增长的需要。

(5) 借助医院大数据平台和各专业人的优势,不断增强医护人员在安宁疗护领域里的科研意识,创新科研能力,结出科研成果,带动学科发展。

(6) 多种渠道和形式宣传安宁疗护理念,开展生死观教育,提高民众对安宁疗护和死亡的认知,提高对安宁疗护的接受度。

《安宁疗护中心基本标准和管理规范(试行)》标准医院安宁疗护病房服务流程见图13-2。

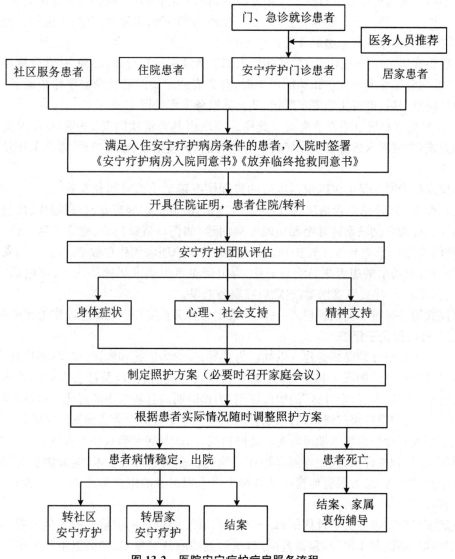

**图 13-2 医院安宁疗护病房服务流程**

病房模式的服务内容包括对居家、社区安宁疗护无法处理的症状,根据评估结果,采取相应的措施缓解临床症状,提供舒适照护、心理—精神—社会支持、家属哀伤辅导等。

病房模式的服务评价多采用患者满意度以及家属满意度作为评价指标。①患者满意度:可采用生命关怀协会对全国安宁疗护试点市(区)工作情况调查之《患者对安宁疗护服务满意度调查问卷》进行调查。②家属满意度:可采用生命关怀协会对全国安宁疗护试点市(区)工作情况调查之《患者家属对安宁疗护服务满意度调查问卷》进行调查。

2. 小组服务模式　小组服务模式也称安宁共同照护,目的是建立全院化的安宁疗护理念,让有需求的患者在普通病房也能接受安宁疗护服务;提高普通病房医护人员的照顾能力,是跨区域、跨科别的医院安宁疗护模式。该模式服务时没有固定的病床,在医院成立安宁疗护多学科小组,协同原病区医疗护理团队为生命终末期且有安宁疗护需求的患者提供服务。这种模式在国内综合医院较为多见。

成立安宁照护小组是该模式的关键所在。小组应设立小组负责人、核心成员及病区联络员。小组负责人可由接受过安宁疗护专项培训的护士长担任,核心成员分别为医生、安宁疗护专科护士、药师、技师、临床营养师、心理咨询(治疗)师、康复治疗师、中医师、行政管理、后勤、医务社会工作者及志愿服务等。

当普通病房医疗护理团队评估疾病终末期患者及家属有身体、心理、社会及精神方面的需求,患者愿意接受安宁疗护团队的照护时,且患者或家属同意接受安宁疗护服务,并签署相关知情同意书后,即可实施安宁照护,其具体服务流程见图 13-3。

3. 出院延续护理服务门诊模式　此模式要求由具有资质的安宁疗护专业人员以开设门诊的方式,为有需求的患者及家属提供咨询、症状护理指导、心理护理、人文关怀及哀伤辅导等服务。

该模式出诊时间是由医院根据本院的实际情况确定出诊时间和服务内容。一般而言,服务内容如下:① 评估患者情况,提供症状护理指导、舒适护理指导、心理辅导、社会支持及哀伤辅导。疑难病例联系转介至相应的专科门诊,如伤口造口门诊、血管通路门诊、疼痛门诊、心理门诊等。② 宣传安宁疗护知识,普及安宁疗护理念和死亡教育。③ 协同安宁疗护小组,为全院有需求的患者进行会诊。④ 为出院患者提供家居探访服务,可电话、互联网＋、上门探访。⑤ 建立患者档案,追踪后续服务效果。

该模式服务评价和前两种模式一样,多采用患者满意度和家属满意度作为评价指标。

### (二) 社区型安宁疗护

社区卫生安宁疗护模式是建立以社区为主导、门诊为依托和病区、居家(家庭病床)为核心保障的"四位一体"的服务体系,满足患者和家属心理、精神以及社会方面的需求。遵循"全人、全家、全队、全程、全社区"的照顾原则,为诊断明确且病情不断恶化,现代医学不能治愈,属不可逆转的慢性疾病终末期,预期存活期小于 6 个月的患者实施安宁照护。

社区型安宁疗护为终末期患者提供住院机构、门诊及居家模式相结合的安宁疗护服务。应用早期识别、积极评估、控制疼痛和治疗其他痛苦症状的适宜技术,能提供及时、精准、便利的安宁疗护服务,最大限度地提高社区每个终末期患者的生命质量、维护患者尊严、缓解家属痛苦。

社区安宁疗护事业关乎社区的每一户家庭,其发展也是一项重要的民生工程。社区作为居民群体生活的基本单位,覆盖范围广,辐射到的服务对象多,社区卫生服务中心能够就近为终末期患者提供安宁疗护,满足终末期患者的生理和心理需求,既符合中国传统"人道

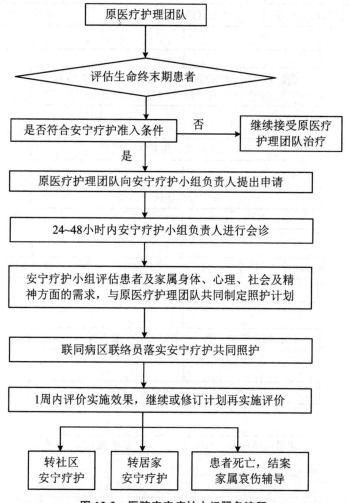

**图 13-3 医院安宁疗护小组服务流程**

主义",又满足终末期患者"落叶归根"的期望。开展社区安宁疗护,是满足民生是需求。

同时开展社区安宁疗护,力求便民利民。居家患者不方便就医,而社区整合医疗资源,实行双向转诊,将医疗、照护、心理等多种服务无缝对接,将医疗机构与居家模式相结合,从而使终末期患者可以得到系统规范的治疗与护理,不仅包括药物上的护理,也涉及心理以及其他方面减轻痛苦的护理措施。社区安宁疗护在满足终末期患者和家属服务需求的同时,还能够缓解大型医院资源紧张的压力,减少终末期患者的医疗费用,从而减少终末期患者家庭经济的支出。

社区卫生服务中心开展安宁疗护服务,应当到本区县医疗机构执业登记机关办理登记手续。为终末期患者及家属提供、门诊、居家基本服务,满足患者及家属在身体、心理、社会及精神的需求。

按照前述"标准",该模式服务流程图见图 13-4。

1. 社区安宁疗护中心病区服务内容

(1) 症状控制、舒适照护、心理支持和人文关怀等。

(2) 日间安宁疗护:社区设日间安宁疗护活动室,日间安宁疗护工作人员可根据患者病

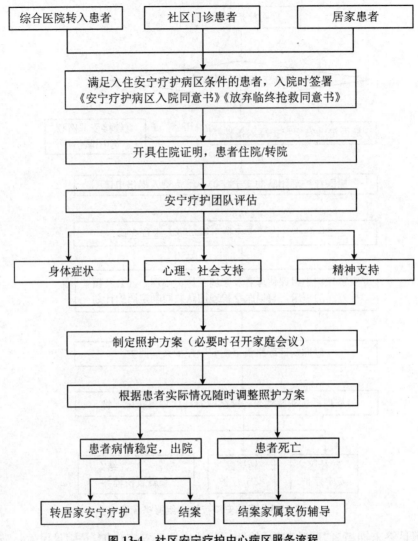

**图 13-4　社区安宁疗护中心病区服务流程**

情与申请有计划地安排、组织住院患者、家居患者及家属到活动室或到户外参加病友聚会、病友联谊、插花、绘画、健康教育讲座等娱乐社交活动,使患者在回归社会、回归家庭、回归自然的氛围中获得专业心理辅导及患者彼此之间的情感支持;获得为生命赋予意义的价值体验,使患者在生命最后阶段生活得愉快安详。

(3)其他辅助治疗:中医缓释疗法、音乐疗法、物理治疗、语言治疗、机能治疗及营养辅导。

(4)濒死症状评估、死亡准备、遗体护理及丧葬准备:对濒死症状的评估能更准确地预估患者死亡时日,以利于患者及家属做死亡准备。在尸体料理过程中,尊重逝者和家属的习俗,允许家属参与,满足家属的需求。协助办理丧葬手续、联系殡仪馆等。采用适合的悼念仪式让家属接受现实,与逝者真正告别。

社区安宁疗护中心病区服务属于医疗范畴,病历书写建立安宁疗护专科评估表,按照《临床护理文书书写规范》准确、规范、及时、客观地记录。同时对新进安宁护中心团队人员与志愿者进行社区安宁疗护中心工作的培训。在职或继续教育课程应包括安宁疗护理念、概念和知识技术的介绍以及沟通能力与伦理知识等内容。安宁疗护中心团队的专业技术人员以及志愿者应制定培训计划,定期开展人员培训,在培训应确保每一个工作人员都能参与。

2. 门诊服务模式 门诊规模可参照《上海市社区卫生服务中心舒缓疗护(临终关怀)科设置标准》(沪卫基层〔2012〕020 号)标准执行,或根据各地区社区卫生服务中心的规模设置。要求布局合理、保护患者隐私、无障碍设计,制定服务流程,并配备门诊服务需要的设备。

### (三) 居家安宁疗护

居家安宁疗护是指在家庭环境下,为处于生命终末期的患者提供缓解症状、舒适护理等服务,帮助患者解除生理、心理、社会和精神的痛苦,满足患者在家中接受照护和离世的愿望,同时帮助家属减缓失去亲人的痛苦,积极地面对生活,最终提高患者及家属在各个阶段(从疾病诊断到居丧整个过程)的生活质量。

1. 服务对象 安宁疗护的服务对象是临终患者及其家属,包括肿瘤与非肿瘤的疾病终末期患者;介入时间为患者疾病终末期,一般不超过六个月。

2. 实施意义

(1) 体现对生命的尊重。西西里·桑德斯博士考虑到患者希望能在家中接受后续治疗的心愿,于 1968 年成立居家安宁照护小组,至此居家安宁疗护开始发展并推广到全世界,体现了医学的进步、社会文明的发展及对生命尊严和价值的重视。

(2) 有助于减轻患者的不适症状。终末期患者常伴有较多的躯体不适症状,伴随焦虑、绝望、抑郁等心理障碍,患者在安全、熟悉的家庭环境中更容易接受疼痛等不适症状控制、舒适护理、心理疏导等服务,居家模式将有助于减轻患者躯体不适症状、帮助缓解心理压力、改善患者日常生活自理能力,提高生活质量。

(3) 有助于患者面对死亡。对于终末期患者来说,家是自己最热爱和熟悉的地方。居家有助于患者更好地面对死亡,在熟悉的环境中,能够维持常态的生活,亲人们可轮流照顾患者,邻居友人方便探视、慰问,可减少患者的孤独无助、失落感等,让患者获得更多的安慰与力量。

(4) 有助于患者与家属的沟通和告别。在家中送别亲人,可以进一步升华患者与家属的关系。以前的误会、隔阂,如果可以在亲人离世之前消除,以及以前没能说出口的爱意与关怀,如果可以及时表达,不仅可以令逝者安心离去,更可令生者放下心结。这种"离别"对于终末期患者和家属的心理都具有重要意义。

(5) 最好的死亡教育方式。患者在家中离世的过程,对于家属来说是一场最好的死亡教育。居家安宁疗护有助于家属尽快摆脱哀伤,投入新的生活,生者将更加珍惜生命,努力实现生命的价值。另外,居家安宁疗护服务可以为逝者家属提供哀伤辅导,减缓其失去亲人的痛苦。

(6) 有利于优化医疗资源配置. 患者在家中接受安宁疗护服务,既可保持照护的连续性,缓解医院床位紧张状况,又可减少医疗费用支出,这有利于优化医疗资源配置,节约国家卫生费用支出。

3. 服务方式

(1) 居家探访。居家探访服务主要针对患者或高龄老年人以及外出不便、日常活动主要以居家为主的患者或老年人。服务方式主要包括探访交流、心理咨询、节假日或纪念日关怀等。

(2) 电话或互联网咨询。"互联网＋"居家安宁疗护主要服务形式有移动应用程序(App)、网络服务平台、可穿戴设备的使用等。

4. 服务内容

(1) 生活照护服务。包括患者的生活起居、膳食服务、清洁卫生、人文关怀等服务,进行适老改造、防坠床、防跌倒等安全指导,可根据安宁疗护的需求及实际运行情况进行调整。

(2) 症状控制服务。由服务机构安排服务人员定期巡诊,根据患者评估结果,制定症状控制方案,以满足临终患者的生理及心理需求;以减少痛苦为原则,制定药物治疗方案,如病情发生变化,及时调整治疗方案。

(3) 护理服务。根据居家安宁疗护患者综合评估结果,对其实行分类管理,制定护理目标,采取相应的舒适护理措施,开展护理服务。

(4) 营养服务。根据患者评估结果,制订个体化、合理的营养计划,以满足患者基本能量需求为原则。

(5) 康复服务。根据康复评估结果,指导患者进行适度的康复运动,如吞咽训练、肺康复、关节肌肉康复活动等。

(6) 中医服务。根据患者病情,可以提供针灸、按摩等中医服务以缓解症状,改善生活质量。

(7) 心理支持和人文关怀。主要从以下几个方面进行:

① 心理社会评估:评估和观察患者的病情、意识情况,理解能力和表达能力。

② 医患沟通:评估和观察患者的意识状态和沟通能力,患者和家属对沟通的心理需求程度。

帮助患者应对情绪反应。应用恰当的评估工具筛查和评估患者的焦虑、抑郁程度及有无自杀倾向,帮助其有效应对。

③ 尊重患者权利:评估患者知情权和隐私权是否得到尊重。要尊重患者的权利和意愿。诊疗护理过程中能平等地对待患者。

④ 社会支持系统:评估患者的人际关系状况,家属的支持情况。根据患者疾病的不同阶段选择不同的社会支持方式。

⑤ 死亡教育:与患者建立相互信任的治疗性关系是进行死亡教育的前提。坦诚沟通关于死亡的话题,不敷衍不回避。

⑥ 哀伤辅导:评估患者家属心理状态及意识情况,理解能力,表达能力和支持系统。

⑦ 转介服务。当患者需入院接受安宁疗护时,主动提供转介服务,协助及安排入住安宁疗护病房等后续服务。

⑧ 远程会诊服务。如有条件,应建立远程会诊机制,签约二级以上医疗机构,对患者相应症状控制及变化进行远程指导,必要时联系转诊。

5. 服务流程

(1) 居家探访患者的流程。首次居家探访患者由安宁疗护团队登记后安排到患者家中探访,根据患者及家属的情况和存在问题定期进行复诊,包括身体、心理、社会、精神等服务。首次居家探访患者的流程见图 13-5(复诊患者居家探访流程同首次居家探访流程)。

(2) 电话或互联网咨询服务流程。对复诊患者应定期进行电话或互联网咨询;在患者用药后或调整医嘱后,未对患者或家属进行面对面交流患者病情的,应进行电话访谈。

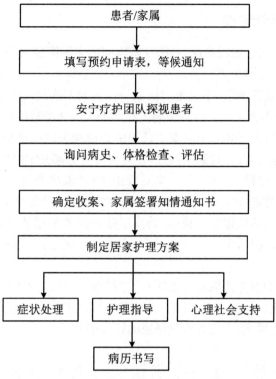

**图 13-5　复诊患者居家探访流程**

（3）电话或互联网咨询的内容要全面，包括医生的疼痛控制状况、症状处理指导、舒适护理指导、电话哀伤辅导及社工为患者及家属寻求社会资源的电话咨询等。

6. 建立居家安宁疗护服务档案　居家安宁疗护服务档案内容见表 13-1。

**表 13-1　居家安宁疗护服务档案内容**

| 服务项目 | 服务内容 |
| --- | --- |
| 基本信息 | 个人及家庭基本情况、患者的家系图 |
| 疾病信息 | 既往史、现病史 |
| 系统回顾 | 一般情况、消化系统、呼吸系统、循环系统、泌尿生殖系统、运动系统、神经系统等 |
| 体格检查 | 一般情况、皮肤黏膜、淋巴结、头颈部、胸部、腹部、脊柱四肢、神经系统等 |
| 疼痛评估 | 常用疼痛强度评估方法有：数字分级法（NRS）、程度分级法（VRS）、视觉模拟法（VAS）、Wong-Baker 脸谱法 |
| 活动能力生活质量评估 | 日常生活活动能力（ADL）评分、卡氏（KPS）评分、生命质量（QL）评估等 |
| 记录表 | 居家安宁疗护服务病程记录表、居家安宁疗护服务医嘱表、居家安宁疗护服务护理单、居家安宁疗护服务哀伤支持评估及跟进记录等 |
| 知情同意书 | 居家安宁疗护服务知情同意书、麻醉药品、第一类精神药品使用知情同意书等 |

## 三、安宁疗护患者转介管理

结合我国的国情和实际居民情况、各医疗机构间的实际医疗水平和能力限制,开展安宁疗护服务的分级转诊无可避免。

《上海市安宁疗护服务规范》中规定,"居家—社区安宁病房—安宁中心"间的转介机制为:① 卡氏评分(KPS)不大于 50 分,且预期生存期不大于 3 个月的临终患者,可由居家安宁疗护转为住院安宁疗护,也可转介至区安宁疗护中心或相关医疗机构。② 住院安宁疗护患者急性症状得到控制,经患者及其家属同意,可再次转为居家安宁疗护。

安宁疗护个案首先遵循以下流程:个案对象纳入(住院患者、社区患者、居家患者、安宁疗护门诊患者)→安宁疗护个案确认→安宁疗护个案收治→个案转介→个案结案。但在患者收治期间,安宁疗护团队根据患者情况,将安宁疗护患者根据情况转介给医院、社区或家庭,终末期患者可在医院与居家之间双向转介,亦可经社区过渡,亦可在居家与社区间相互转介。

总体来说,安宁疗护服务团队在二级医院、三级医院、社区卫生服务中心及居家安宁疗护团队间建立转诊通道。打破二级医院、三级医院、社区卫生服务中心及居家间壁垒,形成医院、社区、居家的工作模式,为患者提供畅通的转介服务。

# 第四节　生前预嘱与死亡教育

2006 年 4 月,中国第一个关注人的生命晚期生存状态的临终关怀社会团体——中国生命关怀协会成立,标志着中国安宁疗护事业的发展迈出了历史性的一步。2010 年成立生前预嘱协会,通过公益网站"选择与尊严(Choice And Dignity)"推广生前预嘱文本《我的五个愿望》,使民众通过生前预嘱实现"尊严死",从而推动了安宁疗护的发展。

## 一、生前预嘱

### (一) 概述

生前预嘱(living will)是指在健康和完全清醒的状态下,由本人自愿签署的、说明在不可治愈的疾病处于终末期时需不需要或需要哪种医疗护理的指示性文件。生前预嘱的本质是公民对自己生命权的处置,是立嘱人本人对自己临终的安排,它能使立嘱人按照自己的意愿,有尊严地走完人生的最后一程。

2006 年,我国首个以宣传生前预嘱为己任的"选择与尊严"网站建立。2011 年 6 月,中国首个民间生前预嘱文本出现,推广尊严死亡。2013 年 6 月 25 日,北京生前预嘱推广协会(Beijing Living Will Promotion Association,LWPA)成立,向公众普及和推广使用"生前预嘱",以及"尊严死"的概念。

目前签署生前预嘱有两个途径,一是直接登录生前预嘱推广协会官网(www.lwpa.org.cn)进行注册填写;二是关注"生前预嘱推广"微信公众号,通过菜单栏注册中心进入填写。

生前预嘱常遇到下列问题:

(1) 拒绝"无益"抢救措施的生前预嘱:死亡历来是个沉重的话题。在临终之前,人们都希望自己的生命能够延续下去。抢救本来代表着"重获生命"的机会,放弃就意味着死亡。

但我们要知道这些抢救措施是否真的"有效"。我们要避免"无益无害"和"无益有害"的过度治疗,否则这些抢救措施只会加重患者的痛苦。

(2)生前预嘱是不是"放弃治疗"的问题:生前预嘱是在健康或意识清楚时签署的,这是因为人们在心理、身体均健康的状态下,所做出的选择和决定相对全面和客观,可以结合自己的实际情况决定是否修改和完善。在"生前预嘱"中选择拒绝某些治疗,并不意味着放弃所有医疗,还有缓和医疗与安宁疗护可以为患者提供帮助。

**(二)生前预嘱与遗嘱的区别**

生前预嘱与遗嘱都是同一主体对个人事务的事先安排,但遗嘱是指自然人在生前按照个人意愿并在符合法律规定的前提下单方面处分自己财产,安排自己所剩财产在自己离开人世归谁所有的行为,而生前预嘱本质是公民对自己生命权的处置,是立嘱人本人对自己临终的安排,选择自己患病或临终时希望获得的医疗照护方式,它不涉及财产分配、继承权。两者有着很大的区别:

(1)效力的发生时间不同:生前预嘱是在患者生前还未死亡时发生效力(根据心脏停止说观点,脑死亡),而遗嘱是死因行为,必须要在立遗嘱人死亡后发生法律效力。

(2)做出方式不同:生前预嘱只能通过书面方式做出,而遗嘱的方式则多样。例如,我国有公证遗嘱、自书遗嘱、代书遗嘱、录音遗嘱和口头遗嘱五种形式。

(3)客体不同:生前预嘱所指向的客体是残存的生命利益,是一种具有强烈人身性又富有伦理性的权利,而遗嘱的客体仅仅遗产的分配原则和数额等事宜。

但就现状而言,生前预嘱的推广涉及传统文化和孝道伦理,在我国这样一个非常传统的国家,推广"生前预嘱"并使它成为现实仍然是一条漫长艰苦的道路。目前,我国内地有相关立法对生前预嘱进行明确的规定,社会大众对其接受度不高,全面实行仍存在很多困难。因此,应先从宣传、推广生前预嘱的概念开始,使更多人知道在生命尽头选择要或不要哪种医疗照顾以保持尊严是一种权利,再逐渐实现其立法、保障等环节。

# 二、死亡

## (一)死亡定义

传统的死亡(death)定义是指心肺功能的停止。1951年,美国布拉克法律辞典将死亡定义为:"血液循环全部停止及由此导致的呼吸、心跳等身体重要生命活动的终止。"即死亡是指个体生命活动和功能的永久性终止。

## (二)死亡标准

1. 传统死亡标准 在传统医学上,把呼吸和心搏的永久性停止作为临床死亡的标志已经沿袭了多年,也称经典死亡标准。临床表现为心搏、呼吸的永久性停止,各种反射消失,瞳孔散大,个体功能永久终止。

2. 脑死亡标准 随着医疗技术的不断发展,临床上可以通过及时有效的心脏起搏、心肺复苏等技术手段使部分心搏和呼吸停止的人恢复心搏和呼吸,从而使生命得到挽救;而心脏移植手术的开展也可能使心脏死亡的人恢复心搏;呼吸机的使用也使呼吸停止的人再度恢复呼吸成为可能。因此,心搏和呼吸的停止作为死亡金标准的权威性受到了很大的挑战,各国医学专家一直在探讨死亡的新定义和新的判断标准。

1968年,在第22届世界医学大会上,美国哈佛医学院率先提出了脑死亡的概念和标准,把脑死亡定义为"脑功能不可逆性丧失"即脑干死亡,此后,"脑死亡"这一概念备受关注,世界上许多国家医疗界相继支持并采用和完善了这一标准,这是医学史上一次意义重大的观念转变。迄今,全世界已有100多个国家制定和完善了脑死亡标准,其中有 90 多个国家已经将脑死亡立法。

**专栏 13-1　中国成人脑死亡判定标准与操作规范**

> 国家卫生健康委员会脑损伤质控评价中心以 5 年临床实践为基础,以病例质控分析结果为依据,以专家委员会、技术委员会和咨询委员会意见为参考,修改完善并推出中国成人《脑死亡判定标准与操作规范》。
>
> 脑死亡判定标准:脑死亡是包括脑干在内的全脑技能丧失的不可逆转状态。
>
> (1) 脑死亡判定的先决条件:昏迷原因明确及排除各种原因的可逆性昏迷。
>
> (2) 脑死亡临床判定:
>
> ① 深度昏迷。
>
> ② 脑干反射消失。
>
> ③ 无自主呼吸:靠呼吸机维持通气,自主呼吸激发试验证实无自主呼吸。
>
> 以上三项临床判定必须全部具备。

资料来源:《中国成人脑死亡判定标准与操作规范》(第二版)。

### (三) 死亡的特性

通常生物体的死亡是指其一切生命特征的丧失且永久性终止,而最终变成无生命特征的物体。死亡具有如下特性:

1. 不可逆性(irreversibility)　死亡是生命系统内所有维持其存在(存活)属性的丧失且不可逆性的终止,死亡是永久性的、不可逆的。

2. 普遍性(universality)　凡是有生命的生物体都存在着死亡的必然性,没有不死的生命。

3. 功能停止(nonfunctionality)　死亡时生物体所有的功能都会永久性停止。

4. 因果性(causality)　死亡是有原因的,分为外在原因和内在原因,人不会无缘无故地死亡。

### (四) 死亡分期

1. 濒死期　又称终末期,是指患者在接受治疗性或姑息性治疗后,虽然意识清醒,但病情加剧恶化,各种迹象表明生命即将终止。濒死期是临床死亡前主要生命器官功能极度衰弱、逐渐趋向停止的时期。濒死阶段原则上属于死亡的一部分,但由于其具有一定的可逆性,故不属于死亡,但在死亡学和死亡学研究中占有非常重要的地位。濒死期是疾病晚期的表现,是死亡过程的开始阶段。

2. 临床死亡期(clinical death stage)　是临床上判断死亡的标准。此期中枢神经系统的抑制过程从大脑皮层扩散到皮层以下,延髓处于极度抑制状态,表现为心搏、呼吸完全性停止,各种反射消失,瞳孔散大,但各种组织细胞仍有微弱而短暂的代谢活动。此期一般持续 5~6 分钟,若能得到及时有效的抢救治疗,生命有复苏的可能;否则大脑将发生不可逆性变化。

3. 生物学死亡期(biological death stage)　是指全身器官、组织、细胞生命活动停止,也称细胞死亡(cellular death)。此期从大脑皮层开始,整个中枢神经系统及各器官、细胞新陈代谢完全停止,并出现不可逆变化,整个生命体无任何复苏的可能。随着生物学死亡期的不断进展,相继出现尸冷、尸斑、尸僵及尸体腐败等现象。

# 三、死亡教育

## (一)概述

死亡教育(death education)是向人们传递死亡相关知识,唤醒人们的死亡意识,培养与提升死亡事件应对和处置能力的特殊教育。目的是帮助人们正确认识自己和他人的生死,尊重生命、接纳死亡,把死亡看作生命不可缺失的一部分。"生死教育"在国内又称"生命教育",在国外称为"死亡教育",三者无实质性区别。不同国家、不同年代及不同学科领域的学者对死亡教育的界定有着各自的理解。

死亡教育源于1928年的美国,从19世纪初的"死亡学"到"死亡教育",从大学教育到中、小学和社会教育发展迅速。英国于20世纪60年代拉开"死亡觉醒"运动,将死亡教育内容纳入教学课程大纲中。日本于20世纪70年代对死亡教育的意义与价值进行了积极研究与推广,在实践中强调"为死亡所做的准备性教育"。韩国则构建了较系统的生死教育课程和教学内容体系,其体验式实训教育得到世界公认。

## (二)中国死亡教育现状

20世纪末,台湾省首先将死亡教育引入,傅伟勋教授把死亡学扩充至生命学,提出"生死学"概念。台湾省、香港特区的生命教育遍及中学、小学、大学及社会学校,针对不同年龄层设有不同内容。目前我国香港地区各大院校均将死亡或有关生命的内容纳入课程。我国台湾地区构建了以死亡教育为核心内容的生命教育体系,该体系以高等医学院校为起点,以临终关怀与生死相关议题为主题开展,并逐渐拓展至普通非医学院校。

中国内地由于受到传统文化的影响,死亡是个忌讳的话题,生死教育发展相对迟缓。虽然从20世纪80年代开始的人生观教育从某种意义上也包含了生死教育的内涵,但是明确的生死教育直到20世纪90年代。1997年,烟台护士学校陈元伦等编著了第一本教材《人的优逝》用于医学院校的死亡教育。2005年起山东大学医学院率先开设"死亡文化与生死教育"选修课,2006年南方医科大学开设"人的优逝"选修课等。目前中国内地仅有的生死教育相关研究多数在医学院校学生和医务人员中开展,在社会大众和患者家属中研究较少,且多数为调查性研究。有关教育内容、教育方式及教育模式的研究均处于起步探索阶段。

## (三)死亡教育内容

国内外死亡教育多以著名研究者Leviton提出的死亡教育三个层面为主要内容展开,即死亡的本质教育、死亡与濒死相关态度及情绪教育、死亡与濒死应对能力的教育。具体内容包括:死亡的基本知识、死亡与生命辩证关系、中西方死亡哲学及特殊文化中的生死观、对死亡及濒死的态度、死亡心理学、死亡权利学、与死亡相关的伦理问题、慢性疼痛的止痛治疗、濒死体验、安宁疗护、生命意义、生前预嘱、死亡价值观的探讨、优逝教育等,以及针对学校教学过程中适合各阶段的具体教育内容等。

## (四)死亡教育方式及途径

目前我国大陆地区成年人生死教育根据不同的人群分层开展,即普及性教育、专业性教育、特定性对象教育,针对不同的受众对象选择不同的内容和差异性教育方式。普及性教育对象为所有社会公众,专业性教育对象为医学生、医务工作者(包括医疗卫生管理工作者),而特定性教育主要针对老年患者、癌症患者、其他慢性病晚期患者及其家属。

1. 普及性教育 普及性教育受众对象所有的社会公众(含医学院校的学生、医务人员、慢性病进展期想者和家属等)。教育内容以认识死亡为主,如死亡基本知识、死亡与生命辩证关系、死亡哲学与生死观、优逝教育等内容为主。

(1) 推荐阅读法:图书、宣传资料、宣传海报等。向社会大众推荐死亡教育相关书籍、制作宣传海报与标语,在社区、校园及公共场所张贴宣传。提倡"生老病死人之常情"、重视"优生",不忽视"优死""优生、优育、优活、优死""优生是一种权利,优死也同样是一种权利"。推荐书目有《医师与生死》《此生未完成》《向死而生》《直视骄阳·征服死亡恐惧》《最好的告别》《死亡教育》《人的优逝》《一片叶子落下来》等。

(2) 推荐影片法:通过电影、电视、网络媒体、自媒体等途径进行生死教育相关的影片欣赏。通过欣赏死亡相关的影片,跟随影片中人物一起体验死亡之旅,对死亡进行深入的思考,有利于死亡恐惧的释放和排解。推荐影视有《唐山大地震》《生命里》《遗愿清单》《入殓师》《滚蛋吧!肿瘤君》《BBC地平线:我们需要谈谈死亡》《临终笔记》等。

2. 专业性教育 专业性教育受众对象主要为医学院校学生、医务工作者(包括医疗卫生管理工作者)及有志于深入了解和研究死亡相关知识的社会人士。教育内容从认识死亡到直面死亡。在临床工作中,如何培养一些懂得医学、社会学、教育学、心理学等相关知识的医务人员和专业生死教育师资是开展生死教育的关键。

3. 特定性教育——晚期患者和家属的生死教育 特定对象教育以终末期患者、其他慢性病晚期患者及其家属为主。教育内容主要是与患者和家属谈死亡内容不同于一般群体,要选择适当时机、适当方式,在双方建立相互信任基础上进行交流。其目的是帮助患者降低死亡焦虑,坦然接受及面对现实,面对死亡,接受死亡,避免极端行为或情绪失控,力争让患者做到舒适、有尊严、平静、安详地走完人生的最后一程。

需遵循的原则:尊重患者的权利、设身处地为患者思考、对患者不同的死亡观念及言行不妄加评断、不勉强晚期癌症患者谈"死"及诚实的态度。

教育方式主要如下:

(1) 适时病情告知:在信息社会高度发达的今天,对患者隐瞒病情已不太可能。大多数患者在治疗过程从家属反常的表情、过度的关心、表面上过分的轻松中已经意识到自己可能患有癌症。因此,对患者隐瞒病情往往是家属一厢情愿,需要我们专业人员与癌症患者家属进行沟通,寻找合适的时机告知患者病情,使其能够掌握自己的状况,只有患者理性地认知了自己的疾病,才能更好、更积极地配合治疗。

(2) 引导人生回顾:选择患者状态较好时段引导其回顾人生,回顾一些重要的事件或回忆与所爱的人的难忘事件,回顾整个患病经历,让患者多些欣赏自己,品味人生过程,整合人生。

(3) 启发人生意义:这是由美籍德国心理学家弗兰克 V. E. Frankl(1946)所倡导的意义治疗法(logotherapy)。该治疗方法以存在主义哲学为思想基础,一种在治疗策略上着重于引导患者寻找和发现生命的意义,树立明确的生活目标,以积极向上的态度来面对和驾驭生活的心理治疗方法。即引导启发患者:做好自己认为最重要的角色,绽放生命潜能去渡过难关,认识苦难的意义,为生命和死亡赋予意义。比如:"我珍惜当下的每一天""未来的一星期,我可以做;未来的 1 个月,我可以做""未来的 3 个月,我可以做"。

(4) 讨论照护计划:临终时的痛苦不是必然的,可以选择不同的医疗方案,让自己平和、有尊严地告别。在适当的时机,尤其是在患者或家属提及晚期照护计划时,可以指导其和家人商量,希望选择什么样的医疗方式、个人有哪些疑惑或不清楚的地方等。比如,您对今后的治疗有什么想法啊？最希望在治疗方面做哪些事情啊？引导患者及家属参与讨论,做出合理的选择。应充分尊重患者知情权与决策权,让患者参与治疗决策,真正获得生命的质量。

(5) 协助履行四道人生:台湾省安宁疗护之母赵可式博士倡导在照顾晚期患者时要协助患者完成四道人生,即"道谢、道歉、道爱、道别"。引导患者与亲友相互道谢、道歉、道爱、道别,彼此交流分享。通过感恩、宽恕和祝福等方式陪患者度过人生中的最后时光,鼓励其与家人和朋友举行告别会,感恩生命中遇到的一切,完成心愿,达到大家都了无遗憾。

(6) 妥善指导预备后事:为死亡作妥善的预备可减少患者家属事到临头的手足无措,甚至伤害纷争的情况。准备的内容包括患者为自己选择遗像、选择安葬仪式、是否需要安排特别的程序、想留给亲人们和朋友们的礼物、遗产安排、遗物分配等,将自己的心愿交代清楚,让家人知道如何安排处理日后的事情。如果有意愿的话,也可以讨论器官捐赠等事宜,积极做好各方面的准备,从患者最放心不下的人和事开始,引导交代未完的事宜,尽早完成自己的心愿。引导患者妥善安排后事,从容面对死亡。

总之,死亡教育对于社会大众是提高认知;对于特定性患者和家属来说是降低死亡焦虑和恐惧,提升其生命意义与品质;对于医务人员来说是提高其生死教育的技能,其内容和教育方式将随着社会的发展和时代的进步而逐步完善,但有三个基本目标是不变的,即接受死亡相关信息、发展处理面对死亡相关事件的能力及技能、澄清与培养个人的生命价值。

(孙翔云　张惠莉)

**思考题**

1. 简述安宁疗护的概念。
2. 简述安宁疗护的内涵和目标?
3. 安宁疗护伦理的理论基础是什么?
4. 简述生前预嘱与遗嘱的区别。
5. 简述死亡教育的实施意义和方法。

# 附表一 老年人能力评估基本信息表

## 1. 评估基本信息表

| 评估编号 | □□□□□□□□ |
|---|---|
| 评估日期 | □□□□年 □□月 □□日 |
| 评估原因 | 1. 接受服务前初评　　　　　　2. 接受服务后的常规评估<br>3. 状况发生变化后的即时评估　4. 因评估结果有疑问进行的复评　□ |

## 2. 被评估者的基本信息表

| | | |
|---|---|---|
| 姓名 | | |
| 性别 | 男□　　　　女□ | □ |
| 出生日期 | □□□□年 □□月 □□日 | |
| 身份证号 | □□□□□□□□□□□□□□□□□□ | |
| 社保卡号 | □□□□□□□□ | |
| 民族 | 1. 汉族　2. 少数民族_____ | □ |
| 文化程度 | 1. 文盲及半文盲　2. 小学　3. 初中　4. 高中/技校/中专<br>5. 大学专科及以上　　　　6. 不祥 | □ |
| 宗教信仰 | 0 无　1 有_____ | □ |
| 婚姻状况 | 1. 未婚　2. 已婚　3. 丧偶　4. 离婚　5. 未说明的婚姻状况 | □ |
| 居住状况 | 1. 独居　2. 与配偶/伴侣居住　3. 与子女居住　4. 与父母居住<br>5. 与兄弟姐妹居住　　　　6. 与其他亲属居住<br>7. 与非亲属关系的人居住　　8. 养老机构 | □ |
| 医疗费用支付方式 | 1. 城镇职工基本医疗保险　2.城镇居民基本医疗保险<br>3. 新型农村合作医疗　　　4. 贫困救助　5. 商业医疗保险<br>6. 全公费　　　　　　　　7. 全自费　8. 其他_____ | □ |
| 经济来源 | 1. 退休金/养老金　2. 子女补贴　3. 亲友资助　4. 其他补贴 | □ |

| 疾病诊断 | 痴呆 | 0 无　1 轻度　2 中度　3 重度 | □ |
|---|---|---|---|
| | 精神疾病 | 0无　1 精神分裂症　2 双相情感障碍　3 偏执性精神障碍　4 分裂情感性障碍<br>5 癫痫所致精神障碍　6 精神发育迟滞伴发精神障碍 | □ |
| | 慢性疾病 | | |

| | | | |
|---|---|---|---|
| 近30天内意外事件 | 跌倒 | 0 无　1 发生过 1 次　2 发生过 2 次　3 发生过 3 次及以上 | ☐ |
| | 走失 | 0 无　1 发生过 1 次　2 发生过 2 次　3 发生过 3 次及以上 | ☐ |
| | 噎食 | 0 无　1 发生过 1 次　2 发生过 2 次　3 发生过 3 次及以上 | ☐ |
| | 自杀 | 0 无　1 发生过 1 次　2 发生过 2 次　3 发生过 3 次及以上 | ☐ |
| | 其他 | | |

## 3. 信息提供者及联系人信息

| | | |
|---|---|---|
| 信息提供者的姓名 | | |
| 信息提供者与老人的关系 | 1 配偶　2 子女　3 其他亲属　4 雇佣照顾者　5 其他_____ | ☐ |
| 联系人姓名 | | |
| 联系人电话 | | |

# 附表二 老年人能力评估表

## 1. 日常生活活动评估表

| 评估内容 | 得分 | 评估指标 |
|---|---|---|
| (1) 进食:<br>指用餐具将食物由容器送到口中、咀嚼、吞咽等过程 | □分 | 10分,可独立进食(在合理的时间内独立进食准备好的食物) |
| | | 5分,需部分帮助(进食过程中需要一定帮助,如协助把持餐具) |
| | | 0分,需极大帮助或完全依赖他人,或有留置营养管 |
| (2) 洗澡 | □分 | 5分,准备好洗澡水后,可自己独立完成洗澡过程 |
| | | 0分,在洗澡过程中需他人帮助 |
| (3) 修饰:<br>指洗脸、刷牙、梳头、刮脸等 | □分 | 5分,可自己独立完成 |
| | | 0分,需他人帮助 |
| (4) 穿衣:<br>指穿脱衣服、系扣、拉拉链、穿脱鞋袜、系鞋带 | □分 | 10分,可独立完成 |
| | | 5分,需部分帮助(能自己穿脱,但需他人帮助整理衣物、系扣/鞋带、拉拉链) |
| | | 0分,需极大帮助或完全依赖他人 |
| (5) 大便控制 | □分 | 10分,可控制大便 |
| | | 5分,偶尔失控(每周<1次),或需要他人提示 |
| | | 0分,完全失控 |
| (6) 小便控制 | □分 | 10分,可控制小便 |
| | | 5分,偶尔失控(每天<1次,但每周>1次),或需要他人提示 |
| | | 0分,完全失控,或留置导尿管 |
| (7) 如厕:<br>包括去厕所、解开衣裤、擦净、整理衣裤、冲水 | □分 | 10分,可独立完成 |
| | | 5分,需部分帮助(需他人搀扶去厕所、需他人帮忙冲水或整理衣裤等) |
| | | 0分,需极大帮助或完全依赖他人 |
| (8) 床椅转移 | □分 | 15分,可独立完成 |
| | | 10分,需部分帮助(需他人搀扶或使用拐杖) |
| | | 5分,需极大帮助(较大程度上依赖他人搀扶和帮助) |
| | | 0分,完全依赖他人 |

续表

| 评估内容 | 得分 | 评估指标 |
|---|---|---|
| (9) 平地行走 | □分 | 15分,可独立在平地上行走45米 |
| | | 10分,需部分帮助(因肢体残疾、平衡能力差、过度衰弱、视力等问题,在一定程度上需他人的搀扶或使用拐杖、助行器等辅助用具) |
| | | 5分,需极大帮助(因肢体残疾、平衡能力差、过度衰弱、视力等问题,在较大程度上依赖他人搀扶,或坐在轮椅上自行移动) |
| | | 0分,完全依赖他人 |
| (10) 上下楼梯 | □分 | 10分,可独立上下楼梯(连续上下10~15个台阶) |
| | | 5分,需部分帮助(需他人搀扶,或扶着楼梯、使用拐杖等) |
| | | 0分,需极大帮助或完全依赖他人 |
| 日常生活活动总分 | □分 | 上述10个项目得分之和 |
| 日常生活活动分级 | □级 | 0 能力完好:总分100分<br>1 轻度受损:总分65~95分<br>2 中度受损:总分45~60分<br>3 重度受损:总分≤40分 |

## 2. 精神状态评估表

| 评估内容 | 得分 | 评估标准 |
|---|---|---|
| (1) 认知功能 | 测验 | "我说三样东西,请重复一遍,并记住,一会儿会问您":苹果、手表、国旗 |
| | | (1) 画钟测验:"请您在这儿画一个圆形的时钟,在时钟上标出10点45分" |
| | | (2) 回忆词语:"现在请您告诉我,刚才我要您记住的三样东西是什么"<br>答:_____、_____、_____(不必按顺序) |
| | 评分<br>□分 | 0分,画钟正确(画出一个闭锁圆,指针位置准确),且能回忆出2~3个词 |
| | | 1分,画钟错误(画的圆不闭锁,或指针位置不准确),或只回忆出0~1个词 |
| | | 2分,已确诊为认知障碍,如老年痴呆 |
| (2) 攻击行为 | □分 | 0分,无身体攻击行为(如打/踢/推/咬/抓/摔东西)和语言攻击行为(如骂人、语言威胁、尖叫) |
| | | 1分,每月有几次身体攻击行为,或每周有几次语言攻击行为 |
| | | 2分,每周有几次身体攻击行为,或每日有语言攻击行为 |

续表

| 评估内容 | 得分 | 评估标准 |
|---|---|---|
| （3）抑郁症状 | □分 | 0分,无 |
| | | 1分,情绪低落、不爱说话、不爱梳洗、不爱活动 |
| | | 2分,有自杀念头或自杀行为 |
| 精神状态总分 | □分 | 上述3个项目得分之和 |
| 精神状态分级 | □级 | 0 能力完好:总分为0分<br>1 轻度受损:总分为1分<br>2 中度受损:总分为2~3分<br>3 重度受损:总分为4~6分 |

## 3. 感知觉与沟通评估表

| 评估内容 | 得分 | 评估标准 |
|---|---|---|
| （1）意识水平 | □分 | 0分,神志清醒,对周围环境警觉 |
| | | 1分,嗜睡,表现为睡眠状态过度延长。当呼唤或推动其肢体时可唤醒,并能进行正确的交谈或执行指令,停止刺激后又继续入睡 |
| | | 2分,昏睡,一般的外界刺激不能使其觉醒,给予较强烈的刺激时可有短时的意识清醒,醒后可简短回答提问,当刺激减弱后又很快进入睡眠状态 |
| | | 3分,昏迷,处于浅昏迷时对疼痛刺激有回避和痛苦表情;处于深昏迷时对刺激无反应(若评定为昏迷,直接评定为重度失能,可不进行以下项目的评估) |
| （2）视力:<br>若平日带老花镜或近视镜,应在佩戴眼镜的情况下评估 | □分 | 0分,能看清书报上的标准字体 |
| | | 1分,能看清楚大字体,但看不清书报上的标准字体 |
| | | 2分,视力有限,看不清报纸大标题,但能辨认物体 |
| | | 3分,辨认物体有困难,但眼睛能跟随物体移动,只能看到光、颜色和形状 |
| | | 4分,没有视力,眼睛不能跟随物体移动 |
| （3）听力:<br>若平时佩戴助听器,应在佩戴助听器的情况下评估 | □分 | 0分,可正常交谈,能听到电视、电话、门铃的声音 |
| | | 1分,在轻声说话或说话距离超过2米时听不清 |
| | | 2分,正常交流有些困难,需在安静的环静或大声说话才能听到 |
| | | 3分,讲话者大声说话或说话很慢,才能部分听见 |
| | | 4分,完全听不见 |

| 评估内容 | 得分 | 评估标准 |
|---|---|---|
| （4）沟通交流：<br>包括非语言沟通 | □分 | 0分,无困难,能与他人正常沟通和交流 |
| | | 1分,能够表达自己的需要及理解别人的话,但需要增加时间或给予帮助 |
| | | 2分,表达需要或理解有困难,需频繁重复或简化口头表达 |
| | | 3分,不能表达需要或理解他人的话 |
| 感知觉与沟通分级 | □级 | 0能力完好:意识清醒,且视力和听力评为0或1,沟通评为0 |
| | | 1轻度受损:意识清醒,但视力或听力中至少一项评为2,或沟通评为1 |
| | | 2中度受损:意识清醒,但视力或听力中至少一项评为3,或沟通评为2;或嗜睡,视力或听力评定为3及以下,沟通评定为2及以下 |
| | | 3重度受损:意识清醒或嗜睡,但视力或听力中至少一项评为4,或沟通评为3;或昏睡/昏迷 |

## 4. 社会参与等级评估表

| 评估内容 | 得分 | 评估标准 |
|---|---|---|
| （1）生活能力 | □分 | 0分,除个人生活自理外(如饮食、洗漱、穿戴、大小便),能料理家务(如做饭、洗衣)或当家管理事务 |
| | | 1分,除个人生活自理外,能做好家务,但欠好,家庭事务安排欠条理 |
| | | 2分,个人生活能自理,只有在他人帮助下才能做些家务,但质量不好 |
| | | 3分,个人基本生活事物能自理(如饮食、大小便),在督促下可洗漱 |
| | | 4分,个人基本生活事物(如饮食、大小便)需要部分帮助或完全依赖他人帮助 |
| （2）工作能力 | □分 | 0分,原来熟练的脑力工作或体力技巧性工作可照常进行 |
| | | 1分,原来熟练的脑力工作或体力技巧性工作能力有所下降 |
| | | 2分,原来熟练的脑力工作或体力技巧性工作明显不如以前,部分遗忘 |
| | | 3分,对熟练工作只有一些片段保留,技能全部遗忘 |
| | | 4分,对以往的知识或技能全部磨灭 |

| 评估内容 | 得分 | 评估标准 |
|---|---|---|
| （3）时间/空间定向 | □分 | 0分,时间观念(年、月、日、时)清楚,可单独出远门,能很快掌握新环境的方位 |
| | | 1分,时间观念有些下降,年、月、日清楚,但有时相差几天;可单独来往于近街,知道现住地的名称和方位,但不知道回家路线 |
| | | 2分,时间观念较差,年、月、日不清楚,可知上半年或下半年;只能单独在家附近行动,对现住地只知名称,不知道方位 |
| | | 3分,时间观念很差,年、月、日不清楚,可知上午或下午;只能在左邻右舍间串门,对现住地不知名称和方位 |
| | | 4分,无时间观念;不能单独外出 |
| （4）人物定向 | □分 | 0分,知道周围人们的关系,知道祖孙、叔伯、姑姨、侄子侄女等称谓的意义;可分辨陌生人的大致年龄和身份,可用适当的称呼 |
| | | 1分,只知家中亲密近亲的关系,不会分辨陌生人的大致年龄,不能称呼陌生人 |
| | | 2分,只能称呼家中人,或只能照样称呼,不知其关系,不辨辈分 |
| | | 3分,只认识常同住的亲人,可称呼子女或孙子女,可辨认熟人和生人 |
| | | 4分,只认识保护人,不辨熟人和生人 |
| （5）社会交往能力 | □分 | 0分,参与社会,在社会环境有一定的适应能力,待人接物恰当 |
| | | 1分,能适应单纯环境,主动接触人,初见面时难让人发现智力问题,不能理解隐喻语 |
| | | 2分,脱离社会,可被动接触,不会主动待人,谈话中很多不适词句,容易上当受骗 |
| | | 3分,勉强可与人交往,谈吐内容不清楚,表情不恰当 |
| | | 4分,难以与人接触 |
| 社会参与总分 | □分 | 上述5个项目得分之和 |
| 社会参与分级 | □级 | 0能力完好:总分为0~2分<br>1轻度受损:总分为3~7分<br>2中度受损:总分为8~13分<br>3重度受损:总分为14~20分 |

# 附表三  老年人能力评估报告

| 1. 一级指标分级 | (1) 日常生活活动：□级 | (2) 精神状态：□级 |
|---|---|---|
| | (3) 感知觉与沟通：□级 | (4) 社会参与：□级 |
| 2. 老年人能力初步等级 | 0 能力完好　1 轻度失能　2 中度失能　3 重度失能 | □ |
| 3. 等级变更条款 | (1) 有认知障碍/痴呆、精神疾病者，在原有能力级别上提高一个等级<br>(2) 近30天内发生过2次及以上跌倒、噎食、自杀、走失者，在原有能力级别上提高一个等级<br>(3) 处于昏迷状态者，直接评定为重度失能<br>(4) 若初步等级确定为"3 重度失能"，则不考虑上述1~3中各情况对最终等级的影响，等级不再提高　□ | |
| 4. 老年人能力最终等级 | 0 能力完好　1 轻度失能　2 中度失能　3 重度失能 | □ |

评估员签名：_____　　　　信息提供者签名：_____
日期：　　年　　月　　日　　　日期：　　年　　月　　日

注：老年人能力初步等级划分标准：

① 能力完好：

日常生活活动、精神状态、感知觉与沟通分级均为0，社会参与分级为0或1。

② 轻度失能：

日常生活活动分级为0，但精神状态、感知觉与沟通中至少一项分级为1及以上，或社会参与的分级为2；或日常生活活动分级为1，精神状态、感知觉与沟通、社会参与中至少有一项的分级为0或1。

③ 中度失能：

日常生活活动分级为1，但精神状态、感知觉与沟通、社会参与均为2，或有一项为3；或日常生活活动分级为2，且精神状态、感知觉与沟通、社会参与中有1—2项的分级为1或2。

④ 重度失能：

日常生活活动的分级为3；或日常生活活动、精神状态、感知觉与沟通、社会参与分级均为2；或日常生活活动分级为2，且精神状态、感知觉与沟通、社会参与中至少有一项分级为3。

# 附表四　老年人能力评估结果判定卡

| 能力等级 | 日常生活活动 | 精神状态 | | | | 感知觉与沟通 | | | | 社会参与 | | | |
|---|---|---|---|---|---|---|---|---|---|---|---|---|---|
| | | 0 | 1 | 2 | 3 | 0 | 1 | 2 | 3 | 0 | 1 | 2 | 3 |
| 0 能力完好 | 0 | | | | | | | | | | | | |
| | 1 | | | | | | | | | | | | |
| | 2 | | | | | | | | | | | | |
| | 3 | | | | | | | | | | | | |
| 1 轻度失能 | 0 | | | | | | | | | | | | |
| | 1 | | | | | | | | | | | | |
| | 2 | | | | | | | | | | | | |
| | 3 | | | | | | | | | | | | |
| 2 中度失能 | 0 | | | | | | | | | | | | |
| | 1 | | | | | | | | | | | | |
| | 2 | | | | | | | | | | | | |
| | 3 | | | | | | | | | | | | |
| 3 重度失能 | 0 | | | | | | | | | | | | |
| | 1 | | | | | | | | | | | | |
| | 2 | | | | | | | | | | | | |
| | 3 | | | | | | | | | | | | |

注:使用结果判定卡时,一般根据日常生活活动进行初步定位,锁定目标区域,然后根据其他三项能力,在判定卡上同一颜色区域定位查找相应的能力等级。以下为几种特殊情况:

① 当日常生活活动为0,精神状态、感知觉与沟通有一项为1及以上,或社会参与为2,判定为轻度失能。

② 当日常生活活动为1,后三项有一项为0或1,判定为轻度失能;后三项均为2或某一项为3,则判定为中度失能。

③ 当日常生活活动为2,后三项全部为2或某一项为3,判定为重度失能,否则为中度失能。

# 参 考 文 献

[1]  陶涛,王楠麟,张会平.多国人口老龄化路径同原点比较及其经济社会影响[J].人口研究,2019,5(43):28-42.

[2]  杜鹏,陈民强.积极应对人口老龄化:政策演进与国家战略实施[J].新疆师范大学学报(哲学社会科学版),2022,2(43):8-36.

[3]  梁海艳.中国老龄化的判定标准[J].中国老年学杂志,2018,9(38):2255-2258.

[4]  孙鹃娟,高秀文.国际比较最后的中国人口老龄化:趋势、特点及建议[J].教学与研究,2018,5:59-66.

[5]  陈艳玫,刘子锋,李贤德,等.2015—2050 年中国人口老龄化趋势与老年人口预测[J].中国社会医学杂志,2018,10(35):480-483.

[6]  郭飏,付雪连,廖艳芳.医养结合模式下复合型养老护理人才课程体系的构建[J].护理实践与研究,2021,4(18):617-619.

[7]  宋志颖.从幸福科学看国际老年照护的新趋势[J].中国护理管理,2019,19(2):178-181

[8]  王雪琴,李远珍,陶秀彬,等.新时代养老服务业护理人才培养体系的研究现状及启示[J].临床护理杂志,2019,3(18):73-75.

[9]  李立明.中国公共卫生概述[M].北京:人民卫生出版社,2017.

[10]  李鲁.社会医学[M].北京:人民卫生出版社,2017.

[11]  刘艳飞.健康管理服务业发展模式研究[D].上海:上海社会科学院,2016.

[12]  余金明.现代健康教育学[M].上海:复旦大学出版社,2019.

[13]  中国保健协会,国家卫生计生委卫生发展研究中心.健康管理与促进理论及实践[M].北京:人民卫生出版社,2017.

[14]  李春燕,熊晓玲.健康管理与健康促进[M].武汉:武汉大学出版社,2020.

[15]  王陇德.健康管理师[M].北京:人民卫生出版社,2019.

[16]  陈君石,健康管理师[M].北京:中国协和医科大学出版社,2007.

[17]  胡俊峰,侯培森.当代健康教育与健康促进[M].北京:人民卫生出版社,2005.

[18]  郑振佺.健康教育学[M].北京:科学出版社,2016.

[19]  贺洪.健康管理概论[M].长沙:湖南师范大学出版社,2012.

[20]  郭姣.健康管理学[M].北京:人民卫生出版社,2020.

[21]  黄金.老年护理学[M].北京:高等教育出版社,2020.

[22]  化前珍,胡秀英.老年护理学[M].4 版.北京:人民卫生出版社,2017.

[23]  李小鹰,何仲.社区养老服务指导[M].北京:人民卫生出版社,2018.

[24]  运动膳食与营养编写组.运动膳食与营养[M].北京:北京体育大学出版社,2016.

[25]  中华人民共和国国家卫生和计划生育委员会.老年人健康管理技术规范[EB/OL].(2015-11-04).http://www.nhc.gov.cn/fzs/s7852d/201511/c17dd8f1f7a146c29ef34ca2ad26b264.shtml.

[26]  王濯,沈梅芬,吴超,等.慢性疾病轨迹模式的研究进展及启示[J].中国实用护理杂志,2015,31(4):310-312.

[27]  CORBIN J M, STEAUSSt A. A nursing model for chronic illness management based upon the Traj-

ectory Framework[J]. Research & Theory for Nursing Practice,1991,5(3):155-74.

[28] MISHEL M H. Uncertainty in illness[J]. Image:the Journal of Nursing Scholarship,1988,2(4):225-231.

[29] MISHEL M H. Reconceptualization of the uncertainty in illness theory [J]. Image:the Journal of Nursing Scholarship,1990, 22(4):256-262.

[30] KOLANOWSKI A M. An overview of the need-driven dementia-compromised behavior model[J]. Journal of Gerontological Nursing,1999,25(9):7-9.

[31] 张仲景. 老年护理学[M]. 4 版,北京:人民卫生出版社,2017.

[32] SIMITH M J, LIEHR P. Attentively embracing story: a middle-range theory with practice and research implications[J]. Research & Theory for Nursing Practice,1999,13(3):18,7-204.

[33] SIMITH M J, LIEHR P. Story theory:advancing nursing practice scholarship[J]. Holist Nursing Practice,2005,19(6):272-276.

[34] 刘军英. 老年护理[M]. 北京:中国中医药出版社,2018.

[35] 利顺欣. 中医学基础[M]. 北京:中国中医药出版社,2018.

[36] 廖海清. 中医养生康复技术[M]. 北京:中国中医药出版社,2018.

[37] 王中福. 营养与膳食[M]. 北京:人民卫生出版社,2019.

[38] 杨希,张河川. 老年人长期照护用药安全研究现状[J]. 护理研究,2020(11):72-74

[39] 唐凤平,郝刚. 老年护理[M]. 3 版. 北京:人民卫生出版社,2018.

[40] 化前珍. 老年护理学[M]. 3 版. 北京:人民卫生出版社,2015.

[41] 马莹. 发展心理学[M]. 3 版. 北京:人民卫生出版社,2018.

[42] 诸葛毅,王小同. 失能老年人护理[M]. 北京:中国协和医科大学出版社,2020.

[43] 邓玉华,李言涛. "全人全责"居家照护服务指南[M]. 北京:科学技术文献出版社,2019.

[44] 中华人民共和国民政部行业标准. 老年人能力评估标准[S/OL]. (2013-08-29). https://max.book118. com/html/2019/0103/5243044122001344. shtm.

[45] JIA L F,QIU Q Q,ZHANG H,et al. Concordance between the assessment of Aβ42, T-tau, and P-T181-tau in peripheral blood neuronal-deri vedexosomesand cerebrospinal fluid[J]. Alzheimer's & Dementia,2019 (15):1071-1080.

[46] 刘东梅. 认知障碍照护手册[M]. 合肥:安徽科学技术出版社,2020.

[47] 林勇,王霞琴,彭松. 老年期认知障碍照料者实用管理手册[M]. 合肥:安徽科学技术出版社,2021.

[48] 傅中玲,陈正生,欧阳文贞,等. 老年痴呆症照护指南[M]. 沈阳:辽宁科学技术出版社,2020.

[49] CHEN J,BIY,CHEN L,et al. Tanshinone IIA exerts neuroprotective effects on hippocampus-dependent cognitive impairments in diabetic rats by attenuating ER stress-induced apoptosis[J]. Biomedicine & Pharmacotherapy,2018,104:530-536.

[50] YIN S,BAI W,LI P,et al. Berberine suppresses the ectopic expression of miR-133a in endothelial cells to improve vascular dementia in diabetic rats[M]. Clinical and experimental hypertension,2018:1-9.

[51] ZHU J D,WANG J J,ZHANG X H,et al. Extract attenuates neuronal injury and cognitive deficits in rats with vascular dementia induced by chronic cerebral hypo perfusion[J]. Neural regeneration research,2018,13(4):664-672.

[52] LEE H J,AHN S M,PAK M E,et al. Positive effects of α-asarone on transplanted neural progenitor cells in a murine model of ischemic stroke[J]. Phytomedicine:international journal of phytotherapy and phytopharmacology,2018(51):151-161.

[53] ESFANDIAR I E,GHANADIAN M,RASHIDI B,et al. The effects of in preventing memory loss, anxiety,and oxidative stress on lipopolysaccharide—induced Neuroinflammation Rat Models[J]. International journal of preventive medicine,2018(9):85.

［54］ XU Y M,WANG X C,XU T T,et al. Kai Xin San ameliorates scopolamine-induced cognitive dysfunc-tion［J］. Neural regeneration research,2019,14(5):794-804.

［55］ ZHU L,TANG T,FAN R,et al. Xue fu Zhu yu decoction improves neurological dysfunction by increasing synapsin expression after traumatic braininjury［J］. Neural regeneration research,2018,13(8):1417-1424.

［56］ YANG J W,SHI G X,ZHANG S,et al. Effectiveness of acupuncture for vascular cognitive impair-ment no dementia:a randomized controlled trial［J］. Clinicalrehabilitation,2019,33(4):642-652.

［57］ Guillén-Solà A,Marco E,Martínez-Orfila J,et al. Usefulness of the volume-viscosity swallow test for screening dysphagia in subacute stroke patients in rehabilitation income［J］. Neurorehabilitation,2013,33(4):631-638.

［58］ PARK S H. Tools for assessing fall risk in the elderly:a systematic review and meta-analysis［J］. Aging Clinical and Experimental Research,2018,30(1):1-16.

［59］ 郑彩娥,李秀云. 实用康复护理学［M］. 2版. 北京:人民卫生出版社,2018.

［60］ 郑洁皎. 老年康复护理［M］. 北京:人民卫生出版社,2019.

［61］ 黄晓琳,燕铁斌. 康复医学［M］. 5版. 北京:人民卫生出版社,2013.

［62］ 王文焕. 老年人康复护理［M］. 北京:中国人民大学出版社,2017.

［63］ 南登崑,黄晓琳. 实用康复医学［M］. 北京:人民卫生出版社,2009.

［64］ 郭红 邓宝凤. 养老护理学［M］. 北京:北京大学医学出版社,2017.

［65］ 陶涛,王楠麟,张会平. 多国人口老龄化路径同原点比较及其经济社会影响［J］. 人口研究,2019,5(43):28-42.

［66］ 孙鹃娟,杜鹏. 中国人口老龄化和老龄事业发展报告［M］. 北京:中国人民大学出版社,2017.

［67］ 乌丹星. 老年产业概论［M］. 北京:中国纺织出版社,2015.

［68］ 徐启华. 新时代养老机构院长管理指南［S］. 北京:中国社会出版社,2021.

［69］ 宓林,吴凤凤,任轶. 质量管理中基于风险的思维［J］. 核标准计量与质量,2018(2):25-29

［70］ 中国认证认可协会. 质量管理方法与工具［M］. 北京:高等教育出版社,2019.

［71］ 陈玉琢. 新时代大城市养老服务发展趋势与对策［J］. 人口与社会,2020,36(1):19-24.

［72］ 李晨,王娟娟,翟传明,等. 智慧养老产业发展现状及未来趋势［J］. 智能建筑与智慧城,2020(1):84-87.

［73］ 李宏洁,张艳,余自娟,等. 中国"互联网＋养老"发展现状及启示［J］. 中国老年学杂志,2019,39(12):3075-3079.

［74］ 尹超. 我国老年人权益法律保障研究［D］. 青岛:青岛大学,2019.

［75］ 中华人民共和国民政部. 民政部关于贯彻落实新修改的《中华人民共和国老年人权益保障法》的通知［EB/OL］.(2019-01-07). https://xxgk. mca. gov. cn:8445/gdnps/pc/content. jsp? mtype＝1&id＝14594.

［76］ 孙莹莹. 中华传统孝道文化的现代转化研究［D］. 沈阳:辽宁大学,2021.

［77］ 韩朋. 孝文化变迁视阈下农村家庭养老代际支持研究［D］. 上海:上海工程技术大学,2018.

［78］ 李湘杉. 中国特色社会保障制度研究［D］. 北京:中共中央党校,2019.

［79］ 陈茉. 中国养老政策变迁历程与完善路径［D］. 长春:吉林大学,2018.

［80］ 王洁. 医养结合视角下我国长期护理保险制度研究［D］. 长沙:中南林业科技大学,2021.

［81］ 袁艺菲. 低龄老年社区志愿者社会参与的需求研究［D］. 北京:首都经济贸易大学,2019.

［82］ 黑蕊泽. 石家庄市低龄老人参与社区志愿服务意愿的影响因素研究［D］. 石家庄:河北经贸大学,2020.

［83］ 上海市卫生健康委员会. 上海市卫生健康委员会关于印发《上海市安宁疗护服务规范》的通知［EB/OL］.(2020-08-13). http://cnsf99. com/Detail/index. html? aid＝81359&id＝462.

［84］　邸淑珍,张靖,张学茹,等.安宁疗护的起源、发展与展望［J］.医学研究与教育,2018,35(1):7-12.

［85］　谌永毅,刘翔宇.安宁疗护专科护理［M］.北京:人民卫生出版社,2020:8-9.

［86］　国家卫生和计划生育委员会.国家卫生计生委关于印发安宁疗护中心基本标准和管理规范(试行)的通知［EB/OL］.(2017-01-25).http://www.beijing.gov.cn/zhengce/zhengcefagui/201905/t20190522_59953.html

［87］　李呈,孟爱凤,智晓旭,等.晚期癌症病人安宁疗护的研究进展［J］.护理研究,2019,33(5):791-795.

［88］　王晓琳,戚颖,熊斯,等.非肿瘤类患者安宁疗护服务的双向转介标准与流程研究［J］.医学与哲学,2021,42(11):34-39.

［89］　国家卫生健康委员会脑损伤质控评价中心,中华医学会神经病学分会神经重症协作组,中国医师协会神经内科医师分会神经重症专业委员会.中国成人脑死亡判定标准与操作规范(第二版)［J］.中华医学杂志.2019,99(17):1288-1292.